질병을 치료하는
지압 동의보감 1

질병 · 증상편

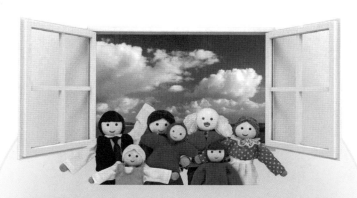

질병을 치료하는
지압 동의보감 1

질병·증상편

세리자와 가츠스케 지음 | 김창환 · 김용석 편역

중앙생활사

 사회와 문명이 점차 다양해지면서 여러 분야에서 놀라운 발전이 있었다. 의료분야에서도 마찬가지로 평균수명의 연장, 많은 질병의 정복 등 눈부신 성장을 이룩하였다. 그러나 복잡한 생활 속에 스트레스, 운동부족, 식습관의 변화 등으로 말미암아 아직도 완전 건강에 대한 목표는 먼 일로 남아있다. 이에 따라서 서양의학도 대체의학을 이용하여 새로운 의학의 접목을 추구하고 있는 상태이다.

 이처럼 안팎으로 한의학에 대한 관심이 고조되고 있는 상태이며, 다행히 우리나라에는 수천 년 동안 우리 선조들의 질병을 치료해온 한의학이 온전히 계승 발전된 모습으로 존재하고 있다.

 일반인들도 생활 수준의 향상 등으로 인하여 더욱더 건강한 삶에 대한 욕구가 높아가고 있는 실정이다. 그리고 최근 정보의 바다 속에서 일반인들의 기본 의학상식도 높아지고 있고 건강에 관한 지식도 비교적 더 쉽게 얻을 수가 있다. 이러한 요구는 한의학에도 그대로 적용되고 있는 것이 현실이다. 그리고 실제로 임상에서 환자를 접하다 보면 한의학 및 경혈에 대한 환자의 인식도 많이 향상되었음을 볼 수 있다.

 이 책은 이러한 사회 흐름에 발맞추어 알기 쉬운 질병과 증상을 중심으로 한의학의 근간 이론이 되는 경혈에 대한 해설 및 이에 대한 쉽고 간편한 지압요법을 그림과 함께 보여주고 있다. 경혈은 인체의 기(氣) 흐름의 통로인 경락이 순행하는 데 있어서 경락의 기가 모이는 중요한 지점이다. 한의학에서는 이 경혈을 통하여 오장육부와 연결되어 있는 경락의 기를 조절하며 그로 인해 오장육부를 치료하게 되는 것이다.

 최근에는 스포츠마사지, 경락마사지, 발마사지 등 안마요법들이 세간의 이목을 받고 있다. 이 경락 안마요법은 인체에 전혀 해가 없으면서도 간편하게 응용할 수 있는 요법이다. 따라서 이 책에서는 경혈을 학문적으로 어렵게 접근하기보다 일반인들의 필요에 맞게 질병과 증상별로 알기 쉽게 그림으로 경혈을 보여주면서 설명하였다.

아무쪼록 이 책으로 인하여 일반인들이 더욱 한의학과 친근해지기를 바란다.

서래마을 심의재(心醫齋)에서
김창환 · 김용석

● 이 책은 동양의학의 지압요법에서 가장 자주 이용되는 200가지의 경혈을 중심으로 하여 총 2권으로 구성되었다. 1권은 경혈을 질병과 증상별로 자세하게 해설한 〈질병·증상편〉이며, 2권은 지압요법에 대해서 좀더 자세하게 알고 싶거나 어느 부위에 어떤 경혈이 있고 이 경혈은 어떤 질병과 증상에 효과가 있는지를 알고 싶어하는 사람이라면 반드시 참조해야 할 주요 경혈 200을 수록한 〈신체부위편〉이다.

● 이 책의 가장 큰 특징으로는 가정에서도 지압요법만으로 누구나 쉽게 치료할 수 있는 질병이나 증상을 중심으로 그림과 함께 게재하였다는 점이다.

● 1권의 주요 경혈 그림에 게재된 경혈에는 1에서 200까지의 번호가 붙여져 있는데, 2권에서 설명되어 있는 경혈점의 순서대로 붙여진 번호와 일치한다. 각 경혈에 대해서 자세하게 알고 싶은 경우에는 2권의 경혈 번호를 찾아보면 쉽게 해설된 부분을 찾을 수 있을 것이다.

타이틀 --

1권 〈질병·증상편〉에서는 전신 및 신체의 부위마다 생기기 쉬운 질병과 증상, 다시 말하면 고혈압이나 불면증 등을 차례로 게재하였다. 또 2권 〈신체부위편〉에서는 1부터 200까지의 주요 경혈점을 순서대로 자세하게 설명하였다.

주요 경혈

1권에서는 각각의 타이틀에 게재된 질병과 증상에 대해서 치료 효과가 높은 경혈을 신체의 부위마다 그림으로 나타내어 더욱 쉽게 경혈점과 치료 방법을 알 수 있도록 하였다.

해설

1권에서는 차례에 거론된 질병과 증상의 구체적인 특징을 「증상」에서 설명하였고, 그에 대한 지압요법의 지침을 「치료 포인트」에 정리해 놓았다. 이 포인트를 지압하면 각 경혈에 해당하는 질병을 치료하게 되는 것이다.

치료 방법

1권에서는 주요 경혈 중에서 특히 치료에 효과가 높은 경혈에 대해서 경혈의 위치와 효능 또는 치료 시의 주의점 등을 자세하게 설명하였다.

경혈 번호

1권의 「치료 방법」에서 그림으로 설명되어 있지 않는 주요 경혈에 대한 자세한 위치를 찾는 방법이나 효능을 알고 싶은 경우에는 2권 〈신체부위편〉을 참조하기 바란다. 경혈을 찾기 쉽도록 1에서 200까지의 경혈 번호가 붙어 있는데, 이는 1권과 2권이 동일하게 표시되어 있으므로 어렵지 않게 해설된 곳을 찾을 수 있을 것이다.

그림

　1권의 그림은 각 경혈을 치료하는 데 필요한 지압의 방법을 중심으로 나타낸 것이다. 경혈의 위치는 물론 시술자와 환자의 위치관계, 지압을 할 경우의 손가락 형태, 손끝이 피부에 닿을 때 어느 정도 눌러야 하는지 등을 참조하면 실제로 치료하는 데 도움이 될 것이다.

　또 2권의 그림에서는 각 경혈의 위치를 찾기 쉽게 큰 사이즈로 실었으며, 경혈 해설 중의 경혈 찾는 법과 이 그림을 참고로 하면 경혈의 위치를 보다 정확하게 알 수 있다.

경혈 해설

　2권에서는 이 책에 나오는 각 경혈에 대한 유래, 찾는 법, 어떤 질병과 증상에 어떤 치료 효과가 있는지 등을 알기 쉽게 해설하였다.

칼럼

　1권에 각각의 질병과 증상에 관련된 내용 뒤에 지압요법 상식이나, 이미 알려져 있는 민간요법 등을 12개의 칼럼으로 필요에 따라서 정리해 놓았다.

지압상식

　지압상식은 2권의 내용 부분에 삽입하였다. 처음부터 순서대로 읽어나가면 지압요법에 대해서 한층 더 깊게 이해할 수 있도록 구성되어 있다.

① 백회(百會)
② 예풍(翳風)
③ 각손(角孫)
④ 곡빈(曲鬢)
⑤ 함염(頷厭)
⑥ 완골(完骨)
⑦ 규음(竅陰)
⑧ 이문(耳門)
⑨ 청궁(聽宮)
⑩ 두유(頭維)
⑪ 전정(前頂)
⑫ 천창(天窓)
⑬ 천용(天容)
⑭ 승령(承靈)
⑮ 곡차(曲差)
⑯ 통천(通天)
⑰ 신회(顖會)
⑱ 신정(神庭)
⑲ 염천(廉泉)
⑳ 기사(氣舍)
㉑ 인영(人迎)
㉒ 천정(天鼎)
㉓ 수돌(水突)
㉔ 천돌(天突)
㉕ 천주(天柱)

㉖ 풍지(風池)
㉗ 풍부(風府)
㉘ 대추(大椎)
㉙ 후정(後頂)
㉚ 천유(天牖)
㉛ 태양(太陽)
㉜ 영향(迎香)
㉝ 거료(巨髎)
㉞ 관료(觀髎)
㉟ 정명(睛明)
㊱ 동자료(瞳子髎)
㊲ 양백(陽白)
㊳ 승장(承漿)
㊴ 사백(四白)
㊵ 지창(地倉)
㊶ 찬죽(攢竹)
㊷ 사죽공(絲竹空)
㊸ 인당(印堂)
㊹ 화료(禾髎)
㊺ 대영(大迎)
㊻ 객주인(客主人)
㊼ 협거(頰車)
㊽ 하관(下關)
㊾ 결분(缺盆)
㊿ 수부(兪府)

(51) 욱중(彧中)
(52) 중부(中府)
(53) 전중(膻中)
(54) 유근(乳根)
(55) 유중(乳中)
(56) 응창(膺窓)
(57) 천계(天谿)
(58) 신봉(神封)
(59) 구미(鳩尾)
(60) 불용(不容)
(61) 거궐(巨闕)
(62) 양문(梁門)
(63) 중완(中腕)
(64) 장문(章門)
(65) 일월(日月)
(66) 기문(期門)
(67) 대맥(帶脈)
(68) 거료(居髎)
(69) 오추(五樞)
(70) 수분(水分)
(71) 천추(天樞)
(72) 황수(肓兪)
(73) 관원(關元)
(74) 중극(中極)
(75) 기해(氣海)

㉗6 복결(腹結)
㉗7 대거(大巨)
㉗8 대혁(大赫)
㉗9 곡골(曲骨)
㉘0 수도(水道)
㉘1 음교(陰交)
㉘2 기충(氣衝)
㉘3 풍문(風門)
㉘4 폐수(肺兪)
㉘5 심수(心兪)
㉘6 대저(大杼)
㉘7 신주(身柱)
㉘8 부분(附分)
㉘9 백호(魄戶)
㉙0 궐음수(厥陰兪)
㉙1 고황(膏肓)
㉙2 신당(神堂)
㉙3 격수(隔兪)
㉙4 격관(隔關)
㉙5 간수(肝兪)
㉙6 지양(至陽)
㉙7 담수(膽兪)
㉙8 비수(脾兪)
㉙9 위수(胃兪)
⑩0 삼초수(三焦兪)

⑩ 신수(腎兪)	⑫ 극천(極泉)	⑮ 양계(陽谿)	⑰ 승산(承山)
⑩ 지실(志室)	⑫ 협백(俠白)	⑮ 양지(陽池)	⑰ 비양(飛陽)
⑩ 명문(命門)	⑫ 소해(少海)	⑮ 양곡(陽谷)	⑰ 축빈(築賓)
⑩ 대장수(大腸兪)	⑫ 곡택(曲澤)	⑮ 소택(少澤)	⑰ 삼음교(三陰交)
⑩ 소장수(小腸兪)	⑬ 척택(尺澤)	⑮ 음렴(陰廉)	⑱ 태계(太谿)
⑩ 관원수(關元兪)	⑬ 노회(臑會)	⑮ 충문(衝門)	⑱ 부류(復溜)
⑩ 상료(上髎)	⑬ 비노(臂臑)	⑮ 복토(伏兎)	⑱ 곤륜(崑崙)
⑩ 차료(次髎)	⑬ 천정(天井)	⑮ 기문(箕門)	⑱ 신맥(申脈)
⑩ 중료(中髎)	⑬ 곡지(曲池)	⑮ 혈해(血海)	⑱ 중독(中瀆)
⑩ 하료(下髎)	⑬ 수삼리(手三里)	⑯ 내슬안(內膝眼)	⑱ 양릉천(陽陵泉)
⑩ 양관(陽關)	⑬ 공최(孔最)	⑯ 외슬안(外膝眼)	⑱ 광명(光明)
⑩ 방광수(膀胱兪)	⑬ 극문(郄門)	⑯ 양구(梁丘)	⑱ 현종(懸鐘)
⑩ 포황(胞肓)	⑬ 내관(內關)	⑯ 독비(犢鼻)	⑱ 구허(丘墟)
⑩ 중려수(中膂兪)	⑬ 열결(列缺)	⑯ 승부(承扶)	⑱ 여태(厲兌)
⑩ 회양(會陽)	⑭ 음극(陰郄)	⑯ 은문(殷門)	⑩ 대돈(大敦)
⑩ 장강(長強)	⑭ 온류(溫溜)	⑯ 음곡(陰谷)	⑩ 내정(內庭)
⑩ 운문(雲門)	⑭ 외관(外關)	⑯ 위중(委中)	⑩ 태충(太衝)
⑩ 견정(肩井)	⑭ 양로(養老)	⑯ 위양(委陽)	⑩ 충양(衝陽)
⑩ 견우(肩髃)	⑭ 소충(少衝)	⑯ 곡천(曲泉)	⑩ 해계(解谿)
⑩ 곡원(曲垣)	⑭ 신문(神門)	⑰ 족삼리(足三里)	⑩ 상구(商丘)
⑩ 견중수(肩中兪)	⑭ 대릉(大陵)	⑰ 음릉천(陰陵泉)	⑩ 조해(照海)
⑩ 견외수(肩外兪)	⑭ 태연(太淵)	⑰ 지기(地機)	⑩ 지음(至陰)
⑩ 견료(肩髎)	⑭ 어제(漁際)	⑰ 중도(中都)	⑩ 이내정(裏內庭)
⑩ 천종(天宗)	⑭ 상양(商陽)	⑰ 여구(蠡溝)	⑩ 내용천(內湧泉)
⑩ 천료(天髎)	⑮ 합곡(合谷)	⑰ 승근(承筋)	⑳ 용천(湧泉)

|차 례|

눈 · 코 · 귀의 질병과 증상

이 · 입 · 목의 질병과 증상

가슴 · 호흡기계의 질병과 증상

칼럼

나른하다 · 쉬 피곤하다

[증상] 무리한 운동이나 일을 한 후에 오는 피곤함과 나른함은 주로 근육의 피로에 의한 것이다. 이처럼 가벼운 피로라면 입욕, 수면 등의 충분한 휴식으로도 회복이 가능한 경우가 대부분이다.

그러나 원인이 확실하지 않은 피로감이나 며칠이 지나도 피곤함이 계속될 경우에는 내장질환 등 다른 질환의 초기 증상이라고 생각되기 때문에 병원에 가서 검사를 받는 것이 좋을 것이다.

또 괴로움이나 불안감 등 정신적인 것이 원인이 되어 피로를 느끼는 경우도 있다.

[치료 포인트] 치료방법은 그 증상의 원인이나 증상이 일어난 장소에 따라서 다르다. 예를 들면 등이나 허리의 나른함에는 우선 머리의 천주(天柱)나 등의 신주(身柱), 간수(肝兪), 허리의 지실(志室), 신수(腎兪) 등을 지압한다. 가슴 · 배부분의 전중(膻中), 기문(期門), 중완(中脘), 황수(肓兪), 대거(大巨), 거료(居髎) 등도 효과가 있다.

특히 팔이 나른하다고 느껴질 경우에는 손의 양지(陽池), 곡지(曲池), 합곡(合谷), 내관(內關) 등을 지압하고, 발이 피곤할 경우에는 족삼리(足三里), 은문(殷門), 축빈(築賓), 삼음교(三陰交) 등을 지압하면 효과적이다.

또 발바닥의 용천(湧泉)을 꼭 누르면서 발바닥을 비비면 전신의 피로가 풀린다.

주요 경혈

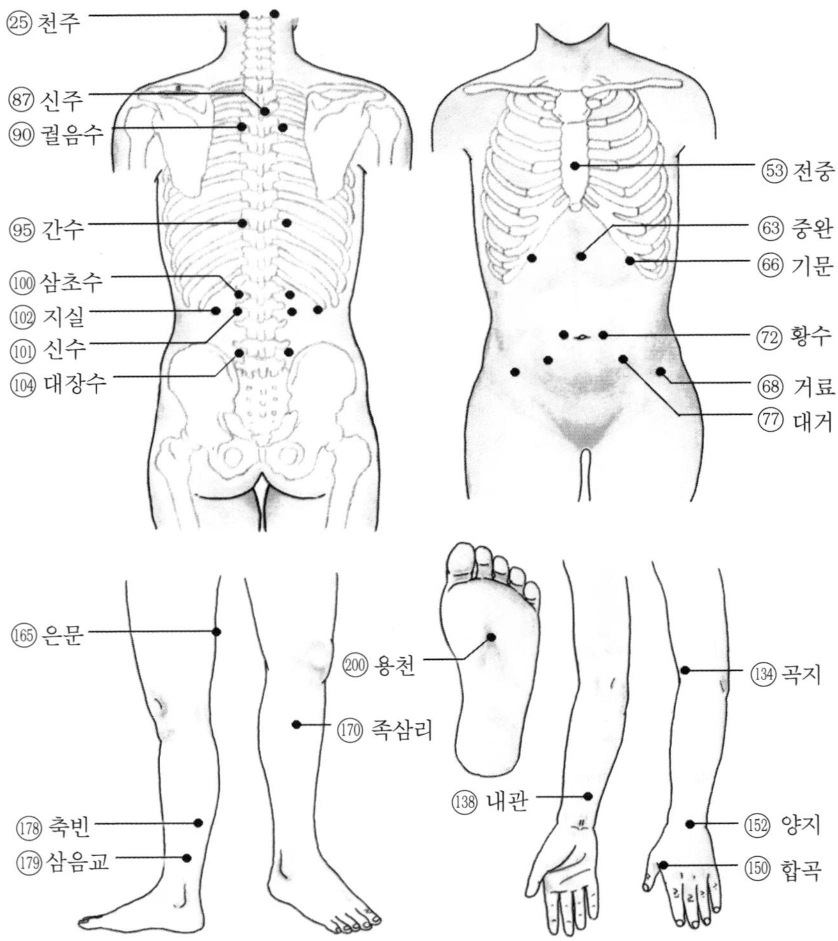

㉕ 천주
㉗ 신주
㉚ 궐음수
㉟ 간수
⑩ 삼초수
⑫ 지실
⑪ 신수
⑭ 대장수
53 전중
63 중완
66 기문
72 황수
68 거료
77 대거
165 은문
200 용천
134 곡지
170 족삼리
138 내관
178 축빈
152 양지
179 삼음교
150 합곡

● 치료 방법

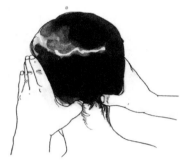

천주(天柱) 목의 뻐근함과 피로감을 풀어주고 멍한 기분을 다시 신선하게 한다.

[위치] 목뒤 부분에 머리가 나기 시작하는 자리가 있으며, 그 부분에 있는 두개의 굵은 근육에서 바깥쪽으로 오목하게 들어간 곳.

[치료] 시술자는 환자의 머리를 뒤에서 양손으로 둘러싸듯이 하고 엄지손가락으로 경혈을 지압한다.

이렇게 하면 목의 뻐근함이 풀리고 머리와 목의 혈액순환이 좋아진다. 또 계속하여 신주(身柱) 등 등의 경혈을 함께 지압하면 더욱더 전신의 뻐근함과 나른함이 누그러진다.

신수(腎兪) 허리의 나른함에 효과를 볼 수 있는 가장 중요한 경혈중의 하나이다.

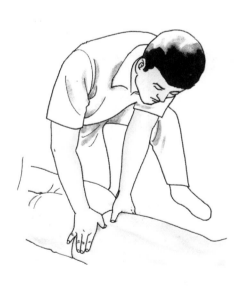

[위치] 가장 아래 갈비뼈의 끝과 같은 높이에 있으며, 척추를 사이에 낀 양쪽 부분.

[치료] 시술자는 환자를 엎드리게 하고 양손의 엄지손가락으로 경혈을 누른다. 허리의 나른함 뿐만 아니라 등의 뻐근함을 풀기 위해서도 이 지압이 효과가 있다. 지실(志室) 등, 허리의 각 경혈도 같은 방법으로 지압하면 보다 큰 효과를 볼 수 있다. 이 경혈의 지압은 너무 세게 누르거나 발로 밟는 지압은 위험하며, 옆으로 밀듯이 지압을 한다.

은 문(殷門)   피곤하여 부어오른 다리를 치료
하는데는 특히 효과가 있다.

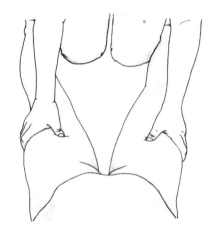

[위치] 허벅지 뒷쪽의 중앙 부근.

[치료] 환자를 엎드리게 하고 가볍게 다리를 조금 벌
리게 하여 좌우의 경혈을 동시에 세게 누른다. 시술
해 주는 사람은 환자의 다리 사이에 무릎을 모은 자
세를 취하면 지압을 하기가 쉬워진다. 따라서 피로
때문에 부은 다리를 치료하는데는 가장 효과가 좋은
지압법이다.

거 료(居髎)   아주 뻐근한 다리와 허리의 나른함에는
지압과 마사지를 겸한다.

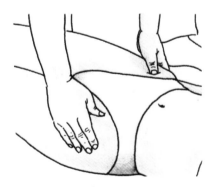

[위치] 허리뼈의 앞 끝에서 조금 내려간 부근의 좌
우 양쪽 부분.

[치료] 환자를 똑바로 눕게 하고 시술자는 환자의
옆에 무릎을 대고 상반신을 앞으로 내밀어 좌우의
경혈을 동시에 양손으로 지압한다. 하반신의 피로
나 경련과 같은 느낌이 생기는 경우에 좋은 효과
를 볼 수 있다. 이 경혈 위치에서 다리쪽을 향하여
천천히 쓰다듬는 것도 좋다.

용천(湧泉) 전신이 눌린 듯한 답답함을 말끔하게
치료해 준다.

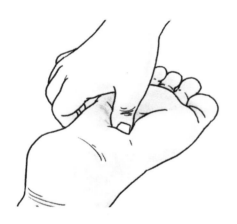

[**위치**] 발가락을 구부렸을 때 발바닥 가운데에 오
목하게 들어간 부분.

[**치료**] 시술자는 환자를 엎드려 눕게 하고 발바닥
을 내밀게 한다. 이 지압은 환자가 혼자서 의자에
앉아서 해도 좋으며 엄지손가락으로 꾹 누르면
된다. 이 경혈을 지압하면 혈액순환도 좋아지고
다리의 차가운 증상이 풀리며 전신이 눌린 듯한
답답함도 없어지게 된다.

족삼리(足三里) 다리의 피곤함을 푸는 것은 물론, 전신의
활력원으로서도 효과가 있다.

[**위치**] 종아리의 바깥쪽으로, 무릎 아래에서 대
략 손가락 3마디만큼 내려간 곳.

[**치료**] 환자를 똑바로 눕게 한 자세에서 시술자
가 좌우의 발을 각각 지압한다. 환자가 혼자서
지압하는 경우에는 의자에 걸터앉아서 지압하
면 좋다. 이 지압을 함으로써 다리의 피곤함이
풀리고 전신의 나른함이 누그러진다. 증상이 만
성적일 경우에는 뜸을 뜨는 것도 효과가 있다.

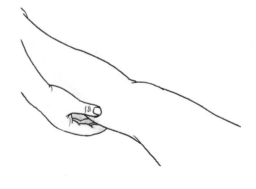

현기증

[증상] 피곤할 때 가볍게 몸이 휘청거리는 것이므로 다른 질병을 동반하여 일어나기까지 그 증상은 여러 가지이다. 그리고 그 원인은 대부분의 경우가 혈액순환의 이상에서 생긴다고 말할 수 있다. 즉 고혈압이나 저혈압, 동맥경화와 같은 병이 있을 경우에는 이러한 증상이 발생하기 쉽다.

또 소위 말하는 「눈이 핑핑 돈다」라는 회전성의 현기증은 내이(內耳, 속귀)의 림프액 순환에 이상이 원인으로 일어나는 것이다.

[치료 포인트] 우선 머리의 백회(百會), 규음(竅陰), 각손(角孫), 예풍(翳風), 목의 천주(天柱), 풍지(風池), 완골(完骨) 등 혈액순환의 이상을 치료하는데 빠지지 않는 경혈을 천천히 반복하면서 지압을 한다. 만성화가 되버린 현기증에는 천주나 풍지에 뜸을 뜨는 것도 매우 효과적이다.

그 외에도 견정(肩井), 심수(心兪), 간수(肝兪), 신수(腎兪)나 구미(鳩尾, 명치), 중완(中脘), 황수(肓兪)를 세게 지압하거나 태계(太谿), 족삼리(足三里)나 수삼리(手三里), 곡지(曲池) 등을 되풀이하면서 지압한다.

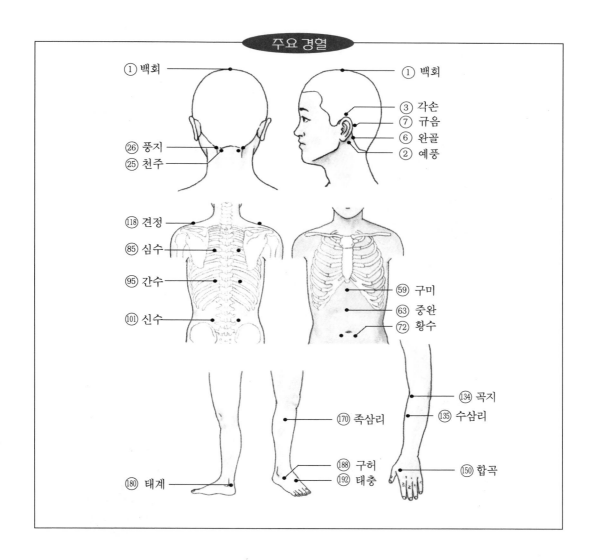

① 백회
① 백회
③ 각손
⑦ 규음
⑥ 완골
② 예풍
㉖ 풍지
㉕ 천주

⑱ 견정
⑧⑤ 심수
⑨⑤ 간수
⑩① 신수

⑤⑨ 구미
⑥③ 중완
⑦② 황수

⑬④ 곡지
⑬⑤ 수삼리
⑰⓪ 족삼리
⑱⑧ 구허
⑲② 태충
⑮⓪ 합곡
⑱⓪ 태계

치료 방법

규음(竅陰) 귀 주변의 경혈 지압과 병행하면 머리 부분의 혈액순환이 좋아진다.

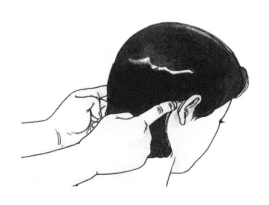

[**위치**] 머리 옆부분, 양쪽 귀의 바로 뒷부분.

[**치료**] 좌우의 경혈점을 손가락으로 세게 누른다. 이때 환자는 상반신을 바로 하여 곧은 자세를 취한다. 또 계속해서 예풍(翳風)과 각손(角孫) 등 귀 주변의 경혈점을 반복하여 지압하면 머리의 혈액순환을 좋게 한다. 귀울음이나 난청이 동반된 증상일 경우에는 특히 효과적이다.

풍지(風池) 현기증과 불쾌감을 완화시키는 등, 머리의 모든 증상에 매우 효과가 있다.

[**위치**] 목뒤의 머리카락이 나는 부분이며, 2개의 굵은 근육의 바깥쪽을 약간 벗어나서 오목하게 들어간 부분.

[**치료**] 환자의 머리를 뒤에서 감싸듯이 하여 양손의 엄지손가락을 경혈점에 대고 밀가루를 반죽하듯이 주무르면서 누른다. 이 경혈은 머리의 여러 가지 증상에 효과가 있고 현기증 및 그와 동반되는 머리의 불쾌감도 완화시킬 수 있다.

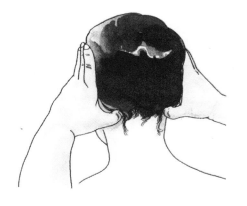

백회(百會)	두통이나 난청을 동반하는 증상에 특히 효과가 있다.

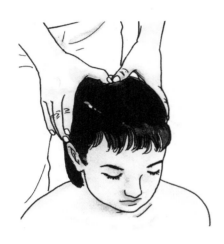

[위치] 양쪽 귀에서 똑바로 올라간 선과 미간을 중심으로 해서 올라간 선이 교차하는 머리 꼭대기 부분.

[치료] 우선 치료할 때 제일 먼저 이곳을 지압하면 전신의 불쾌한 증상을 완화시키는데 효과적이다. 특히 두통이나 난청을 동반하는 증상에는 매우 효과가 있다. 시술자는 환자의 머리를 양손으로 감싸듯이 하면서 경혈점에 좌우의 엄지손가락을 대고 천천히 지압한다.

심수(心兪)	혈액순환 장애가 원인이 되어 일어나는 현기증이나 앉아있다가 일어날 때 생기는 어지럼증에 효과가 있다.

[위치] 좌우의 어깨뼈 안쪽이며, 척추(제5척추)를 사이에 둔 양쪽 부분.

[치료] 환자를 엎드려서 눕게 하고 시술자는 그 옆구리에 무릎을 대고 앉아서 상반신을 앞으로 쑥 내밀어 양손의 엄지손가락으로 좌우의 경혈점을 동시에 누른다. 이것은 혈액의 순환에 장애가 있어서 현기증이 생기는 경우에 특히 효과가 있다. 견정(肩井), 간수(肝兪), 신수(腎兪) 등도 함께 지압하면 더욱 효과적이다.

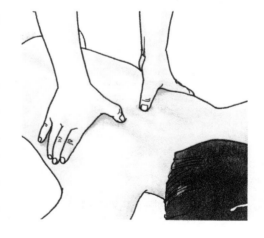

태계(太谿) 현기증은 물론 심적 불안감을
안정시킨다.

[위치] 발의 안쪽 복사뼈의 바로 뒤쪽.

[치료] 시술자는 환자를 똑바로 눕게
하고 환자의 발끝에 앉아서 치료를 한
다. 이때 발목을 손바닥으로 감싸듯이
하면서 엄지손가락으로 이 경혈을 누
르면 좋다. 이렇게 지압하면 현기증은
물론 심적 불안감을 조금은 안정시키
고 혈액 순환이 악화되는 증상을 완화
시킨다.

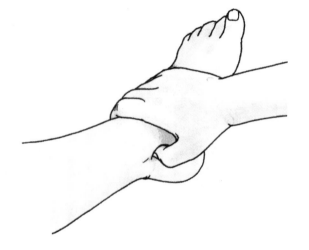

〈칼럼〉 메니에르 증후군

　주변이 빙빙 도는 것처럼 느껴지는 회전성 현기증에, 귀울음이나 난청, 구역질,
식은땀 등을 동반하는 증상이 메니에르 병이다.
　이런 증상의 모두 또는 일부에서 나타나는 증상을 총칭하여 메니에르 증후군이
라고 부른다.
　메니에르 증후군의 발작이 나타나면 목의 천주, 풍지, 완골, 귀뒤의 규음 등을
지압하는 것으로 어느 정도는 증상을 완화시킬 수 있다. 특히 이들 경혈점은 환자
가 혼자서 지압을 할 수 있는 위치에 있기 때문에 차분하게 주무르듯이 문지르면
서 누르면 매우 효과적이다.

상기되다 · 차가워지다

[증상] 부끄러울 때에 얼굴이 붉어지는 등 정신적인 흥분이 원인으로 일어나거나, 자율신경의 실조 등 몸 상태의 변화로 인하여 발작적으로 일어나는 경우가 있다.

특히 고혈압 등 혈압이나 혈액 순환에 이상이 있을 때도 자주 볼 수 있는 증상이다. 이경우 머리와 얼굴은 상기되어 있는데도 손발은 차다는 것이 특징이다. 또 갱년기 장애 등 여성 특유의 병이 원인으로 나타나는 경우도 있다.

[치료 포인트] 상기되거나 차가운 증상이 동시 또는 교대로 나타나는 것을 동양의학에서는 상열하한(上熱下寒)이라고 말한다. 이것은 온몸을 순환하고 있는 기혈(氣血)이 상반신으로 모이기 때문에 머리 부분이 상기되는 반면, 하반신은 기혈이 부족하여 차가워지는 현상이 나타나는 것이다. 따라서 이 경우의 지압요법은 이 상반신에 과잉된 기혈을 하반신으로 유도하는 것을 목적으로 한다.

이 증상의 가장 간단한 가정요법은 열탕에 발을 넣는 요법(熱足浴)이나 발에 따뜻한 습포 등을 사용하는 방법이 있다. 머리가 상기되는데는 천주와 풍지를, 전신의 혈액순환을 좋게 하는데는 신수, 삼초수(三焦兪), 전중(膻中), 대거(大巨) 등의 지압이 효과적이다. 또 손발이 차가운 증상에는 축빈(築賓), 조해(照海) 등 손발의 각 경혈을 세게 지압하는 것을 반복하면 좋다.

주요 경혈

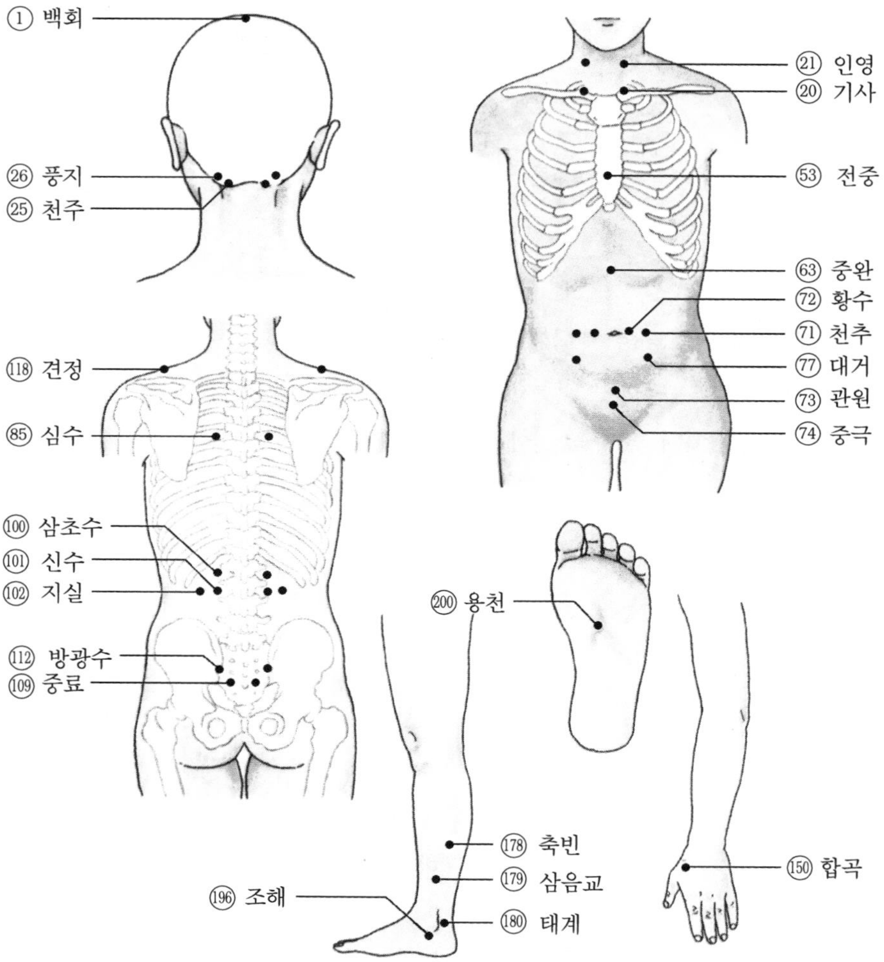

① 백회
㉖ 풍지
㉕ 천주
㉑ 인영
⑳ 기사
(53) 전중
(63) 중완
(72) 황수
(71) 천추
(77) 대거
(73) 관원
(74) 중극
(118) 견정
(85) 심수
(100) 삼초수
(101) 신수
(102) 지실
(112) 방광수
(109) 중료
(200) 용천
(178) 축빈
(179) 삼음교
(180) 태계
(196) 조해
(150) 합곡

● 치료 방법

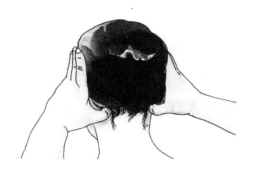

풍지(風池) 머리로 모인 혈액의 순환을 좋게 하여 상기된 불쾌감을 완화시킨다.

[위치] 목뒤의 머리가 난 언저리이며, 2개의 굵은 근육의 양바깥쪽에서 약간 벗어나서 오목하게 들어간 부분.

[치료] 환자의 머리를 뒤에서 감싸듯이 하며 양손의 엄지손가락을 경혈점에 대고 문지르듯이 누른다. 이 경혈점을 지압하면 혈액순환이 촉진되고 머리 부분이 상기되거나 불쾌한 증상을 완화시킨다. 머리 꼭대기 부분의 백회, 풍지의 안쪽에 있는 천주의 경혈 지압을 병행하면 더욱 효과적이다.

전중(膻中) 상기되어 숨을 쉬기 곤란한 경우에 생기는 불쾌감을 완화시킨다.

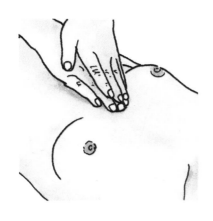

[위치] 좌우의 젖꼭지를 이은 선의 한 가운데 부분.

[치료] 환자는 반듯하게 눕고 시술자는 환자의 옆에 무릎을 대고 상반신을 앞으로 쑥 내민다. 그 다음에 시술자는 환자의 목 방향으로 손가락 끝을 향하게 하여 환자의 가슴 한가운데에 양손가락을 가지런히 겹쳐서 놓고 가운뎃손가락의 끝으로 지압을 반복한다. 이렇게 지압을 반복함으로써 상기되어 숨을 쉬기 곤란한 경우에 생기는 불쾌감 등을 완화시킨다.

대거(大巨)

하반신이 냉한 증상을 완화시켜서
혈액순환을 좋게 한다.

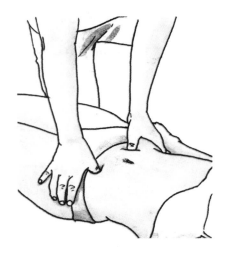

[위치] 배꼽에서 손가락 2마디만큼 바깥쪽에서 다시 2마디만큼 내려간 곳.

[치료] 환자는 반듯하게 눕고 시술자는 그 옆에 무릎을 대고 상반신을 앞으로 쑥 내밀어 좌우 양쪽의 경혈점을 동시에 엄지손가락으로 지압한다. 혈액순환 촉진과 하반신이 차가워지는 증상을 완화시키는데 효과적이다. 또 가슴과 배 부분의 각 경혈을 함께 지압하면 더욱 효과가 있는데, 이 경우 힘을 너무 세게 가하지 않도록 주의해야 한다.

삼초수(三焦兪)

몸이 빨갛게 달아오르거나 차가워지는 증상을 진정시키는
혈액순환 · 열에너지의 조절원이다.

[위치] 제1요추의 양쪽에서 손가락 2마디만큼 떨어진 곳.

[치료] 환자를 엎드리게 하고 허리를 감싸듯이 손을 펴서 지압을 한다. 허리의 각 경혈을 지압하는 경우도 마찬가지로 한다. 삼초란 태어난 후에 얻은 인간의 열에너지에서 발생하는 것을 나타낸다. 그 이름이 붙여진 이 경혈은 전신의 혈액순환 조절에 관여하여 몸이 빨갛게 달아오르거나 차가워지는 증상을 진정시킬 수 있다.

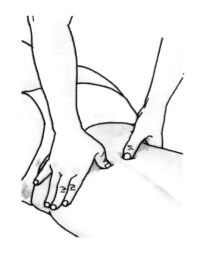

축빈(築賓) 다리의 혈액순환을 좋게 하여 차가워지는
증상을 완화시킨다.

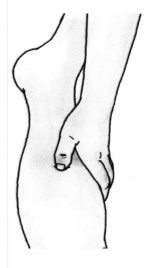

[위치] 다리 정강이의 안쪽으로, 발 안쪽 복사뼈에서 손가락
5마디만큼 올라간 윗 부분.

[치료] 환자는 반듯하게 눕고 다리를 가볍게 벌린다. 시술자
는 환자의 발끝 부분에 무릎을 대고 앉아서 정강이를 잡고
안쪽으로 엄지손가락에 힘을 넣어서 지압을 한다. 이 지압을
하면 다리의 혈액순환을 좋게 하고 차가워지는 증상을 완화
시킬 수 있다. 또 이 경혈점 바로 아래에 있는 삼음교(三陰交)
도 함께 지압하면 더욱 효과적이다.

조해(照海) 여성 질병이 원인일 경우 차가워지는
증상에 더욱 효과가 있다.

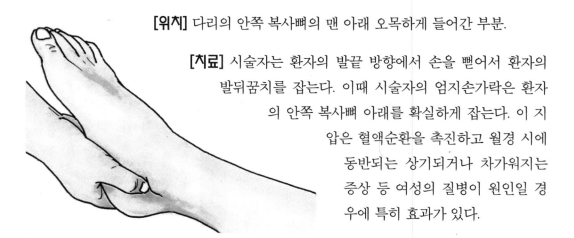

[위치] 다리의 안쪽 복사뼈의 맨 아래 오목하게 들어간 부분.

[치료] 시술자는 환자의 발끝 방향에서 손을 뻗어서 환자의
발뒤꿈치를 잡는다. 이때 시술자의 엄지손가락은 환자
의 안쪽 복사뼈 아래를 확실하게 잡는다. 이 지
압은 혈액순환을 촉진하고 월경 시에
동반되는 상기되거나 차가워지는
증상 등 여성의 질병이 원인일 경
우에 특히 효과가 있다.

고혈압

[증상] 최고 혈압이 160mHg 이상 또는 최저 혈압이 95mHg 이상의 상태가 지속적일 때, 경우에 따라서 머리로 피가 올라가거나 온몸이 나른함을 느끼는 등의 증상이 나타난다.

어깨 결림이나 두통, 초조함 등을 호소하는 경우도 있지만 꽤 증상이 진전될 때까지 자각증상이 없는 경우도 많이 있다.

[치료 포인트] 심한 현기증이나 두통, 손발 저림, 구토, 가슴 통증 등이 있는 경우에는 반드시 전문의의 치료를 받는 것이 매우 중요하다. 이런 증상 이외에 계속되는 나른함, 머리로 피가 올라가는 증상, 목이나 어깨 결림 등에 대해서는 하나 하나의 증상별로 경혈 치료를 한다.

이 중에서도 우선적인 것으로는 후두부(後頭部)의 부종이나 목 등이 뻐근한 증상을 푸는 것이 포인트가 된다. 그리고 두번째로는 손발이나 다리가 차가워지는 것을 막고 상반신만 상기되지 않도록 하는 것이다.

따라서 머리 부분의 백회, 목의 천주, 천정(天鼎), 손의 내관(內關), 합곡(合谷), 족삼리, 용천, 내용천 등이 중요한 경혈점이 된다. 또 그 외에도 견정(肩井), 등의 궐음수(厥陰兪)에서 신수(腎兪)까지와 복부의 대거(大巨) 등 치료효과가 있는 경혈이 몇 개 있다.

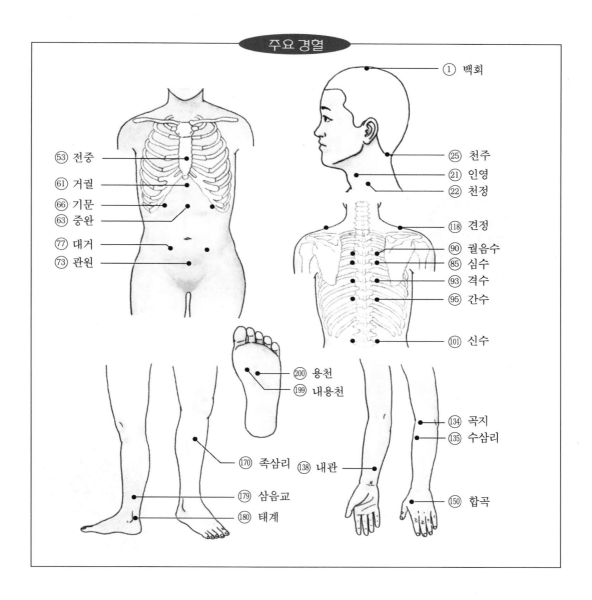

주요 경혈

① 백회

53 전중
61 거궐
66 기문
63 중완
77 대거
73 관원

25 천주
21 인영
22 천정

118 견정
90 궐음수
85 심수
93 격수
95 간수

101 신수

200 용천
199 내용천

134 곡지
135 수삼리
138 내관

170 족삼리
179 삼음교
180 태계

150 합곡

● 치료 방법

백회(百會) 두통이나 머리가 무거운 증상에는
우선 이 경혈점을 지압한다.

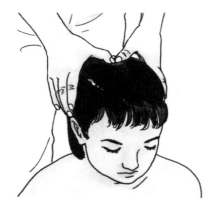

[위치] 양쪽 귀에서 똑바로 올라간 선과 미간의 중심에서 올라간 선이 교차하는 머리의 꼭대기 부분.

[치료] 시술자는 환자의 머리를 양손으로 껴안듯이 경혈점에 좌우의 엄지손가락을 대고 천천히 지압을 한다. 이 지압에 의해서 온몸이 불쾌한 증상이 진정되기도 한다. 혈압에 이상이 생겨서 일어나는 현기증, 특히 두통이나 머리가 무거움 등을 동반하는 증상에 효과적이다.

천정(天鼎) 혈액순환의 조절에 있어서 매우 중요한 경혈로서
목과 어깨 결림도 완화시킬 수 있다.

[위치] 목옆 부분, 목의 중간에 있는 갑상연골의 돌기에서 손가락 1마디만큼 아래의 높이에서 목옆의 근육 뒷부분.

[치료] 시술자는 환자의 뒤에 서서 한쪽 손으로 환자의 몸을 지탱하고, 다른 한쪽 손가락으로 경혈을 가볍게 지압하면서 주무른다. 심장과 머리부분을 연결하는 많은 혈관이나 신경이 통해있는 곳이므로 혈액순환의 조절에는 중요한 경혈점이다. 여기를 지압하면 목이나 어깨 결림도 완화시킬 수 있다.

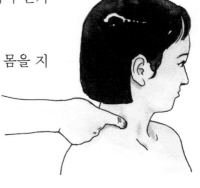

신수(腎兪) 등에서 허리에 걸친 나른함과
결림을 완화시킬 수 있다.

[위치] 늑골 중에서 가장 아래(제12늑골)의 끝과
같은 높이에 있으며, 척추를 사이에 둔 양쪽 부분.

[치료] 시술자는 환자를 엎드리게 하고 양손의 엄지
손가락으로 경혈을 누른다. 등에서 허리
에 걸친 나른함과 결림을 푸는데에
효과가 있다. 궐음수(厥陰兪) · 심수
(心兪) · 간수(肝兪)에서 신수(腎兪)
까지를 누르면서 마사지하는 것도
좋다.

합곡(合谷) 엄지손가락으로 강하게 지압하면
불쾌감이나 무기력감을 해소시킨다.

[위치] 손등에서 엄지손가락과 집게손가락의 사이.

[치료] 시술자는 환자의 손목을 한쪽 손으로 지탱하
고, 다른 한쪽 손으로 환자와 악수하듯이 하여 손등
에 엄지손가락을 대고 조이듯이 강하게 누른다. 나른
함과 두통, 머리가 무거운 듯한 불쾌감이나 무기력감
을 완화시키는 것 외에, 고혈압에 의한 안저출혈(眼
底出血)의 치료에도 이용되고 있다.

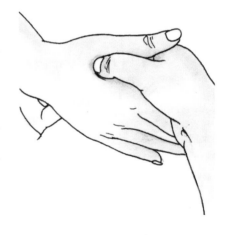

내용천 (內湧泉)   주먹으로 반복하여 두드리면 혈압을 내리는
효과가 있다.

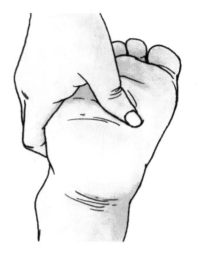

[위치] 엄지발가락쪽 발바닥에 불룩하게 올라간 부분을
중심으로, 발뒤꿈치쪽으로 오목하게 들어간 부분.

[치료] 주먹으로 좌우 교대로 가볍게 100번 정도 두드리
면 혈압을 내리는데 효과가 있다. 시술자는 환자를 엎드
리게 하고 발바닥을 뻗게 한다. 환자가 혼자서 의자에
앉아서 두드려도 좋다. 또 내용천과 옆에 있는 용천(湧
泉)을 엄지손가락으로 꽉 잡거나 문지르면 혈액순환이
좋아진다.

저혈압

[증상] 최고 혈압이 100~110mHg 이하일 경우를 저혈압이라고 말한다. 이 저혈압에는 어떠한 병이 원인이 되어 일어나는 2차성 저혈압과 자고 있을 때는 정상적인 혈압인데 일어나면 갑자기 혈압이 저하되는 기립성(起立性) 저혈압 또 원인불명의 본태성(本態性) 저혈압이 있다.

본태성 저혈압은 체질적인 면에 관계가 있다고 생각되며, 나른함, 쉬 피곤함, 현기증이라는 전신증상이나 만성적인 두통, 어깨 결림, 식욕부진, 손발의 냉함 등의 모든 증상을 동반하기도 한다.

[치료 포인트] 2차성 저혈압의 경우에는 원인이 되는 병의 치료가 먼저 처리되어야 한다. 기립성·본태성의 경우에는 그것과 동반하는 각 증상에 효과적인 지압요법을 실시한다.

특히 두통이나 머리가 무거운 증상이 매우 심할 경우에는 백회, 천주를 꽉 지압한다. 천주에서 견정쪽으로 마사지를 하면 혈액 순환이 좋아지고, 어깨 결림이나 현기증에도 효과를 볼 수 있다. 등의 궐음수, 허리의 신수, 복부의 전중, 황수, 중완, 대거, 손의 극문(郄門), 발의 삼음교(三陰交)의 지압도 모든 증상에 효과가 있다.

손발이 차가워지는데는 등의 격수(膈兪), 손의 신문(神門), 다리의 음릉천(陰陵泉)을 지압하고, 불면증이나 불쾌감 등의 신경증상에는 조해(照海)가 더욱 효과적이다.

주요 경혈

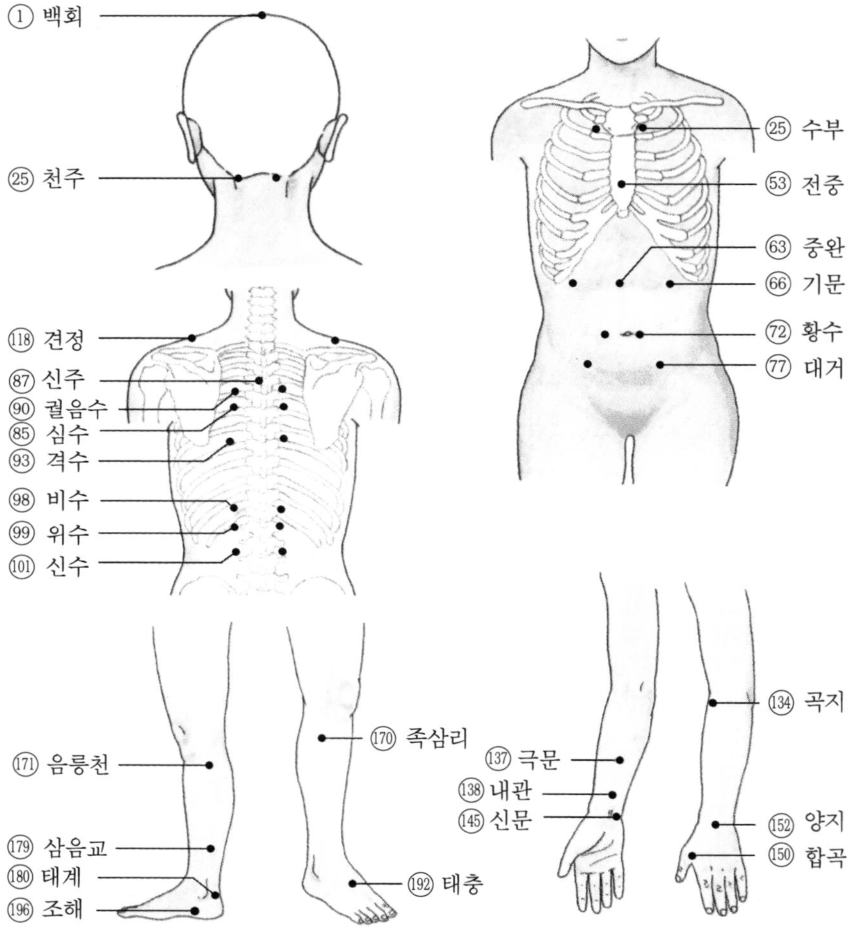
① 백회
㉕ 천주
⑪⑧ 견정
(87) 신주
(90) 궐음수
(85) 심수
(93) 격수
(98) 비수
(99) 위수
(101) 신수
㉕ 수부
(53) 전중
(63) 중완
(66) 기문
(72) 황수
(77) 대거
(170) 족삼리
(171) 음릉천
(179) 삼음교
(180) 태계
(196) 조해
(192) 태충
(137) 극문
(138) 내관
(145) 신문
(134) 곡지
(152) 양지
(150) 합곡

● 치료 방법

| 궐음수(厥陰兪) | 혈액 순환을 좋게 하고, 나른함과 차가운 증상을 완화시킨다. |

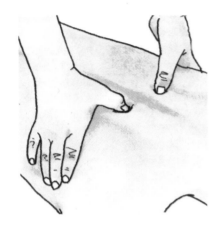

[위치] 좌우 어깨뼈의 안쪽에, 척추(제4흉추)를 사이에 둔 양쪽 부분.

[치료] 시술자는 환자를 엎드리게 하고 경혈을 엄지손가락으로 약간의 힘을 가해서 문지르듯이 누른다. 이 지압을 함으로써 혈액 순환이 좋아지고 나른함과 차가운 증상이 완화된다. 저혈압의 치료에는 이 궐음수에서 신수(腎兪)까지가 효과적이므로 정성을 다해서 지압을 하면 증상이 개선된다.

| 천주(天柱) | 목뒤의 긴장을 풀고 머리의 혈액순환을 좋게 한다. |

[위치] 목뒤의 머리카락이 나는 부근에 있으며, 2개의 굵은 근육 바깥쪽에 오목하게 들어간 부분.

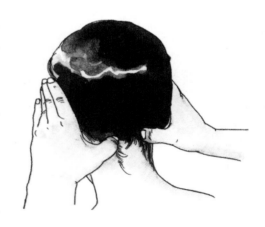

[치료] 시술자는 환자의 머리를 뒤에서 양손으로 감싸듯이 하고 엄지손가락으로 경혈점을 지압한다. 이곳을 지압하면 목의 뻐근함이 풀리고 머리와 몸의 혈액순환이 좋아진다. 이 경혈점에서 견정(肩井)에 걸쳐서 마사지를 함께 하

면 머리가 무거운 증상이나 어깨 결림 등의 불쾌감을 치료할 수 있다.

황수(肓兪) 저혈압인 사람에게 가장 많이 나타나는
만성적인 나른함을 해소시킨다.

[위치] 배꼽의 양쪽 옆부분.

[치료] 시술자는 환자를 반듯하게 눕
히고, 양쪽 손가락을 세워서 집게손
가락과 가운뎃손가락을 중심으로 하
여 지압을 한다. 저혈압에서 자주 볼
수 있는 만성적인 나른함을 완화시
키는데 좋다. 또 만성적인 나른함과
동반되는 머리로 피가 올라가서 상
기되는 증상과 차가운 증상도 완화
시키는데 효과가 있다. 복부의 지압
은 복부의 지방이 약간 들어갈 정도로 실시한다.
너무 힘을 가해서 지압하지 않도록 주의해야 한다.

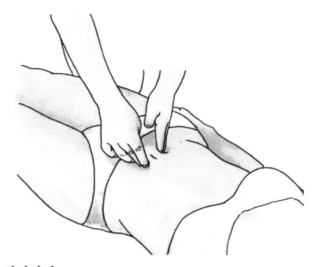

백회(百會) 현기증 또는 앉았다가 일어날 때의 어지러운 증상이나 두통,
머리가 무거운 증상 등 저혈압의 모든 증상에 효과가 있다.

[위치] 양쪽 귀에서 똑바로 올라가는 선과 미간의 중심에서 올라간 선이 교차하는 머리의
꼭대기 부분.

[치료] 시술자는 환자의 머리를 양손으로 감싸듯이 하고 좌우의 엄지손가락을 경혈점에
대고 머리의 맨 위에서 꾹 누르듯이 지압을 한다. 이렇게 지압을 하면 혈압의 이상에 의해

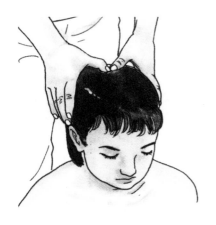

서 생기는 현기증, 또는 앉았다가 일어날 때 생기는 어지러운 증상 특히 두통이나 머리가 무거운 증상 등이 동반되는 것을 개선시킬 수 있다. 또 전신의 불쾌감도 완전히 치료할 수 있다.

신문(神門)   손이 차갑거나 얼굴이 화끈거리는 증상 등을 완화시킬 수 있다.

[위치] 손목의 관절부분으로, 손바닥의 새끼손가락 끝 손목의 관절부분.

[치료] 환자는 손바닥을 위로 향하게 펼치고 시술자는 그 손바닥을 아래에서 건져 올리듯이 손목을 잡는다. 경혈의 위치에 엄지손가락을 대고 힘을 가해서 누른다. 이렇게 지압을 하면 손이 차갑거나 얼굴이 화끈거리는 증상이 완화된다. 순환기계의 병이 원인일 경우에도 매우 효과가 있는 경혈이다.

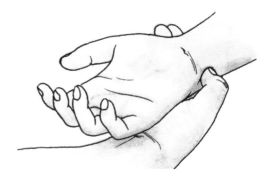

조해(照海) 혈액순환을 좋게 하여 차가워지는 증상을 치료하는데 매우 효과적인 경혈로, 기경팔혈에 해당하며 신경증상에도 효과가 있다.

[위치] 발 안쪽의 복사뼈 맨 아래 오목하게 들어간 부분.

[치료] 시술자는 환자의 발끝 방향에서 손을 펼쳐서 환자의 발뒤꿈치를 잡고, 엄지손가락으로 환자의 안쪽 복사뼈 아래를 꽉 누른다. 이렇게 지압을 하면 혈액순환을 촉진시키고 저혈압 특유의 불면증이나 불쾌감 등의 신경증상에도 효과가 있다. 또 족삼리(足三里) · 태계(太谿) · 삼음교(三陰交) · 음릉천(陰陵泉) 등도 함께 지압하면 더욱 효과가 좋다.

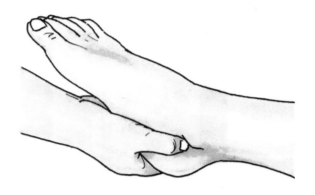

당뇨병

[증상] 왠지 모르게 몸이 나른해지고 쉽게 피곤이 쌓이거나 충분하게 식사를 하는데도 살이 찌지 않고 계속 마르거나, 또는 소변의 양이 많아지기도 하고 목이 자주 마르는 증상이 당뇨병의 전형적인 증상이라고 할 수 있다.

췌장에서 분비된 인슐린이 충분하지 않을 때, 체내의 당분이 에너지원으로서 잘 작용되지 않아서 일어나지만 그 원인은 췌장질환 뿐만이 아니라 과음이나 과로, 비만, 스트레스 등 여러 가지를 들 수 있다.

[치료 포인트] 유감스럽게도 지압요법으로는 직접적으로 인슐린의 분비를 촉진할 수는 없다. 따라서 여기에서는 당뇨병과 동반되는 모든 증상의 완화 즉 합병증의 완화와 췌장의 기능을 정상화시킬 수 있는 치료가 목적이 된다.

우선 췌장의 기능을 높이기 위해서 비수(脾兪)를 지압한다. 발의 삼음교(三陰交), 지기(地機) 등의 지압도 효과가 있다. 내장기능의 촉진을 위해서는 간수에서 위수(胃兪), 신수를 걸치면 중완에서 천추(天樞), 대거에 걸쳐서 지압을 실시한다.

온몸이 나른하거나 멍한 기분에는 목의 천주를 지압하고, 손발의 나른한 증상에는 곡지(曲池), 음릉천, 족삼리 등을 지압한다.

주요 경혈

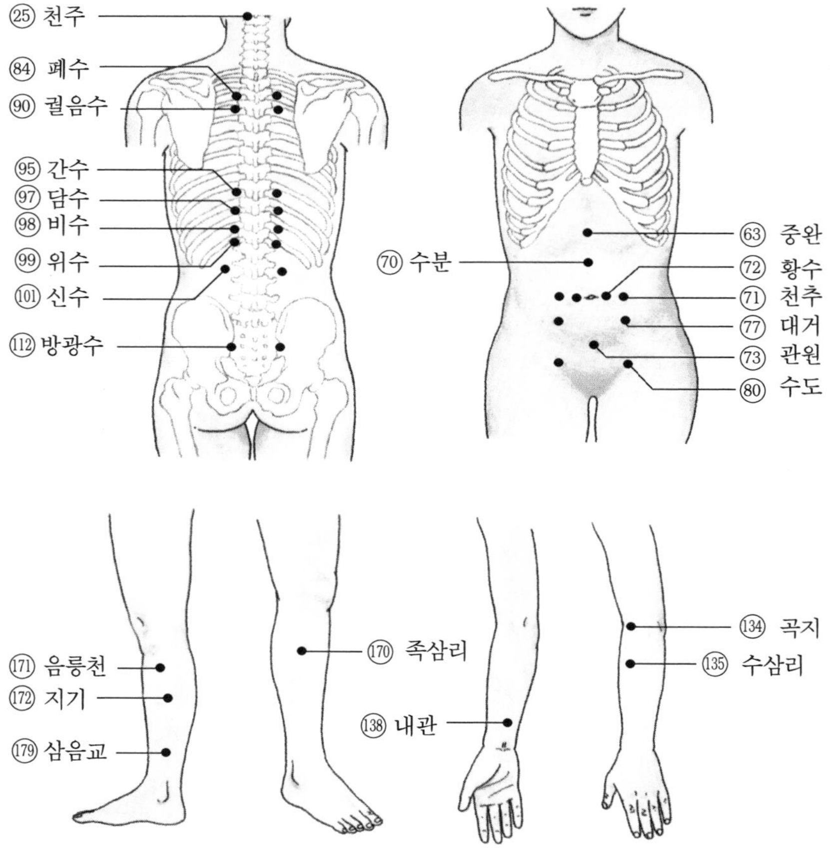

㉕ 천주
(84) 폐수
(90) 궐음수
(95) 간수
(97) 담수
(98) 비수
(99) 위수
(101) 신수
(112) 방광수
(63) 중완
(70) 수분
(72) 황수
(71) 천추
(77) 대거
(73) 관원
(80) 수도
(134) 곡지
(171) 음릉천
(170) 족삼리
(135) 수삼리
(172) 지기
(138) 내관
(179) 삼음교

● 치료 방법

비수(脾兪) 췌장의 기능을 높이고, 당뇨병의 증상을 완화시킬 수 있는 중요한 경혈점이다.

[위치] 등의 상하 한가운데 정도이며, 척추(제11흉추)의 양쪽 부분.

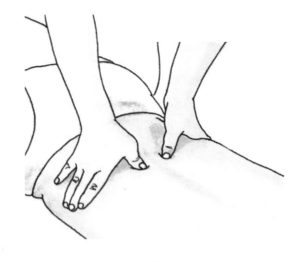

[치료] 환자를 엎드리게 하고 시술자는 양손으로 환자의 등에 손바닥을 대고, 좌우의 경혈점을 엄지손가락으로 동시에 약간의 힘을 가해서 누른다. 이 지압은 췌장의 기능을 높이고 당뇨병의 증상을 완화시킬 수 있다. 바로 아래의 위수(胃兪)도 함께 지압하면 위의 기능도 조절하기 때문에 보다 효과적이다.

천주(天柱) 당뇨병과 동반되는 증상으로 멍한 느낌과 온몸이 나른한 증상을 푸는데 좋다.

[위치] 목뒤의 머리카락이 나는 부근이다. 2개의 굵은 근육의 바깥쪽에 오목하게 들어간 부분.

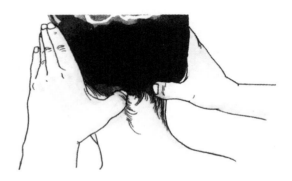

[치료] 시술자는 환자의 머리를 뒤에서 양손으로 감싸듯이 하고 엄지손가락으로 주무르듯이 지압을 한다. 이 지압으

로 인하여 목의 뻐근함이 풀리고 혈액순환을 좋게 하며, 나른한 증상이나 멍한 불쾌감 등 당뇨병에 동반되는 전신증상을 완화시킬 수 있다.

천추(天樞)
소화기계와 비뇨기계 각각의 기능을 촉진하는 효과가 있다.

[위치] 배꼽의 양옆에서 손가락 2마디만큼 바깥쪽.

[치료] 환자를 똑바로 눕게 하고 양손의 집게손가락과 가운뎃손가락, 약손가락을 가지런하게 좌우의 경혈점에 대고 동시에 복부의 지방을 가볍게 찌르는 정도로 지압을 한다. 이 지압은 소화기계와 비뇨기계의 기능 촉진에 효과를 나타낼 수 있다. 자주 소변을 보거나 많은 양의 소변을 볼 경우에는

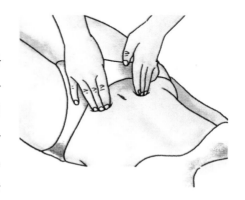

근처에 있는 수분(水分)이나 수도(水道)의 경혈점도 함께 지압하면 좋다.

곡지(曲池)
목이 마르거나 아프거나 불쾌한 경우에 특히 효과가 있는 경혈이다.

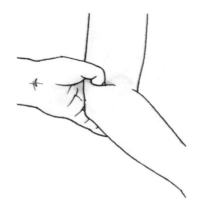

[위치] 팔꿈치를 구부렸을 때 엄지손가락쪽으로 오목하게 들어간 부분.

[치료] 팔꿈치를 꽉 잡듯이 하고 경혈의 위치에 엄지손가락을 댄다. 누를 때는 엄지손가락의 관절을 구부려서 힘을 가해 지압을 한다. 이것은 목의 증상에 효과가 있는 경혈이며, 당뇨병과 동반되는 것으로 목이 마르거나 목이 아프거나 하는 등의 불쾌한 증상을 완화시키는데 효과가 있다.

대거(大巨) 복부 마사지의 병용으로 위장의 기능을
조절한다.

[위치] 배꼽에서 손가락 2마디만큼 바깥쪽에서 2마디만큼 내려간 곳.

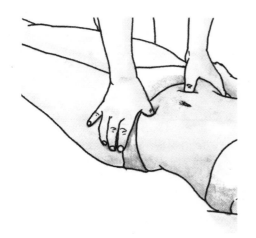

[치료] 환자를 똑바로 눕게 하고 시술자는 그 옆
에 무릎을 대고 상반신을 앞으로 쭉 내밀어서
좌우 양측의 경혈점을 동시에 엄지손가락으로
지압한다. 위장의 기능을 조절하는데 효과가 있
으며, 아울러 중완(中脘)에서 관원(關元)까지
마사지를 하면 효과적이지만 너무 힘을 가해서
하지 않도록 주의해야 한다. 숨을 들이마시고
난 다음에 숨을 내쉴 때 눌러주는 것이 요령이
다.

삼음교(三陰交) 췌장의 기능을 높이고 내장질환의 증상을
완화시키는 것이다.

[위치] 발의 안쪽 복사뼈에서 손가락 3마디만큼 올라간 곳.

[치료] 환자를 똑바로 눕게 하고 가볍게 발을 벌리게 한다. 시술자는
환자의 경혈 위치에 엄지손가락을 대고 환자의 정강이를 손바닥으
로 감싸듯이 하면서 엄지손가락에 힘을 가한다.
췌장의 기능을 높이고 위가 약한 증상 등 내장
질환을 완화시키는데 효과가 있고, 지기(地
機)를 함께 지압하면 더욱 효과적이다.

구역질 · 구토

[증상] 구역질이나 구토가 일어날 경우에는 보통 속이 메슥거리고 얼굴 색이 나빠지거나 고통을 동반하게 된다. 이 경우에는 중증병으로 볼 수도 있지만, 일반적으로는 위나 장 등의 소화기계의 병일 경우가 대부분이다.

구토는 일종의 반사적인 생리현상으로 부패된 음식물이나 독이 들어있는 약물 등이 위에 들어간 경우, 내뱉는 증상으로서 이것들을 몸밖으로 제거하여 몸을 지키려고 하는 것이다. 구역질은 구토를 하기 전에 예고라고도 말할 수 있다.

[치료 포인트] 원인이 되는 병이나 유해물이 있으면 그 치료와 제거가 먼저 이루어져야 한다. 그 이외의 경우에는 안정과 보온에 힘쓰고 심한 복통 등의 증상이 있을 경우를 제외하고 지압요법으로 증상을 진정시킬 수 있다.

소화기계 중에서 위의 기능장애가 주된 원인으로 생각되는 경우에는 위수, 중완, 천추, 거궐(巨闕) 등을 중심으로 지압한다. 간장이나 쓸개의 기능장애라고 생각되는 경우에는 간수, 담수, 기문(期門)도 함께 지압한다.

또 위장이 기능을 반사적으로 조절하기 위해서는 족삼리나 여태(厲兌), 축빈(築賓) 등이 유효하다.

속이 울렁거리는 구역질을 멈추게 하기 위해서는 기사(氣舍)의 지압이 효과적이다.

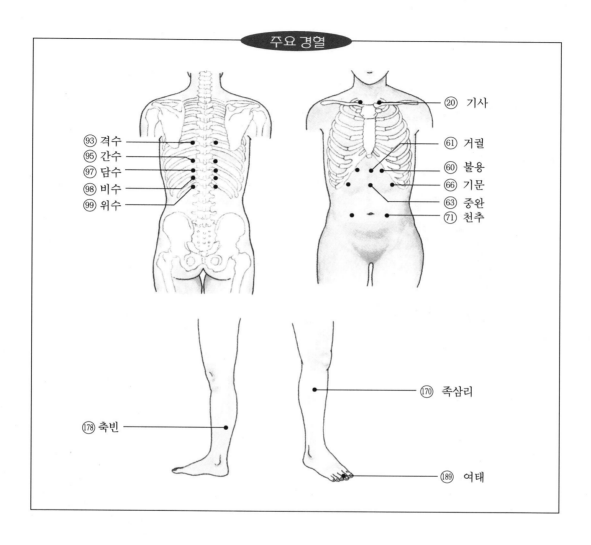

93 격수
95 간수
97 담수
98 비수
99 위수

20 기사
61 거궐
60 불용
66 기문
63 중완
71 천추

170 족삼리
178 축빈
189 여태

● 치료 방법

기사(氣舍) 구역질과 위통에 효과가 높은 경혈점으로, 속이 메슥거릴 때는 이 경혈점을 반복해서 지압을 한다.

[위치] 목 앞의 중심에서 양옆으로 흉골의 상단부분이며, 쇄골이 시작되는 윗 부분.

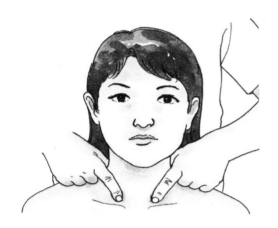

[치료] 집게손가락으로 양쪽의 경혈을 동시에 약간의 힘을 가해서 지압을 한다. 1회의 지압은 3~5초 정도로 하고, 이것을 3~5회 반복하면 속이 메슥거리는 증상이나 구역질이 진정된다. 이 경혈을 자극함에 따라서 미주신경(迷走神經)이 자극되어 위의 기능을 활발하게 하고 위통이나 구역질 등의 증상을 완화시킨다.

위수(胃兪) 등의 긴장을 풀고 위장의 기능을 활발하게 한다.

[위치] 등의 중앙에서 약간 아래로 척추(제12흉추)를 사이에 둔 양쪽 부분.

[치료] 시술자는 엎드려 있는 환자의 등에 양손 바닥을 대고 좌우의 경혈점을 엄지손가락으로 동시에 약간의 힘을 가해서 누른다. 등의 긴장을 풀고 위장의 기능을 활발하게 하는데 효과가 있

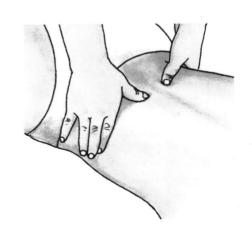

다. 간수(肝兪) · 비수(脾兪)도 함께 지압을 하면 더욱 좋다.

거궐(巨闕)

가슴의 통증을 완화시키고 위산과다증이나 위경련,
만성 위장병에도 효과가 있다.

[위치] 명치의 한가운데 부분.

[치료] 환자를 바로 눕게 하고 시술자는 그
옆에 무릎을 대고, 환자의 목 방향으로 향하
여 양손의 손끝을 가지런하게 겹쳐서 놓고,
명치를 가운뎃손가락 끝으로 반복해서 지압
을 한다. 이렇게 지압을 하면 구토할 때 생기
는 가슴의 통증이 완화된다. 위산과다증 · 위
경련 · 만성 위장병에도 효과가 있는 경혈점
이다.

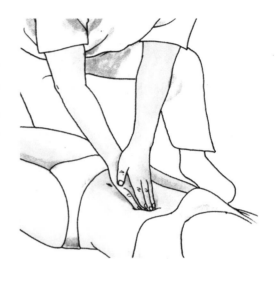

천추(天樞)

소화기계의 기능을 촉진하는 경혈이며
지압뿐만 아니라 마사지도 효과적이다.

[위치] 배꼽의 양옆에서 손가락의 2마디만큼 바깥 부분.

[치료] 환자를 바로 눕게 하고 양손의 집게손가락과
가운뎃손가락, 약손가락을 가지런하게 모아서
복부의 지방을 가볍게 찌르듯이 지압을 한다. 이
렇게 지압을 하면 소화기계의 기능이 촉진된다. 명치에서 이 경혈까지의 범위를 천천히
마사지하는 것도 매우 좋다.

여태(厲兌) 명치의 불쾌감 등 위에 관한 모든 증상에
효과가 있다.

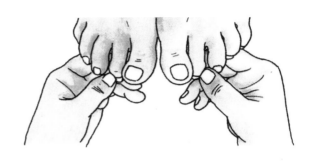

[위치] 두번째 발가락의 발톱 옆부분.

[치료] 양쪽 두번째 발가락의 발톱 옆
부분을 손가락으로 잡고 문지르면서
누른다. 이 지압은 위의 증상을 완화
시키는데 효과가 있다. 특히 명치가
당겨서 왠지 모르게 배가 몹시 아픈
느낌이 들거나 메슥거리는 느낌이 있을 경우에 이 경혈점을 지압하면 효과가 있다.

족삼리(足三里) 위가 체한 것을 풀어주고 간장이나 쓸개가
원인으로 인한 증상에도 효과가 있다.

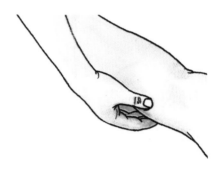

[위치] 종아리의 바깥쪽으로, 대략 손가락 3마디만
큼 내려간 곳.

[치료] 환자를 똑바로 눕게 한 자세에서 시술자가
좌우 다리의 경혈을 각각 지압한다. 환자 자신이
스스로 지압할 경우에는 의자에 앉아서 하면 치료
하기 쉽다. 일반적인 소화기계 증상 또는 위가 체
했거나 간장이나 쓸개 등의 증상에도 효과가 있다.

숙취 · 멀미

[증상] 숙취라는 것은 과음으로 두통이나 머리가 무거운 증상, 구역질, 구토, 식욕부진, 허탈감 등의 증상이 나타나는 것을 말한다. 이러한 증상을 방지하기 위해서는 과음을 하지 않도록 음주량을 적절하게 조절하는 것이 중요하다.

또한 멀미는 차를 탔을 때 전해지는 몸의 기능이나 진동이 자율신경의 일시적인 변화를 가져와서 구역질이나 기분이 불쾌해지는 증상을 일으킨다라고 생각된다.

[치료 포인트] 숙취와 멀미는 각각 원인은 다르지만 둘 다 불쾌감이나 구역질 등의 증상을 진정시킬 수 있는 치료가 포인트라고 말할 수 있다.

머리의 백회, 목의 천주, 풍지, 완골을 지압하면 숙취 시의 두통이나 머리가 무거운 증상에 효과가 있고, 또 이 지압을 함으로써 멀미의 경우에는 술이 취했을 때처럼 가슴이 울렁거리는 증상도 가라앉히는데 효과적이다. 구역질이나 속이 메슥거리는 것에는 복부의 구미(鳩尾)에서 기문(期門), 천추(天樞)에 걸쳐서, 등의 궐음수에서 간수, 신수에 걸쳐서 각각의 경혈점을 지압한다.

멀미의 경우에는 이 지압에 추가적으로 머리의 규음(竅陰), 예풍(翳風), 발의 축빈, 지기 등을 엄지손가락으로 꾹 눌러서 지압하면 더욱 효과가 있다.

주요 경혈

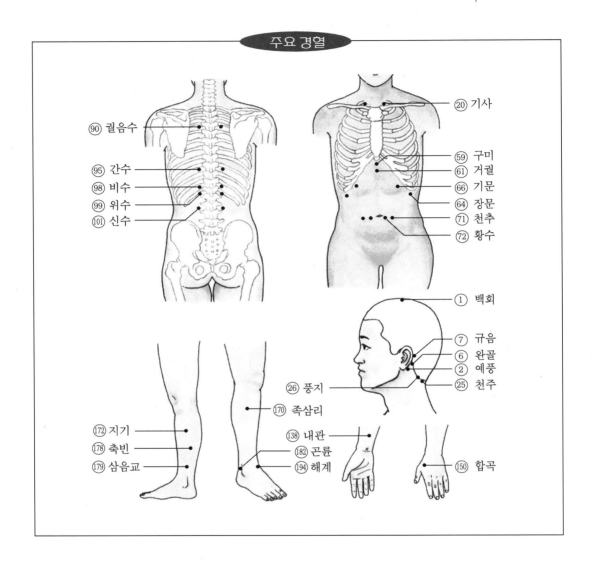

⑳ 기사

⑨ 궐음수

⑨ 간수
⑨ 비수
⑨ 위수
⑩ 신수

㊾ 구미
㊶ 거궐
㊻ 기문
㊽ 장문
㊼ 천추
㊸ 황수

① 백회

⑦ 규음
⑥ 완골
② 예풍
㉕ 천주

㉖ 풍지
⑰ 족삼리

⑰ 지기
⑱ 축빈
⑲ 삼음교

⑬ 내관
⑱ 곤륜
⑲ 해계

⑮ 합곡

🔵 치료 방법

백회(百會) 숙취로 인한 두통이나 머리가 무거운 증상 또는 멀미로
가슴이 울렁거리는 증상도 가라앉힌다.

[위치] 양쪽 귀에서 똑바로 올라간 선과 미간의
중심에서 올라간 선이 교차하는 머리의 꼭대기
부분.

[치료] 시술자는 환자의 머리를 양손으로 감싸안
고 좌우의 엄지손가락으로 천천히 경혈점을 확실
하게 지압한다. 숙취로 인한 두통이나 머리가 무
거운 증상을 말끔히 없애주는데 효과가 높고, 또
멀미인 경우 가슴이 울렁거리는 증상도 진정시킬
수 있다.

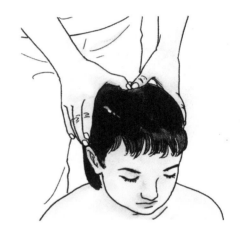

규음(竅陰) 평형감각과 관계가 있는 경혈로 멀미를 할
경우에 보다 더 효과가 있다.

[위치] 머리의 옆 부분으로 양쪽 귀의 바로
뒷 부분.

[치료] 좌우의 경혈을 집게 손가락으로 세
게 누른다. 이때 환자는 상반신을 똑바로
하고 앉아 있는 자세를 취한다. 계속해서
예풍(翳風)이나 완골(完骨) 등의 지압도 함
께 하면 더욱 효과가 높다. 이것들은 평형

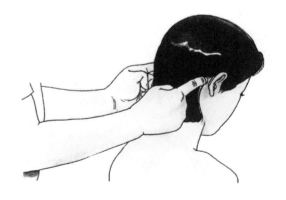

감각과 관계가 있는 경혈점들이며, 교통수단으로 목적지까지 갈 때 차의 움직임에 따라서 내이(內耳, 속귀)의 림프액 순환이 영향을 받아서 일어나는 멀미에 특히 효과가 있다.

천주(天柱) 술에 취했을 때의 멍한 느낌이나 나른함을 말끔하게 없애준다.

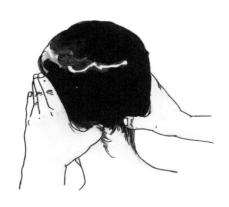

[**위치**] 목뒤에 머리카락이 나있는 2개의 굵은 근육의 바깥쪽에서 오목하게 들어간 부분.

[**치료**] 시술자는 환자의 머리를 뒤에서 양손으로 감싸듯이 하여 엄지손가락으로 주무르듯이 지압을 한다. 이 지압에 의해서 목이 뻐근한 증상을 풀 수가 있고 혈액순환을 좋게 하고, 술에 취했을 때의 나른함이나 멍해진 불쾌감 등의 증상을 완화시킬 수 있으며 또 가슴이 울렁거리는 증상도 진정시킨다.

간수(肝兪) 기분이 나쁘거나 구역질하고 속이 메슥거리는 증상을 진정시킨다.

[**위치**] 등의 상하 한가운데보다 약간 위쪽, 척추(제9 흉추)를 사이에 둔 양쪽 부분.

[**치료**] 시술자는 엎드려 있는 환자의 등에 양손바닥을 대고 좌우의 경혈점을 엄지손가락으로 동시에 약간의 힘을 가해서 누른다. 등의 긴장을 풀고 내장, 특히 간장의 기능을 높인다.

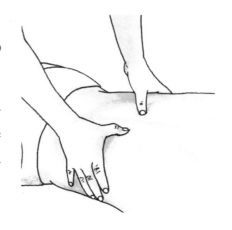

비수(脾兪)와 위수(胃兪)의 지압도 함께 하여 구역질이나 속이 메슥거리는 증상을 진정시킬 수도 있다.

축빈(築賓)   차를 타기 전에 미리 반복하여 지압을 하면 멀미를 예방할 수 있다.

[위치] 다리 정강이의 안쪽으로, 발안쪽 복사뼈에서 손가락 5마디만큼 윗 부분.

[치료] 시술자는 바로 누운 환자의 발끝 방향에서 정강이를 잡고 안쪽의 경혈점에 엄지손가락으로 힘을 가해서 지압을 한다. 멀미를 예방하는데 효과적인 경혈점으로 알려져 있고, 오랫동안 승차할 경우에는 이 경혈점을 반복하여 지압하거나 미리 이 부분에 뜸을 뜨는 것도 효과가 높다.

기문(期門)   숨이 막히는 것을 완화시키고, 구역질이나 구토에도 효과가 있다.

[위치] 젖꼭지의 맨 아래이며, 제9늑골의 안쪽 부분.

[치료] 시술자는 바로 누워있는 환자의 늑골 아래 방향을 양손으로 덮듯이 하고 양엄지손가락으로 경혈을 누른다. 이 지압은 숨이 막히는 것을 완화시키는데 효과가 있다. 구역질이나 구토가 있을 경우에는 특히 주변의 복부 경혈 지압과 마사지를 병행하는 것도 좋다.

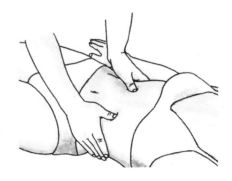

반신불수(뇌졸중)

[증상] 뇌의 혈관이 막혔거나 파괴되어서 일어나는 것으로서, 몸의 좌우 중 어느 한쪽이 마비상태가 되는 것을 뇌졸중에 의한 반신불수라고 말한다. 반신불수가 된 직후 어느 정도는 손발이 축 늘어진 마비상태가 되어, 손발을 거의 움직일 수 없는 상태가 되는 경우가 많다. 이러한 상태가 지속되면 완전히 마비상태가 된다.

특히 손은 손바닥을 펼칠 수가 없게 되고, 발은 발 뒤쪽이 계속해서 뻗쳐진 상태가 된다. 마비된 손과 발은 차가워지거나 화끈거리고 붓거나 아프기도 한다.

[치료 포인트] 운동기능의 회복을 위한 치료가 효과를 볼 수 있는 것은 마비가 된 후 반년 정도에서 1년 정도까지 시간이 걸린다. 먼저 전문의의 치료를 받으면서 사회로의 복귀운동(rehabilitation)을 하는 것이 매우 중요하다.

지압요법으로는 손발의 마시지를 중심으로 하여 몸의 기능을 정상적인 상태로 회복하려는 훈련을 순조롭게 할 수 있도록 도와준다. 머리와 목과 어깨를 마사지하거나 근육이 딱딱해져 있는 것을 풀어주어 관절의 기능을 원활하게 하도록 등의 궐음수(厥陰兪), 손의 곡지(曲池) 등, 등이나 손발의 여러 경혈점을 가볍게 지압해도 좋을 것이다.

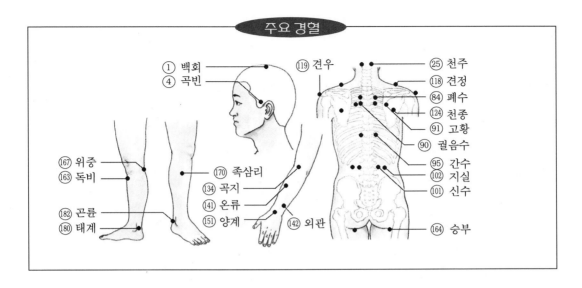

① 백회
④ 곡빈

⑪⑨ 견우

㉕ 천주
⑪⑧ 견정
⑧④ 폐수
⑫④ 천종
⑨① 고황
⑨⓪ 궐음수
⑨⑤ 간수
⑩② 지실
⑩① 신수

⑯⑦ 위중
⑯③ 독비

⑰⓪ 족삼리
⑬④ 곡지
⑭① 온류
⑮① 양계
⑭② 외관

⑱② 곤륜
⑱⓪ 태계

⑯④ 승부

● 치료 방법

곡지(曲池) 팔꿈치의 운동을 하기 전에 가볍게 자극을 주어서 긴장을 풀어준다.

[위치] 팔꿈치를 구부렸을 때 엄지손가락쪽으로 오목하게 들어간 부분.

[치료] 시술자는 바로 누운 환자의 팔꿈치를 꽉 잡도록 하고, 엄지손가락을 경혈점의 위치에 대고 가볍게 힘을 가해서 지압을 한다. 팔꿈치를 오므렸다가 펼쳤다가 하는 운동을 하기 전에 경혈 지압을 하면 이 부분이 딱딱해져 있는 상태를 풀 수 있기 때문에 관절을 움직이기 쉬워진다.

궐음수(厥陰兪)   무리하지 않는 자세로 가볍게 등을 자극한다.

[위치] 어깨뼈의 안쪽이며, 척추(제4흉추)를 사이에 둔 양쪽 부근.

[치료] 보통 등의 경혈점은 환자를 엎드리게 하여 치료를 하지만, 반신불수 환자의 경우는
엎드린 자세를 취하는 것이 무리가
있기 때문에 옆으로 눕도록 한다.
시술자는 환자를 옆으로 눕게 하여
한쪽 손으로 지탱하고, 다른 한쪽 손
으로 등을 가볍게 문지른다. 계속해
서 손을 가지런하게 모으고 손끝으
로 경혈을 가볍게 자극하여 등이 뻐
근하거나 통증이 오는 증상을 완화
시킬 수 있다.

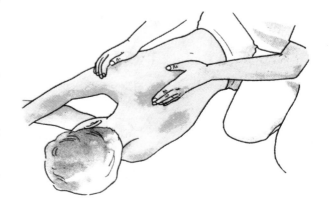

〈칼럼 〉 반신불수 환자의 관절운동

반신불수 환자는 손발이 굳어졌기 때문에 똑바로 몸을 뻗고 잠을 잘 수가 없다. 더구나 계속해서 똑같은 자세를 오랫동안 지속하고 있으면 다른 병을 유발시키는 원인이 되기도 한다. 환자가 자기 스스로 자유롭게 움직일 수 없는 경우에는 간호하는 사람이 몇 시간에 한 번씩 환자의 몸의 방향이나 손발의 위치를 바꿔 줄 필요가 있다.

환자의 몸 방향을 간호하는 사람이 바르게 하는 것이 환자의 관절이 굳어지거나 변형되는 것을 방지하는 것과도 깊은 연관성이 있다.

또 환자의 손발 관절을 움직이는 운동을 간호하는 사람이 도와줌으로써 환자의 몸 기능을 정상적으로 빨리 회복하는데 도움을 준다.

①굳어진 손발을 똑바로 하기 위해서는, 바로 누운 환자의 마비된 쪽 어깨를 옆으로 벌려서 팔과 겨드랑이 사이에 원통모양으로 둥근 모포를 사이게 끼워서 고정한다. 마비된 쪽의 발바닥에는 침대나 벽에 기대세운 판을 대고 발이 안쪽이나 바깥쪽으로 향하지 않도록 베개나 모포, 방석 등으로 고정시킨다. 손에는 수건 등을 잡게 한다.

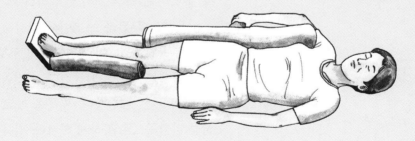

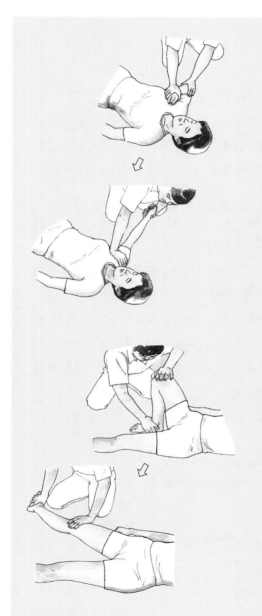

② 손의 관절을 움직이게 하는 운동

간호하는 사람은 환자의 손목을 잡고 팔을 편다. 환자가 아프지 않을 정도로 천천히 조금씩 움직이는 것이 요령이다.

처음에는 팔꿈치를 눌러서 전완(前腕)과 상완(上腕)이 직각이 되게 한 다음에는 누르는 장소를 겨드랑이 부분으로 이동하고 팔을 똑바로 뻗게 한다.

이것을 천천히 계속 반복한다. 굳어서 오므라진 손가락을 하나씩 풀어서 벌리거나 손목을 천천히 회전시키는 운동을 함께 해도 좋다.

③ 다리의 관절을 움직이게 하는 운동

간호하는 사람은 환자의 발목과 무릎을 잡고 발을 구부렸다가 펼쳤다가 한다. 환자가 아프지 않을 정도로 천천히 조금씩 움직이게 하는 것이 요령이다.

처음에는 무릎을 누르면서 서서히 다리를 구부리게 하고, 어느 정도까지 구부러지면 다음에는 천천히 되돌린다. 이것을 여러 번 반복하는 것이 좋다. 발목을 누르고 발끝을 바깥쪽으로 향하게 하거나, 발목을 천천히 돌리는 운동을 함께 하면 좋다.

너무 말랐거나 너무 살찐 경우

[증상] 식욕이 있는데도 체질적으로 살이 찌지 않는 사람도 있지만, 일반적으로 너무 마른 사람은 위장이 그다지 좋지 않은 사람이거나 신경질적인 사람이 많다. 이런 사람 중에는 만성적으로 내장에 병이 있는 경우도 볼 수 있다.

한편 너무 살이 찐 경우에는 주로 음식 섭취를 편식하거나 너무 많이 먹거나 운동부족 등이 원인으로 일어난다. 너무 살이 찐 경우라면 동맥경화나 고혈압, 심장병을 초래하기 쉽기 때문에 주의해야 할 필요가 있다.

[치료 포인트] 너무 마른 경우에는 위장의 기능을 정비하여 소화활동을 활발하게 하는 등의 위수, 비수, 복부의 대거, 족삼리, 지기 등의 각 경혈점을 지압한다. 신경질적이며 먹는 것이 적고 체력이 약한 사람도 허리의 신수를 지압하여 온몸에 활력을 주는데 이 경혈점을 지압할 때는 너무 세게 누르지 않도록 주의해야 한다.

한편 너무 살이 찐 경우에는 등이나 발의 각 경혈을 지압하고, 복부의 각 경혈에 따른 가벼운 마사지도 효과적이다. 명치에서 늑골의 안쪽 부근을 따라서 어루만지거나 하복부까지를 쓰다듬듯이 주무른다. 또 기문(期門)에서 관원(關元)까지를 쓰다듬어 내리듯이 하는 것이 좋다. 또한 다리에 지방이 붙기 쉬운 사람은 종아리의 승산(承山) 등을 자극하면 효과적이다.

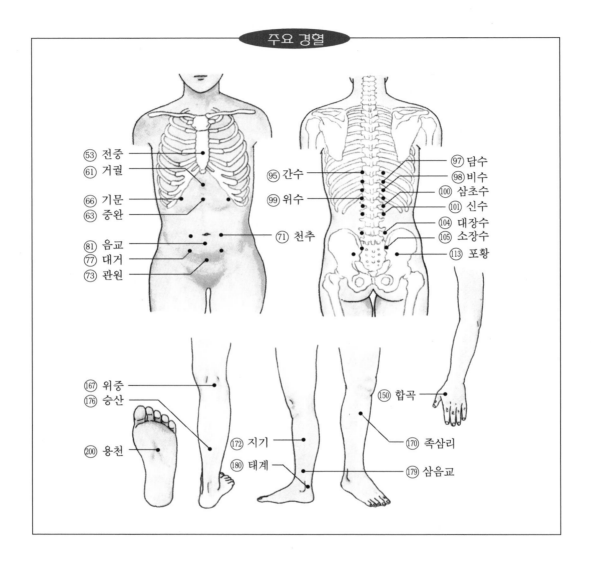

주요 경혈

53 전중
61 거궐
66 기문
63 중완
81 음교
77 대거
73 관원
71 천추

95 간수
99 위수
97 담수
98 비수
100 삼초수
101 신수
104 대장수
105 소장수
113 포황

167 위중
176 승산
200 용천
172 지기
180 태계
150 합곡
170 족삼리
179 삼음교

● 치료 방법

신수(腎兪) 신경질적이며 식사의 양이 적어서 너무 마른
사람에게 체력과 활력을 넣는다.

[위치] 가장 아래의 늑골 끝 부분과 같은 높이에
있으며, 척추를 사이에 둔 양쪽 부근.

[치료] 시술자는 환자를 엎드리게 하고 양손의 엄
지손가락으로 경혈을 누른다. 이 경혈을 지압함
으로써 허리의 긴장을 풀고 온몸의 체력증강과
활력증진에 도움이 된다. 또 소화기의 기능을 높
이는 위수와 비수 등, 등의 각 경혈점을 지압한
후에는 등에서 허리까지의 마사지도 병행하는 것
도 좋다.

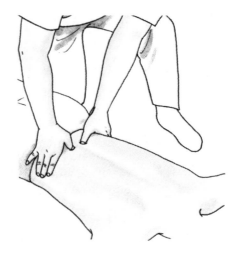

승산(承山) 다리에 지방이 붙기 쉬운 사람은 지압과
마사지로 종아리를 날씬하게 한다.

[위치] 다리 뒤쪽 종아리의 중심선상에서 힘
줄과 근육이 구별되는 부분.

[치료] 엎드린 환자의 종아리에 있는 경혈점
을 엄지손가락의 불룩한 부분으로 몇 초간,
2~3회 이상 반복하여 누른다. 다리가 너무
굵고 지방이 붙기 쉬운 사람은 이 부분의 근
육을 흔들거나 주무르거나 하여 자극을 주면

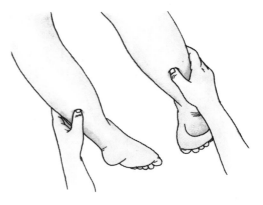

더욱 효과적이다. 끈기 있게 지속적으로 이 경혈점을 지압하면 다리가 가늘어지게 된다.

〈칼럼〉 복부 지방을 빼는 마사지

바로 누운 환자(이 부분에서도 통상 환자라고 통칭한다)가 숨을 내쉬는 것에 맞춰서 명치에서 하복부까지를 천천히 누른다. 계속해서 명치에서 늑골을 따라서 가장 아래까지를 몇 번 쓰다듬어 내리면, 이번에는 복부에 큰 원이나 S자를 그리듯이 마사지를 한다. 이 경우 남자는 시계방향, 여자는 시계 반대방향으로 마사지를 한다.

이 마사지는 환자가 혼자서도 할 수 있기 때문에 매일 취침하기 전에 마시지를 하는 습관을 들이는 것이 좋을 것이다.

또 배꼽 주변을 가볍게 잡아 떼어내는 듯한 동작을 반복하거나 한쪽 옆구리 배에서 다른 한쪽의 옆구리 배로 누르듯이 주무르는 것도 효과가 있다.

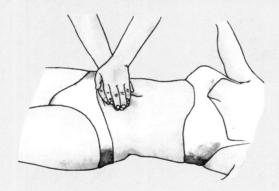

① 시술자는 환자의 복부에 양손을 겹쳐서 놓고, 지방을 가볍게 배의 한가운데로 모았다가 떼어내는 듯한 동작을 계속 반복한다.

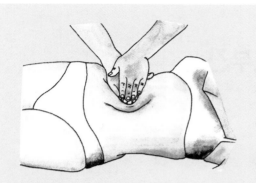 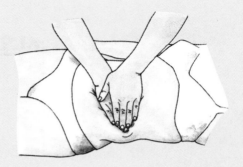

② 시술자는 환자의 옆구리 배부분에 양손을 겹쳐서 손끝을 가지런하게 모으고, 모은 손끝으로 노를 젓듯이 하여 주무르면서 밀고 나간다.

③ 모은 양손의 손끝으로 노를 젓듯이 주무르면서 밀고 나가서 반대쪽의 배까지 갔다면 다시 이와 같은 동작을 계속 반복한다.

식욕부진

[증상] 식욕이 없다, 먹고 싶은 생각이 안 든다, 먹어도 맛이 없다...... 이와 같이 식욕부진 현상의 대부분은 위장의 상태가 나쁘거나 소화기계에 무슨 원인이 있거나 또는 만성적인 병이 원인이 되어 일어나게 된다.

또 몸의 상태는 나쁘지 않은데 고민 등 심리적인 원인으로 인하여 식욕이 없는 경우도 있다.

[치료 포인트] 우선 직접적으로 식욕부진의 원인이 되는 병이 있으면 그것을 치료하고, 소화기계의 기능을 활발하게 하여 식욕을 높이는 것을 목표로 한다.

식욕을 높이기 위해서는 위의 기능을 높여서 연동운동(蠕動運動)을 정상화시키고, 위액의 분비를 촉진하여 위에서 장으로 음식물을 보내는 것을 원활하게 하는 것이 매우 중요하다.

이와 같은 일련의 기능들을 원활하게 하기 위해서는 등의 간수, 비수, 위수 등의 경혈점을 지압하면 더욱 효과적이다.

그 이외에도 복부의 중완(中脘)에서 황수(肓兪) 등 각 경혈점의 지압과 심리적인 경우에는 족삼리나 지기, 충양(衝陽)의 지압을 병행하면 더욱 효과적이다.

주요 경혈

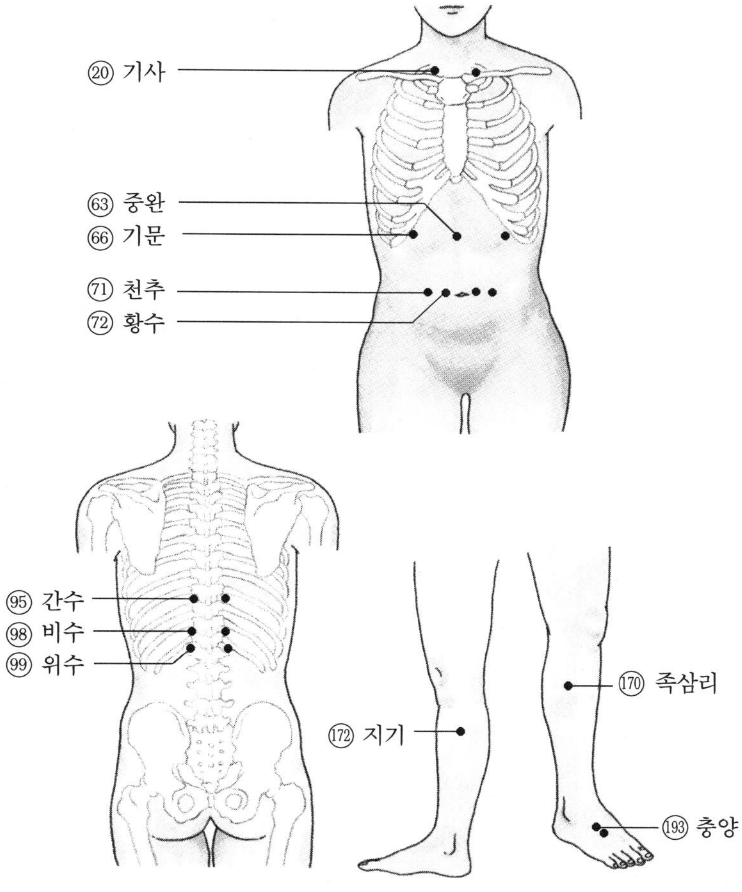
⑳ 기사
(63) 중완
(66) 기문
(71) 천추
(72) 황수
(95) 간수
(98) 비수
(99) 위수
(170) 족삼리
(172) 지기
(193) 충양

● 치료 방법

간수(肝兪) 간장의 기능을 높여서 건강한 식욕으로 되돌린다.

[위치] 등의 상하 한가운데 정도, 척추(제9흉추)를 사이에 둔 양쪽 부분.

[치료] 시술자는 엎드린 환자의 등에 양손바닥을 대고, 좌우 경혈을 엄지손가락으로 동시에 약간의 힘을 가해서 누른다. 등의 긴장을 풀고 내장 특히 간장의 기능을 높여서 건강한 식욕을 되돌리는데 효과적이다.

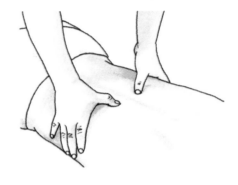

위수(胃兪) 소화기능을 촉진시키고 위장의 기능을 활발하게 한다.

[위치] 등의 중앙에서 약간 아래로, 척추(제12흉추)를 사이에 둔 양쪽 부분.

[치료] 시술자는 엎드린 환자의 등에 양손바닥을 대고 좌우의 경혈을 엄지손가락으로 동시에 약간의 힘을 가해서 누른다. 이 지압은 위장의 기능을 활발하게 하는데 효과가 있다. 그리고 바로 옆의 비수도 함께 지압하면 소화기능을 조절하는데 좋다.

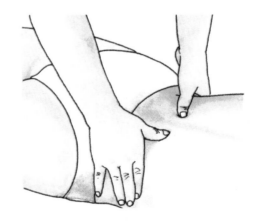

중완(中脘) 복부의 마사지와 병행하여 내장기능의
조절에 효과가 있다.

[위치] 복부의 중심선상에서 명치와 배꼽의 중간 부분.

[치료] 시술자는 바로 누운 환자의 가슴 위에 손끝을 가지런
하게 모으고 양손을 겹쳐서 집게손가락과 가운뎃손가락, 약
손가락 끝으로 지압을 한다. 내장기능의 조절에 효과가
있고, 식욕부진이나 소화불량 등의 위 질환 치료
에 자주 이용되고 있다. 여기에서 배꼽까지 S
자 모양으로 가볍게 마사지를 하면 더욱 효과
적이다.

황수(肓兪) 장의 증상을 완화시키고 소화기능을
조절하여 식욕부진을 해소한다.

[위치] 배꼽의 양쪽 옆, 손가락 1마디만큼 바깥쪽 부분.

[치료] 시술자는 환자를 바로 눕게 하고 양손의 가운뎃손
가락으로 좌우의 경혈을 동시에 누른다. 이때 복부의 지
방이 약간 움푹 패일 정도로 누르지만 힘을 가하지 않도
록 주의해야 한다. 이 지압은 소화기능을 조절할 수 있고
식욕부진에도 효과를 볼 수 있다. 복통이나 설사, 변비
등 장에 관한 모든 증상을 완화시키는데도 매우 유효하
다.

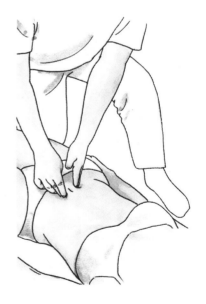

충양(衝陽) 주물러서 풀리도록 하면 심리적인
식욕부진에 효과가 있다.

[위치] 발등에서 경사진 곳의 어중간한 부분,
엄지발가락부터 세어서 두번째와 세번째의 발가
락 사이의 선상 부분.

[치료] 발등의 경혈점에 엄지손가락을 대고
발등을 잡듯이 하여 힘을 가한다. 고민거
리나 초조함이 원인으로 인한 식욕
부진에 빠졌을 때는 이 경혈의 주위
를 주무르면서 풀리도록 지압을 계
속하면 차츰 기분이 좋아지게 된다.

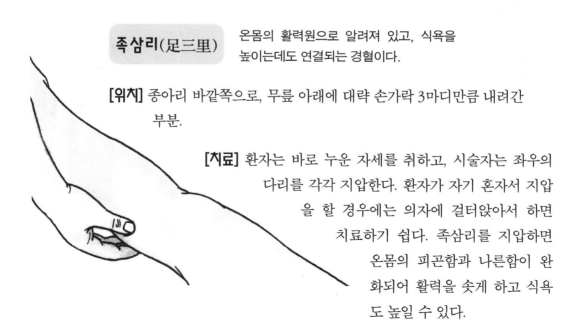

족삼리(足三里) 온몸의 활력원으로 알려져 있고, 식욕을
높이는데도 연결되는 경혈이다.

[위치] 종아리 바깥쪽으로, 무릎 아래에 대략 손가락 3마디만큼 내려간
부분.

[치료] 환자는 바로 누운 자세를 취하고, 시술자는 좌우의
다리를 각각 지압한다. 환자가 자기 혼자서 지압
을 할 경우에는 의자에 걸터앉아서 하면
치료하기 쉽다. 족삼리를 지압하면
온몸의 피곤함과 나른함이 완
화되어 활력을 솟게 하고 식욕
도 높일 수 있다.

불면증

[증상] 잠을 자기가 힘들고, 잠을 잔다고 해도 잠시 후 잠에서 깨어 숙면을 취할 수가 없는 등의 증상이 거듭되는 것을 불면증이라고 말한다. 대부분의 경우 고민이 있거나 초조하거나, 불안감 등 정신적인 것이 원인이 되어 일어난다. 이 경우에는 단지 잠을 잘 수 없을 뿐만 아니라 목이나 등이 결리고 나른하며 머리가 멍한 느낌 등을 동반하는 경우가 많다.

[치료 포인트] 온몸을 자연스럽게 풀 수 있게 하는 것이 제일 키포인트가 된다. 그래서 목의 천주를 자주 주무르고 등의 격수(膈兪)에서 간수, 신수에 걸쳐서 천천히 지압하면 뼈근함과 통증을 완화시킬 수 있을 것이다.

또 머리의 백회를 지압하는 것은 잠이 부족하여 멍한 기분을 말끔하게 해준다.

가슴의 구미(鳩尾)에서 복부의 관원(關元)까지의 각 경혈을 지압하고 천천히 마사지하는 것도 효과가 있다. 발바닥의 용천을 반복하여 주무르거나 맥주병과 같이 둥근 도구로 발바닥을 마사지하는 것도 매우 효과적이다.

또 손발이 차가워서 잠을 잘 수 없는 경우에는 손의 양지(陽池), 다리의 삼음교(三陰交) 등의 지압을 병행하면 더욱 좋을 것이다.

아울러 증상이 만성적인 경우에는 각 경혈에 뜸을 뜨면 더욱 효과가 좋다.

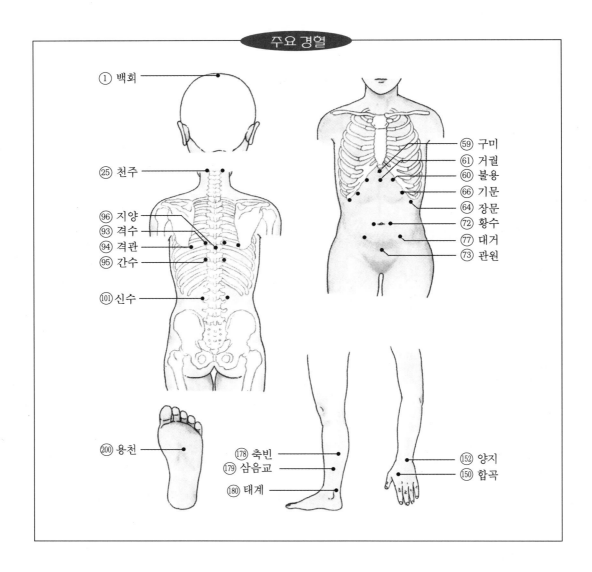

① 백회
㉕ 천주
㊽ 지양
㉝ 격수
㉞ 격관
㉟ 간수
⑩ 신수

㊾ 구미
㊶ 거궐
㊿ 불용
⑥ 기문
⑥ 장문
⑦ 황수
⑦ 대거
⑦ 관원

⑳ 용천
⑰ 축빈
⑰ 삼음교
⑱ 태계

⑮ 양지
⑮ 합곡

● 치료 방법

천주(天柱) 목의 뻐근함과 피곤함을 풀고
기분을 좋게 한다.

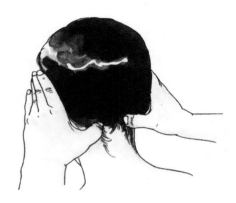

[위치] 머리 뒤쪽에 머리카락이 나있는 곳으로, 2
개의 굵은 근육의 바깥쪽에 오목하게 들어간 부분.

[치료] 시술자는 환자의 머리를 뒤에서 양손으로
감싸듯이 하고 엄지손가락으로 경혈점을 지압한
다. 이 지압에 의해서 불면증 환자에게 많이 나타
나는 목의 뻐근함과 피곤함이 풀리고 기분도 좋아진다. 또 여기를 기점으로 하여 어깨와
등을 잘 주무르면 더욱 온몸의 뻐근함과 나른함을 완화시킬 수 있다.

구미(鳩尾) 잠을 잘 수 없을 정도로 초조해지거나 불면이 계속되는 것이
원인으로 일어나는 신경쇠약 증상을 완화시킬 수 있다.

[위치] 명치의 중앙, 흉골의 하단에서 조금 아래 부분.

[치료] 시술자는 바로 누워있는 환자의 늑골의
아래 방향으로 양손바닥을 대고, 환자의 명치에
양손의 엄지손가락을 겹쳐서 놓은 상태로 지압
을 한다. 잠을 잘 수 없을 정도로 초조해지거나
스트레스, 불면이 계속되는 것에 의한 신경쇠약
증상 등을 완화시키는데 효과가 있다.

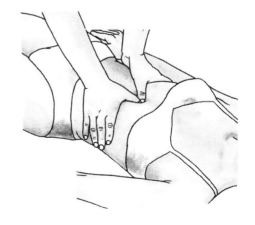

격수(膈兪) 호흡기와 순환기의 증상을 완화시키고, 건강하게 수면을 취하게 한다.

[위치] 어깨뼈 아래 부분의 안쪽으로, 척추(제7흉추)를 사이에 둔 양쪽 부분.

[치료] 시술자는 엎드려 있는 환자의 등에 양손바닥을 대고, 좌우의 경혈을 엄지손가락으로 동시에 약간의 힘을 가해서 누른다. 호흡기와 순환기의 증상에 효과가 있다. 열이 있는 듯하거나 왠지

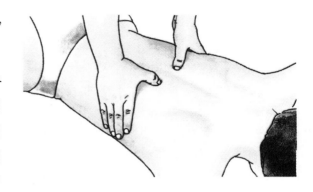

모르게 숨이 막히는 느낌, 몸이 차가워지거나 나른해지는 증상 등을 완화시킬 수 있고 건강하게 수면을 취할 수 있게 된다.

신수(腎兪) 몸의 나른함과 뻐근함을 풀 수 있고 숙면을 취할 수 있다.

[위치] 가장 아래의 늑골 끝과 같은 높이로, 척추를 사이에 둔 양쪽 부분.

[치료] 치료하는 사람은 환자를 엎드리게 하고 양손의 엄지손가락에 약간의 힘을 가해서 경혈점을 지압한다. 이 지압에 의해서 허리의 나른함과 뻐근함을 풀 수 있으며 아울러 숙면을 취할 수도 있다. 하반신이 차가워지는 것이 원인으로 잠을 잘 수 없을 경우에도 이 경혈 지압이 효과적이다.

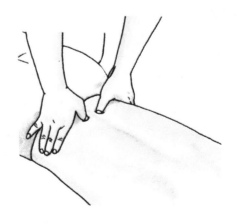

관원(關元) 자기 전에 자기 스스로 천천히 지압과 마사지를 할 수 있다.

[위치] 몸의 중심선상으로, 배꼽에서 손가락 3마디만큼 아래 부분.

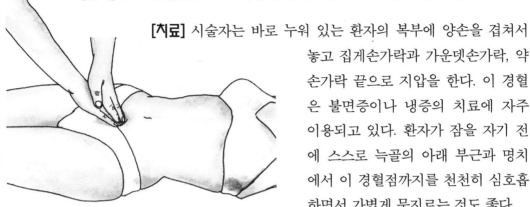

[치료] 시술자는 바로 누워 있는 환자의 복부에 양손을 겹쳐서 놓고 집게손가락과 가운뎃손가락, 약손가락 끝으로 지압을 한다. 이 경혈은 불면증이나 냉증의 치료에 자주 이용되고 있다. 환자가 잠을 자기 전에 스스로 늑골의 아래 부근과 명치에서 이 경혈점까지를 천천히 심호흡하면서 가볍게 문지르는 것도 좋다.

〈칼럼〉 졸음을 쫓고 싶을 때

불면증을 치료하고 건강하게 수면을 취하는 것은 매우 중요하다. 그러나 차를 운전하고 있는 중이나 근무중일 경우에 갑자기 졸음이 엄습해 온다면 어떻게 하면 좋겠는가? 우선 운전이나 작업에서 잠시 손을 떼고 쉬거나 혼자서도 가능한 지압요법으로 기분을 풀어본다.

머리의 백회, 목의 천주, 풍지, 눈 주위의 정명, 동자료, 태양 등을 지압하면 특히 눈을 산뜻하게 하는 효과가 있다. 허리를 가볍게 두드리거나 신수를 엄지손가락으로 누르거나, 가슴의 구미나 명치의 거궐을 가볍게 압박하는 것도 자율신경의 기능을 조절하여 잠을 쫓고 기분을 상쾌하게 한다.

두통 · 머리가 무거운 증상

　　[증상] 두통의 증상을 크게 나눠보면 한쪽 머리가 욱신욱신하면서 맥박이 뛰듯이 고통스럽고 구역질을 동반하는 경우도 있는 혈관성 두통(血管性 頭痛), 주로 후두부(後頭部)에 통증이 오거나 어깨 결림을 동반하는 근육 긴장성 두통(筋肉 緊張性 頭痛), 또 마음이 괴로운 것이 원인인 심인성 두통(心因性 頭痛) 등으로 나눠볼 수 있다.

　　두통은 머리의 병뿐만 아니라 감기나 피로, 혈압의 상태 등 여러 가지 원인으로도 일어날 수 있다.

　　[치료 포인트] 병이 심할 경우에는 검사를 받고 난 후에 머리 부분의 여러 가지 경혈을 이용하여 치료를 한다.

　　우선 백회부터 지압을 시작하고 머리 꼭대기 부분을 가볍게 문지르거나, 머리 옆면의 곡차(曲差), 함염(頷厭), 각손(角孫), 완골(完骨) 등을 지압하여 머리의 통증과 무거운 증상을 완화시킬 수 있다. 손의 곡지(曲池)도 효과가 있다. 두통이나 머리가 무거운 증상에 어깨 결림을 동반하는 경우에는 목의 천주, 풍지에서 견정(肩井), 곡원(曲垣)까지 지압과 마사지로 풀어준다.

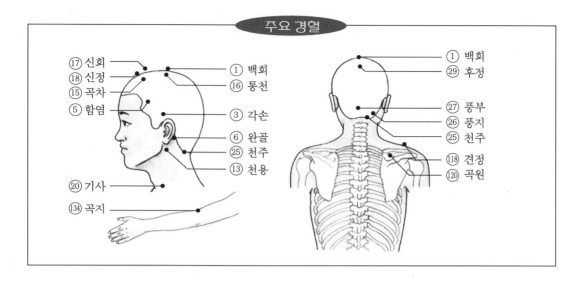

⑰ 신회   ① 백회
⑱ 신정   ⑯ 통천
⑮ 곡차
⑤ 함염   ③ 각손
         ⑥ 완골
         ㉕ 천주
         ⑬ 천용
⑳ 기사
⑬⑭ 곡지

① 백회
㉙ 후정
㉗ 풍부
㉖ 풍지
㉕ 천주
⑪⑱ 견정
⑫⓪ 곡원

치료 방법

각손(角孫) 천천히 지압을 해야 하며 머리와 목덜미의 뻐근함을 풀고 귀나 눈의 증상에도 효과가 있다.

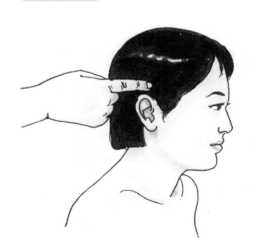

[위치] 귀 위에 머리가 나는 부분.

[치료] 집게손가락의 볼록한 부분으로 이 경혈점에 대고 3~5초 정도 천천히 누르는 지압을 계속 되풀이한다. 머리나 목덜미의 뻐근함을 풀고 귀나 눈의 증상을 동반하는 경우에도 효과가 있다. 특히 관자놀이의 마사지도 병행하면 더욱 좋다.

곡지(曲池) 머리 경혈과의 상호 작용으로 치료 효과를 높일 수 있다.

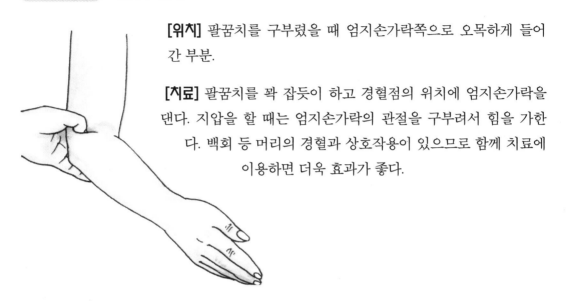

[위치] 팔꿈치를 구부렸을 때 엄지손가락쪽으로 오목하게 들어간 부분.

[치료] 팔꿈치를 꽉 잡듯이 하고 경혈점의 위치에 엄지손가락을 댄다. 지압을 할 때는 엄지손가락의 관절을 구부려서 힘을 가한다. 백회 등 머리의 경혈과 상호작용이 있으므로 함께 치료에 이용하면 더욱 효과가 좋다.

백회(百會) 두통이나 머리가 무거운 증상에 효과가 좋은 경혈로 한 가운데를 누르는 것이 요령이다.

[위치] 양쪽 귀에서 똑바로 올라간 선과 미간의 중심에서 올라간 선이 교차하는 머리 꼭대기 부분.

[치료] 시술자는 환자의 머리를 양손으로 감싸안고 좌우의 엄지손가락으로 머리의 꼭대기에 있는 이 경혈을 지압하는데 마치 중앙의 심지가 빠져나가듯이 누른다. 머리 속이 욱신거리는 통증이나 머리가 무거운 증상이 진정된다.

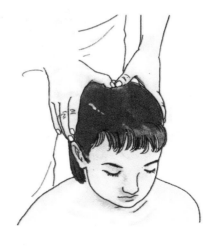

후두 신경통

[증상] 후두부 즉 머리의 뒷부분에서 뒷목에 걸쳐서 또는 귀에서 아래턱에 걸쳐서 따끔 따끔하면서 피부가 경련을 일으키는 듯한 통증, 이것은 소위 후두부의 두통과는 다른 증상이다.

특히 심할 경우 그 부분의 머리카락에 가볍게 손을 대기만 해도 심한 통증이 오는 경우가 대부분이며 이 통증은 머리 꼭대기 부분까지 전달되는 경우도 있다.

[치료 포인트] 머리에 손을 댈 수 없을 정도로 심한 통증이 있는 경우에는 우선 뒷목을 뜨거운 수건 등으로 자주 따뜻하게 해준다. 다음에는 목에서 어깨에 있는 각 경혈점을 천천히 주무르듯이 지압을 한다. 이렇게 하여 근육의 긴장을 풀고 나서 풍부(風府), 함염(頷厭), 통천(通天) 등 머리부분의 각 경혈을 지압한다. 손의 합곡(合谷) 등도 강하게 지압하면 통증을 완화시킬 수 있다.

시술자는 환자가 숨을 들여 마실 때에 힘을 빼고, 숨을 내쉴 때는 힘을 가해서 지압을 하는 것이 좋다.

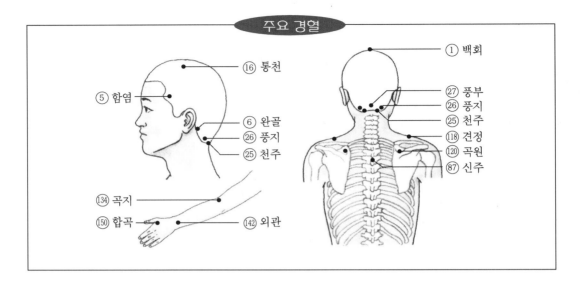

⑯ 통천

⑤ 함염

⑥ 완골
㉖ 풍지
㉕ 천주

⑬④ 곡지

⑮⓪ 합곡

⑭② 외관

① 백회

㉗ 풍부
㉖ 풍지
㉕ 천주
⑪⑧ 견정
⑫⓪ 곡원
⑧⑦ 신주

● 치료 방법

풍부(風府) 후두부의 통증과 긴장을 완화시킬 수
있다.

[위치] 후두부에 머리가 나기 시작한 부분의 한가운데를 중심
으로 손가락 2마디만큼 올라가서 오목하게 들어간 부분.

[치료] 환자의 머리를 양손으로 감싸안듯이 하고,
좌우의 엄지손가락으로 그 경혈점을 누르면 후두
부의 통증과 긴장을 풀 수 있다. 또 감기나 고혈압
에 의한 두통이나 머리가 무거운 증상에도 효과가
좋다. 후두부에서 여기까지를 손바닥으로 가볍게
어루만지면 더욱 효과가 높다.

함염(頷厭) 관자놀이를 주무르듯이 누르는 것이 포인트이다.

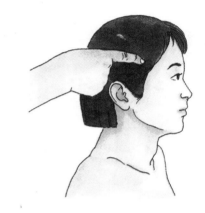

[위치] 이마의 모서리에 머리가 나는 부분보다 약간 아래쪽.

[치료] 집게손가락의 볼록한 부분으로 3~5초 정도씩 천천히 주무르듯이 누른다. 이 지압을 반복함에 따라서 머리의 통증을 완화시킬 수 있다. 편두통이나 안면신경통 등에도 효과가 있다.

통천(通天) 목이 뻐근해짐을 완화시킬 수 있고 머리의 신경통에도 효과가 있다.

[위치] 머리의 꼭대기에서 좌우로 각각의 양쪽 귀 방향으로 약간 떨어진 곳.

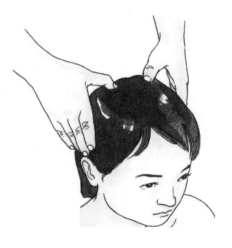

[치료] 양손으로 옆머리 부분을 받치듯이 하면서 엄지손가락으로 지압을 한다. 머리의 신경통이나 편두통, 목의 뻐근함을 완화시킬 수 있는데 매우 효과가 높다. 여기부터 귀 뒤나 목 주변까지 주무르면 더욱 효과적일 것이다.

안면마비 · 경련

[증상] 얼굴을 오랫동안 차갑게 하거나 정신적인 피로가 계속 누적되는 경우에 얼굴이 굳어져서 웃을 수도 없게 되는 경우가 있다. 이러한 증상도 안면신경마비의 일종이다. 또 안면신경마비는 알콜 중독이나 뇌졸중 등이 원인으로 얼굴의 한쪽만 마비가 오는 경우도 있다.

한편 눈꺼풀에 경련이 일어나는 듯한 얼굴의 경련은 통증이나 긴장, 피로 등 이외에도 다른 병이 원인이 되어 발생하는 경우가 있다.

[치료 포인트] 얼굴의 마비에는 뜨거운 수건으로 얼굴을 따뜻하게 하고, 안면의 여러 경혈점들을 이마와 눈 주위에서 입 아래 부분까지 누르면서 마사지를 한다.

얼굴의 경련에는 뒷목과 어깨의 지압으로 근육의 긴장을 푸는 것이 매우 중요하다. 눈 주위의 경련에는 정명(睛明), 동자료(瞳子髎), 뺨에 관료(顴髎), 하관(下關), 입술에는 사백(四白), 지창(地倉), 통증에는 예풍(翳風) 등을 지압한다. 어느 경혈을 지압하든 가벼운 마사지를 병행하는 것도 매우 효과가 높다.

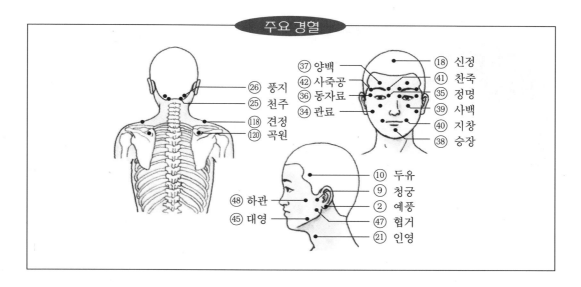

주요 경혈

㉖ 풍지
㉕ 천주
⑱ 견정
⑳ 곡원

㊲ 양백
㊷ 사죽공
㊱ 동자료
㉞ 관료

⑱ 신정
㊶ 찬죽
㉟ 정명
㊴ 사백
㊵ 지창
㊳ 승장

⑩ 두유
⑨ 청궁
② 예풍
㊸ 하관
㊺ 대영
㊼ 협거
㉑ 인영

치료 방법

동자료(瞳子髎) 눈꺼풀에 경련이 일어나면 이 경혈을 강하게 지압하는 것을 되풀이한다.

[위치] 눈 꼬리에서 손가락 1마디만큼 바깥쪽 뼈의 오목하게 들어간 부분.

[치료] 집게손가락의 볼록한 부분으로 좌우를 동시에 지압하는 것을 되풀이한다. 강하게 눌렀다가 갑자기 힘을 빼는 것이 요령이다. 이 지압은 눈꺼풀이 따끔따끔한 경련을 진정시킨다. 또 눈썹 꼬리 옆의 사죽공(絲竹空)도 함께 지압과 마사지를 하면 마비에도 효과적이다.

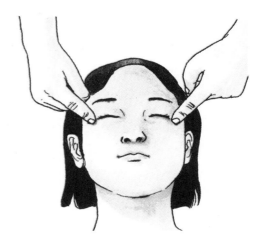

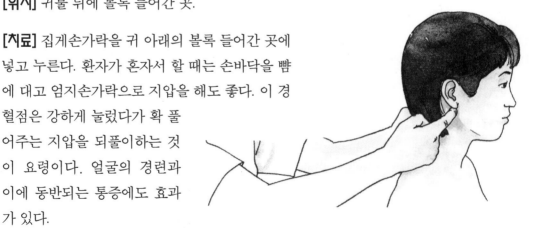

관료(顴髎) 뺨이 딱딱해지는 증상이나 경련을 완화시킬 수 있다.

[위치] 눈 꼬리의 맨 아래 볼뼈가 볼록하게 올라간 부분의 아래쪽.

[치료] 엄지손가락의 볼록한 부분으로 5초나 10초 정도 길게 주무르면서 누른다. 뺨이 굳어지는 것을 진정시키는데 효과적이다. 마비에 의해서 뺨이 굳어질 때는 여기에서 하관(下關)까지의 주변을 천천히 마사지하면 좋다.

예풍(翳風) 반복하여 지압을 하면 얼굴의 경련과 통증에 효과가 있다.

[위치] 귀불 뒤에 볼록 들어간 곳.

[치료] 집게손가락을 귀 아래의 볼록 들어간 곳에 넣고 누른다. 환자가 혼자서 할 때는 손바닥을 뺨에 대고 엄지손가락으로 지압을 해도 좋다. 이 경혈점은 강하게 눌렀다가 확 풀어주는 지압을 되풀이하는 것이 요령이다. 얼굴의 경련과 이에 동반되는 통증에도 효과가 있다.

얼굴 통증 · 삼차 신경통

[증상] 평상시에는 건강한데 가끔은 발작하는 증상으로 심하게 통증을 일으키는 병이 삼차 신경통이다. 초기 증상은 얼굴의 한쪽에 그다지 느끼지 못하는 통증이 있을 정도이며, 심해지면 뺨에서부터 위턱, 이마나 눈 주위 때로는 후두부에서 어깨까지 넓은 범위에 걸쳐서 찌르는 듯한 통증이 느껴진다.

[치료 포인트] 통증이 심해서 얼굴에 손을 댈 수도 없을 때에는 목뒤를 따뜻하게 하여 주무르면 진정시킬 수 있으며, 이 경혈점들의 지압과 마사지를 병행한다.

먼저 이마에서 미간에 이어 콧날에 통증이 있는 경우에는 정명(睛明), 양백(陽白) 등을 지압한다. 또 뺨에서부터 윗턱의 통증에는 사백(四白), 거료(巨髎), 지창(地倉)을 중심으로 하고, 아래턱, 관자놀이, 귀 등의 통증에는 하관(下關), 관료(顴髎), 천정(天鼎)을 중심으로 지압을 하며 그 주변을 가볍게 만지도록 한다.

통증을 경감시키는데는 손의 합곡(合谷)을 지압하는 것도 매우 효과적이다.

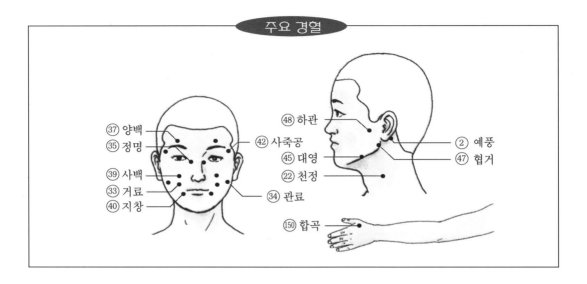

주요 경혈

㊲ 양백
㉟ 정명
㊳ 사백
㉝ 거료
㊵ 지창

㊸ 하관
㊷ 사죽공
㊺ 대영
㉒ 천정
㉞ 관료

② 예풍
㊼ 협거

⑩ 합곡

🔵 치료 방법

양백(陽白)　미간에서 콧날로 이어지는 통증을
완화시킬 수 있다.

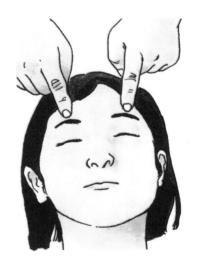

[**위치**] 눈썹의 중앙에서 손가락 1마디만큼 위쪽 부분.

[**치료**] 집게손가락 또는 엄지손가락의 볼록한 부분으로 경혈점을 꾹 누른다. 환자 자신이 혼자서 지압을 해도 좋다. 여기에서 눈안쪽까지의 라인을 잘 누르면서 주무르면 미간, 눈, 콧날로 이어지는 통증을 완화시킬 수 있다.

정명(睛明)　눈 주위의 통증과 불쾌감을 없앤다.

[위치] 눈안쪽과 코 기둥 사이에 있는 뼈의
오목한 부분.

[치료] 집게손가락의 볼록한 부분으로 주
무르듯이 누른다. 환자가 혼자서 지압을
할 경우에는 한쪽 손의 엄지손가락과 집게
손가락으로 코를 잡듯이 누르면 된다. 콧
날도 포함하여 눈 주위의 통증을 억제하고
말끔하게 한다.

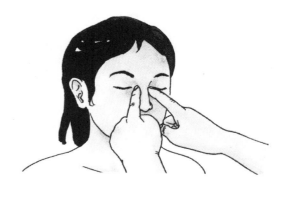

사백(四白)　뺨의 통증을 완화시키는데는 조금 세게 지압과 마사지를 하면 효과가 있다.

[위치] 눈 아래의 뼈의 한가운데에서 손가락 1
마디만큼 아래 부분.

[치료] 집게손가락의 볼록한 부분으로 이 경혈
을 약간 세게 지압을 하면 뺨의 통증을 완화시
키는 효과를 볼 수 있다. 이 지압과 함께 뺨 전
체와 눈 꼬리에서 귀, 입술 끝까지를 마사지하
면, 아래 눈썹이나 윗입술의 통증도 완화시킬
수 있다.

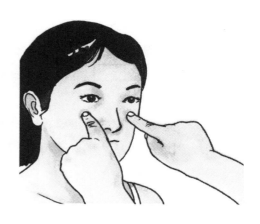

눈의 피로 · 눈동자의 피로

[증상] 눈이 피로하면 왠지 모르게 눈이 부시고 따끔따끔하고 침침하거나 충혈이 되는 눈에 관한 증상뿐만 아니라 목이나 어깨 결림, 두통, 머리가 무거운 증상 등을 동반하는 경우도 있다. 그 원인은 육체적, 정신적인 피로에서 수면부족 또는 안경의 도수가 맞지 않는 경우, 노안의 초기 등 여러 가지가 있다.

[치료 포인트] 눈을 너무 많이 사용하는 것이 원인인 단순한 눈의 피로에는 눈과 이마 주위 경혈점들의 자극이 효과적이다. 동자료(瞳子髎), 정명(睛明) 이외에도 찬죽(攢竹), 사죽공(絲竹空) 등을 처음부터 세게 누르지 않고 천천히 힘을 가하면서 누른다. 단, 이때 는 안구를 누르지 않도록 주의해야 한다. 관자놀이를 주무르면서 누르거나 태양(太陽), 곡빈(曲鬢) 등의 지압을 함께 하는 것도 좋다. 머리가 무겁고 아픈 증상은 백회를 지압하면 통증이 말끔하게 사라진다.

목이나 어깨에 딱딱한 면이 넓게 퍼져 있을 때는 천주, 풍지에서 견정, 곡원, 견중수(肩中兪)까지 지압과 마사지를 한다. 허리의 신수 지압도 함께 하면 온몸의 피곤함과 나른함을 완화시키는데 효과적이다.

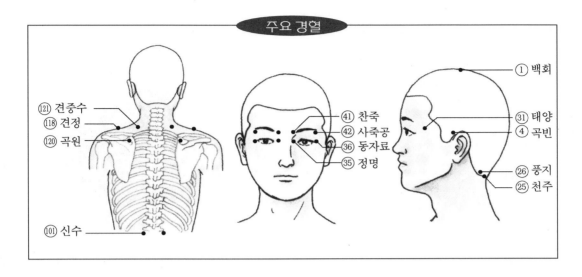

주요 경혈

⑫ 견중수
⑪ 견정
⑫ 곡원

⑩ 신수

① 백회

㊶ 찬죽
㊷ 사죽공
㊱ 동자료
㉟ 정명

㉛ 태양
④ 곡빈

㉖ 풍지
㉕ 천주

🔵 치료 방법

태양(太陽)   태양이 비추듯이 시원하게 눈의 피로를 풀 수 있다.

[위치] 눈썹꼬리의 바깥쪽과 눈 꼬리의 바깥쪽의 중간 부분.

[치료] 집게손가락 또는 엄지손가락의 볼록한 부분으로 처음부터 강하게 누르지 않고, 조금씩 힘을 가해서 누르는데 마지막에는 확실하게 힘을 넣어서 꾹 누른다. 이 경혈 이름을 태양이라고 한 것은 「태양이 비추듯이」 눈의 피로가 말끔해지고 시원하게 풀 수 있기 때문이다.

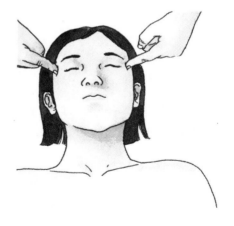

천주(天柱) 매우 심한 눈의 피로와 함께 목의 뻐근함도 함께 풀어서 편안해질 수 있다.

[위치] 목뒤의 머리카락이 나있는 부분, 2개의 굵은 근육의 바깥쪽에 오목하게 들어간 부분.

[치료] 시술자는 환자의 머리를 뒤에서 양손으로 감싸듯이 하고 엄지손가락으로 경혈을 지압한다. 이 경혈을 지압함으로서 매우 심한 눈의 피로로 인해서 목이 뻐근한 증상을 풀 수 있고 머리의 혈액순환이 좋아져서 편안해질 수 있다. 또 풍지(風池)의 지압도 병행하면 더욱 효과적이다.

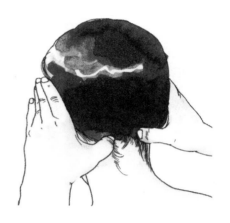

동자료(瞳子髎) 피로한 눈의 치료에 매우 중요한 경혈로 2초 정도 지압을 되풀이한다.

[위치] 눈 꼬리에서 손가락 1마디만큼 바깥쪽의 오목하게 들어간 부분.

[치료] 집게손가락의 볼록한 부분으로 좌우를 동시에 조금씩 힘을 가해서 2초 정도 눌렀다가 띠었다가 하는 것을 되풀이한다. 피로한 눈의 치료에는 반드시 이용되는 중요한 경혈점이므로 증상이 심할 경우에는 그 주변도 함께 마사지하면 더욱 좋다.

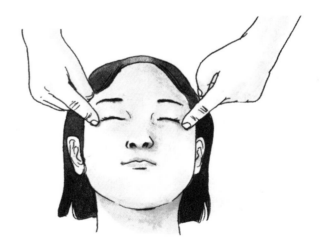

정명(睛明) 눈의 피로가 매우 심한 경우에 나타나는 통증을
완화시키고 기분도 상쾌하게 한다.

[**위치**] 눈 안쪽과 콧날 사이에 있는 오목하게 들어간 부분.

[**치료**] 집게손가락의 볼록한 부분으로 주무르듯이 누른다. 이 경혈 지압에서는 안구를 누르지 않도록 주의해야 한다. 환자가 혼자서 지압을 할 경우에는 한쪽 손의 엄지손가락과 집게손가락으로 코를 잡듯이 하면서 누르는 것도 좋다. 눈의 피로와 그와 동반된 심한 통증을 완화시키고 기분도 상쾌하게 한다.

견정(肩井) 눈과 눈동자의 피로에서 동반되는 어깨의
뻐근함에도 매우 효과가 좋다.

[**위치**] 뒷목 부분과 어깨 끝의 중간 지점.

[**치료**] 시술자는 환자를 앉게 하고 뒤에서 환자의 어깨를 잡고 엄지손가락으로 강하게 주무르듯이 누른다. 눈의 피로와 동반되는 어깨의 뻐근함을 완화시킬 수 있다. 계속해서 곡원(曲垣), 견중수(肩中兪) 등도 지압하고, 주위를 손바닥으로 누르면서 쓰다듬듯이 하면 더욱 효과적이다.

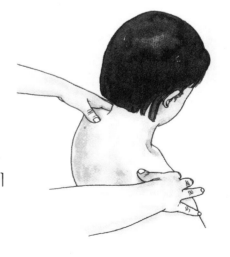

〈칼럼〉 머리가 무거운 증상을 동반하는 경우

눈이 피로하면 목과 어깨가 딱딱하게 굳어지고, 심할 경우에는 머리가 무거운 느낌이 들어서 기분이 나빠지게 된다.

특히 근무 중이나 운전 중에 이런 증상이 일어나면 참을 수가 없다. 그럴 때는 증상을 진정시키기 위해서 자기 스스로 할 수 있는 간단한 지압요법을 알고 있으면 많은 도움이 된다.

이런 증상이 일어날 경우에 포인트가 되는 경혈은 머리의 백회, 목의 천주와 풍지 등이다. 의자에 앉아서 상반신의 자세를 바르게 하고 양손으로 자신의 머리를 감싸듯이 주무르면서 누른다.

또 관자놀이의 마사지도 효과적이다. 근무 중에 이런 증상이 나타날 경우에는 휴식시간에 지압이나 마사지를 하는 것이 효과적일 것이다.

코막힘 · 콧물

[증상] 코를 풀고 또 풀어도 고름과 같은 콧물이 나오거나 묽은 콧물이 나와서 곤란한 경우, 코가 막혀서 숨을 쉬기가 어려운 경우 등과 같이 코에 병이 생기지 않아도, 감기기운이나 수면 부족, 알레르기, 초봄에 많이 나타나는 화분증 등의 여러 가지 원인에서도 이와 같은 증상을 일으킬 수도 있다.

[치료 포인트] 머리에서 콧날로 이어지는 각 경혈의 자극이 치료 효과를 높인다. 먼저 건강에 필요한 순환 계통이 모두 모여있다고 말할 수 있는 머리의 꼭대기인 백회와 그 주변의 경혈들을 천천히 지압한다. 이 지압은 코가 막혔을 때 특이하게도 머리가 무거운 느낌이 드는 증상을 완화시킬 수 있다.

다음에는 곡차(曲差), 정명(睛明), 영향(迎香) 등 콧날로 이어진 경혈을 손끝으로 조금 세게 반복하여 지압을 한다. 계속해서 다리의 비양(飛陽), 곤륜(崑崙)도 함께 지압하면 더욱 효과를 높일 수 있다.

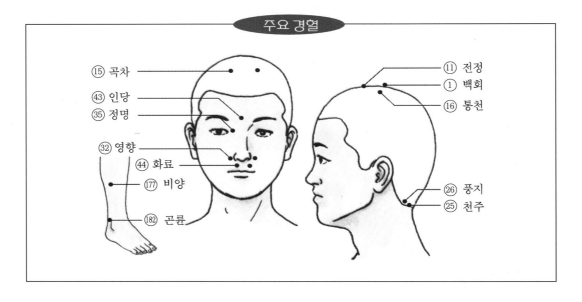

주요 경혈

⑮ 곡차
㊸ 인당
㉟ 정명

㉜ 영향
㊹ 화료
⑰ 비양

⑱² 곤륜

⑪ 전정
① 백회
⑯ 통천

㉖ 풍지
㉕ 천주

● 치료 방법

영향(迎香) 코가 뚫리고 둔했던 후각도 회복된다.

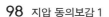

[위치] 코의 양 옆, 콧방울을 벌렸을 때의 바로 옆.

[치료] 콧방울 옆의 오목하게 들어간 부분에 집게손가락 끝의 볼록한 부분을 대고, 조금 세게 천천히 되풀이하면서 누르면 코가 뚫리고 둔했던 후각도 회복된다. 눈안쪽 옆에 코와 연결된 부분에 있는 정명(睛明)도 함께 지압하면 좋다.

비양(飛陽)

막혀 있는 코와 같은 쪽의 경혈점을 지압하는 것이 치료의 포인트이다.

[위치] 발의 바깥쪽 복사뼈에서 손가락 7마디만큼 올라간 곳에서, 종아리 쪽으로 손가락 1마디만큼 이동한 곳.

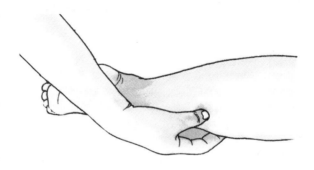

[치료] 시술자의 손바닥은 환자의 종아리를 감싸듯이 잡고 엄지손가락의 볼록한 부분으로 강하게 지압을 한다. 막혀 있는 코와 같은 쪽 다리의 경혈을 누르면 효과가 높다. 코막힘을 완화시킬 수 있고 이와 동반되어 나타나는 머리가 무거운 증상도 완화시킨다.

곤륜(崑崙)

주무르듯이 누르면 코 막힘을 완화시킬 수 있다.

[위치] 발의 바깥쪽 복사뼈의 뒷부분.

[치료] 엄지손가락으로 주무르듯이 누르면 머리가 무거운 증상을 동반하는 코 막힘을 완화시킬 수 있다. 발목의 앞쪽을 손바닥으로 펼쳐서 잡으면 지압하기 쉬워진다. 비양과 마찬가지로 코가 막힌 쪽 다리의 경혈을 지압하면 좋다.

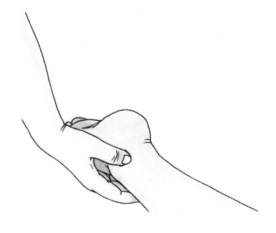

축농증 · 만성비염

[증상] 축농증은 부비동염(副鼻洞炎)이라고도 하며, 부비동에 고름이 고여있어서 코가 막히는 증상을 일으키는 병이다. 만성비염은 코의 점막에 붙어 있는 염증 등이 원인으로 인하여 일어나고 콧물이나 코 막힘이 계속된다. 이러한 증상이 계속되기 때문에 머리가 멍한 느낌이 들거나 집중력과 기억력이 저하되는 경우도 있다.

[치료 포인트] 코 막힘, 콧물의 지압요법을 참고로 하여 통천(通天), 풍지(風池) 등 머리와 목의 지압을 실시한다.

계속해서 미간의 인당(印堂), 눈안쪽의 정명(睛明), 코 옆의 영향(迎香), 거료(巨髎) 등 얼굴의 각 경혈점을 손가락 끝의 볼록한 부분으로 천천히 누르면서 주무른다. 이 지압법은 후각이 둔해졌을 경우에도 효과적이다.

또 만성적인 코 막힘은 코로 호흡하기가 곤란해져서 입으로 숨을 쉬기 때문에 목에 통증이 오는 경우도 있다. 이런 경우에는 목의 천돌(天突)이나 등의 폐수(肺兪)와 그 주변을 함께 지압하는 것도 효과가 있다.

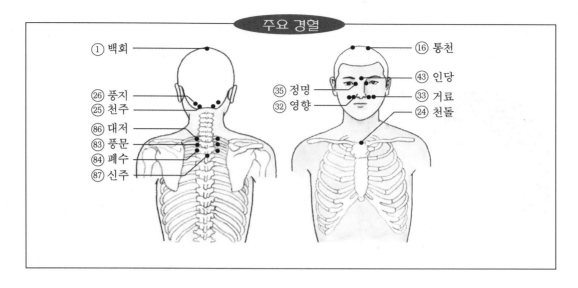

① 백회
⑯ 통천
㉖ 풍지
㉕ 천주
⑧⑥ 대저
⑧③ 풍문
⑧④ 폐수
⑧⑦ 신주
㉟ 정명
㉜ 영향
㊸ 인당
㉝ 거료
㉔ 천돌

⬤ 치료 방법

풍지(風池) 만성적인 코 막힘에 의해서 머리가 멍한 증상을 확실하게 치료해준다.

[위치] 목뒤에 머리카락이 난 언저리로, 2개의 굵은 근육의 양쪽 바깥 부분을 조금 벗어나서 오목하게 들어간 부분.

[치료] 환자의 머리를 뒤에서부터 감싸듯이 하고 양손의 엄지손가락을 경혈점에 대고 주무르듯이 누른다. 천주도 함께 지압하면 만성적인 코 막힘에 의해서 머리가 무겁거나 멍한 증상을 확실하게 치료해준다. 또는 뜸을 뜨는 것도 효과적이다.

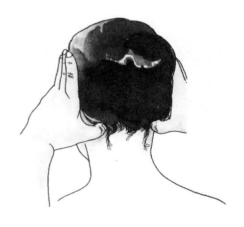

거료(巨髎) 반복하여 지압을 하면 만성적인 증상이 완화되어 코로 숨을 쉴 수 있는 등 여러 가지 면에서 좋아진다.

[위치] 코 양옆으로 콧방울에서 약간 바깥쪽 부분.

[치료] 코의 양옆에 집게손가락 끝의 볼록한 부분을 대고 약간의 힘을 가해서 천천히 되풀이하면 코로 숨을 쉴 수 있는 등 여러 가지 면에서 좋아진다. 거료의 안쪽에 있는 영향도 함께 지압하면 더욱 효과가 높아지고 둔했던 후각도 회복된다.

통천(通天) 코 막힘으로 인한 두통이나 머리가 무거운 증상에 효과가 있다.

[위치] 머리 꼭대기에서 좌우 각각 양쪽 귀 방향으로 약간 떨어진 곳.

[치료] 옆머리를 지탱하듯이 하면서 엄지손가락으로 지압을 한다. 만성적인 코 막힘에 동반되는 증상으로서 자주 나타나는 두통이나 머리가 무거운 증상을 완화시킬 수 있다. 머리 꼭대기 부분에서 목 주변까지를 가볍게 어루만지듯이 지압을 해주면 더욱 효과가 높다.

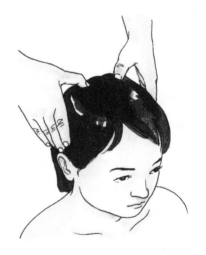

코피

[증상] 코를 심하게 풀었거나 코를 맞았거나 해서 코의 점막에 상처가 생겼을 경우에 일어나는 케이스가 대부분이다. 그러나 고혈압이나 동맥경화, 현기증 등이 원인이거나 스트레스 등으로 인해서 자율신경이 불안정하여 일어나는 경우도 있다.

[치료 포인트] 많은 양의 출혈이 자주 발생하는 경우에는 전문의의 진찰을 받을 필요가 있다. 우선 코피가 나면 당황하지 말고 코를 꽉 잡도록 한다.

지압요법을 사용할 경우에는 먼저 목의 천주, 풍지, 풍부 등을 엄지손가락으로 가볍게 지압을 하기 시작한다. 등의 대추(大椎), 신주(身柱)도 강하게 힘을 가해서 지압을 한다. 계속해서 코 옆의 거료와 영향의 지압도 함께 한다. 또 손의 온류(溫溜)와 합곡(合谷)도 지압하면 코피가 나는 것을 진정시킬 수 있다.

혈압이 높아서 코피가 나기 쉬운 경우에는 머리의 백회, 목의 인영(人迎)을 지압하면 효과적이다.

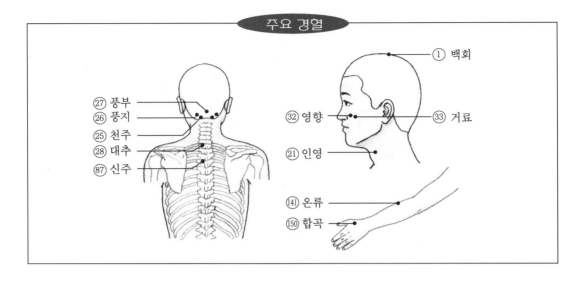

① 백회

㉗ 풍부
㉖ 풍지
㉕ 천주
㉘ 대추
㊆ 신주

㉜ 영향
㉑ 인영

㉝ 거료

⑭ 온류
⑮ 합곡

⬤ 치료 방법

영향(迎香) 평소에도 지압을 지속적으로 해두면 코피가
나기 쉬운 체질도 개선하게 된다.

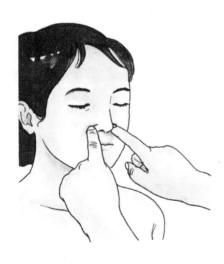

[**위치**] 코의 양옆으로, 콧방울을 벌렸을 때 코끝의
바로 그 부분.

[**치료**] 콧방울 옆의 오목하게 들어간 부분에 집게손
가락 끝의 볼록한 부분을 대고 약간 세게 하면서 천
천히 3~5초 정도의 지압을 반복하면 코피를 멈추게
하는데 효과가 있다. 체질적으로 코피가 나기 쉬운
사람은 평소에도 이 경혈을 자주 지압해 두면 체질
개선에도 도움이 된다.

대추(大椎) 코피가 났을 경우에 매우 중요한 경혈점으로,
목덜미가 뻐근함도 완화시킬 수 있다.

[위치] 목 부분의 중심, 경추의 가장 아랫부분.

[치료] 시술자는 한쪽 손으로 환자의 등을 지탱하고, 다른
한쪽 손의 엄지손가락으로 강하게 경혈을 지압한다. 코피
를 멈추게 하는데 매우 효과가 높고 목덜미가 뻐근한 증상
도 완화시킬 수 있다. 목을 주무르거나 대추의 약간 아래
에 있는 등의 신주(身柱)도 병행하여 지압하면 더욱 효과
적이다.

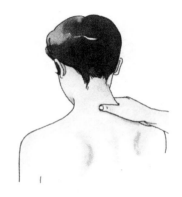

합곡(合谷) 엄지손가락으로 세게 지압을 하면 코피를 멈추게 한다.
지속적으로 지압을 하면 체질 개선에도 도움이 된다.

[위치] 손등의 엄지손가락과 집게손가락이 연결된 사이.

[치료] 시술자는 환자의 손목을 한쪽 손으로 지탱하고, 다른 한쪽
손으로 환자와 악수를 하듯이 하면서 엄지손가락을 환자의
손등에 있는 경혈점에 대고 강하게 지압을 한다. 이 경혈점
을 지속적으로 지압하면 체질 개선에도 도움이 된다.

귀울음(이명)

[증상] 한마디로 귀울음이라고 하면 머리가 울리거나 귀에 작은 소리가 계속해서 거슬리거나 하는 등 여러 가지 증상이 있다. 고막의 염증이나 내이 · 중이 등 귓병뿐만 아니라 혈압의 상태나 심신의 피로 등의 원인으로 일어나는 경우가 있다. 또 기압의 변화 등 외적 조건이 원인이 되는 경우도 있다.

[치료 포인트] 귀울음 치료에는 청궁(聽宮), 각손(角孫), 규음(竅陰), 예풍(翳風) 등 귀 주위에 있는 4개의 경혈점이 가장 중요한 치료 포인트가 된다. 먼저 이 경혈점들을 정성 들여서 지압을 한다.

또 목의 천주와 풍지를 연결하고 이것을 밑변으로 하여 아래 방향으로 작은 정삼각형을 그린 꼭지점의 위치에는 경혈점은 아니지만, 귀울음에 관계가 깊은 귀울음의 조정점이라고 말할 수 있는 곳이 있다. 이 조정점을 꽉 잡고 누르는 것도 매우 효과가 높다.

그 외에도 머리의 백회, 함염, 발의 태계 등의 지압도 병행하면 더욱 좋다.

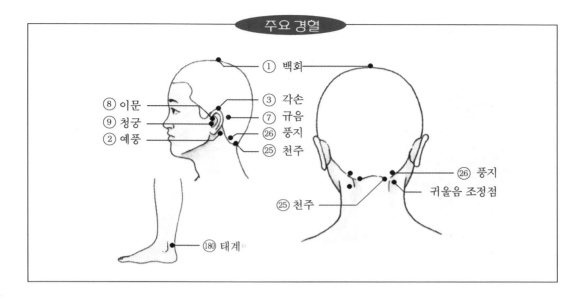

주요 경혈

① 백회
⑧ 이문
⑨ 청궁
② 예풍
③ 각손
⑦ 규음
㉖ 풍지
㉕ 천주
㉖ 풍지
귀울음 조정점
㉕ 천주
⑱ 태계

● 치료 방법

각손(角孫) 천천히 지압하면 머리와 목덜미의 뻐근함을 풀고 귀울음을 진정시킨다.

[위치] 머리 옆부분, 귀 위에 머리카락이 나는 언저리.

[치료] 집게손가락 끝의 볼록한 부분으로 3~5초 정도씩 힘을 가해서 귓속까지 전해질 정도로 누르는 것을 반복한다. 머리와 목덜미의 뻐근함을 풀고 귀울음을 진정시킨다. 귀의 주변에 있는 예풍(翳風), 청궁(聽宮), 규음(竅陰) 등도 차례대로 지압을 하면 더욱 효과가 높아진다.

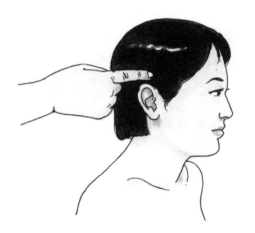

천주(天柱) 목 근육의 긴장을 완화시키고,
귀울음의 조정점과 함께 치료하면 효과가 높다.

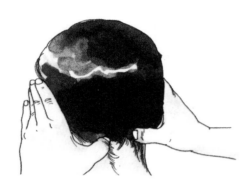

[위치] 목뒤의 머리카락이 난 부분에 있는 2개의 굵은 근육의 바깥쪽에 오목하게 들어간 부분.

[치료] 시술자는 환자의 머리를 뒤에서 양손으로 감싸안듯이 하고 엄지손가락으로 지압을 한다. 근처에 있는 풍지, 또 천주와 풍지를 연결한 선을 밑변으로 하는 작은 정삼각형의 꼭지점이 귀울음 조정점인데 이 부분을 함께 지압하면 효과가 더욱 높다.

태계(太谿) 혈액순환을 좋게 하고 혈압이 원인으로 발생하는
귀울음에 더욱 효과가 있다.

[위치] 발의 안쪽 복사뼈의 바로 뒤쪽.

[치료] 시술자는 환자를 똑바로 눕게 하고 환자의 발목을 손바닥으로 감싸듯이 하여 경혈점을 엄지손가락으로 누른다. 이 경혈의 자극이 혈액순환을 좋게 하고 혈압의 변화가 원인으로 인하여 발생하는 귀울음 등의 모든 증상에도 효과가 있다.

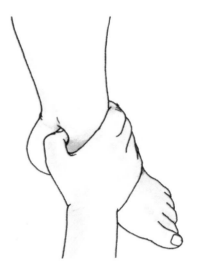

귀의 통증 · 외이염 · 중이염

[증상] 귀에 통증이 있는 것은 대부분 외이(外耳)나 내이(內耳)에 염증이 생겼다고 볼 수 있다. 처음에는 가벼운 통증이었는데 점차 심해지고, 음식을 씹어도 통증이 느껴지게 되면 운동이나 목욕을 하는 것을 피하고 조용하게 안정을 취해야 한다.

또 신경성 이통(耳痛)이라고 하여 귀가 나쁜 것도 아닌데 귀 주위가 아픈 경우도 있다.

[치료 포인트] 귀의 통증에는 청궁, 각손, 규음, 예풍, 이문(耳門), 협거(頰車) 등 귀 주위의 경혈점들을 지압한다. 중이염의 통증에는 이문, 예풍, 완골(完骨)과 손의 합곡을 지압하면 효과적이다. 특히 손의 합곡은 힘을 가해서 지압을 하도록 한다.

수삼리, 곡지, 양로(養老), 다리의 부류(復溜), 태계 등도 귀의 통증에 효과가 있는 경혈로서 자주 치료에 이용된다. 그러나 염증을 띠고 있는 귀의 통증에는 반드시 염증치료를 병행해야 하고 너무 세게 누르면 안 된다.

또 신경성 이통의 경우에는 복부의 황수, 허리의 신수도 병행하여 지압을 하면 매우 효과적이다.

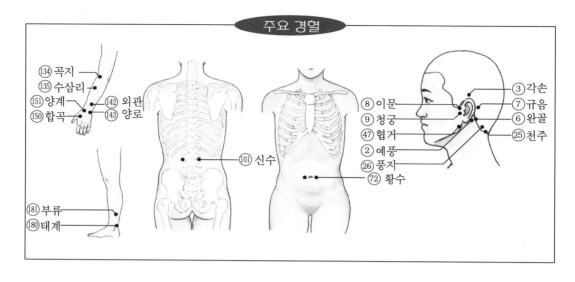

주요 경혈

⑬⑷ 곡지
⑬⑸ 수삼리
⑮⑴ 양계   ⑭⑵ 외관
⑮⑷ 합곡   ⑭⑶ 양로

⑧ 이문
⑨ 청궁
⑷⑺ 협거
② 예풍
⑳⑹ 풍지

③ 각손
⑺ 규음
⑹ 완골
㉕ 천주

⑩⑴ 신수

⑺⑵ 황수

⑱⑴ 부류
⑱⑼ 태계

🔵 치료 방법

이문(耳門) 중이염과 외이염의 통증을 완화시킬 수 있다.

[위치] 좌우 귀 구멍의 바로 앞 부분.

[치료] 집게손가락 또는 엄지손가락으로 약간 힘을 가해서 지압을 한다. 이것은 중이염에 의한 통증을 완화시킬 수 있는 효과가 있다. 외이염으로 욱신욱신 쑤시는 통증이 있을 경우에는 귀 아래의 예풍도 함께 지압이나 마사지를 하면 더욱 좋다. 그러나 반드시 염증치료를 병행해야 한다.

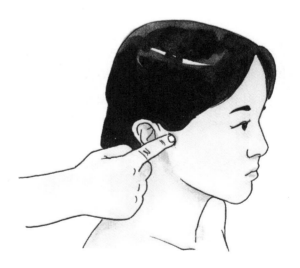

각손(角孫)

만성적인 귀의 통증에는 각손을 비롯하여 귀 주변의 여러 경혈을 지압한다.

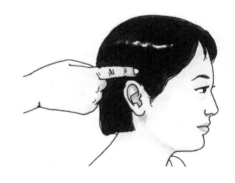

[위치] 머리 옆부분으로 귀 위에 머리카락이 난 언저리.

[치료] 집게손가락 끝의 볼록한 부분으로 3~5초 정도씩 작은 원을 그리듯이 누르면서 이 지압을 계속 반복한다. 만성 중이염 등의 통증을 완화시킬 수 있다. 또 귀 주위의 예풍, 청궁, 규음 등도 차례대로 지압해가면 보다 효과가 높아진다.

청궁(聽宮)

통증을 완화시키고 귀울음이나 난청에 효과가 있다.

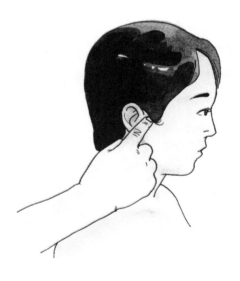

[위치] 좌우의 귀 구멍 바로 앞이며, 이주(耳珠, 물렁거리는 작은 돌기) 바로 앞 부분.

[치료] 집게손가락 또는 엄지손가락으로 작은 원을 그리면서 지압을 하며 이를 반복한다. 이 경혈의 자극은 귀의 통증을 완화시킬 뿐만 아니라 귀울음이나 난청 등 귀에 관한 여러 가지 증상의 치료에 자주 이용되며 효과를 높인다.

신수(腎兪)

심신의 활력을 넘쳐흐르게 하고,
신경성 귀의 통증에 효과가 있다.

[위치] 늑골의 가장 아래(제12늑골)의 끝 부분과 같은 높이에 있으며, 척추를 사이에 둔 양쪽 부분.

[치료] 시술자는 환자를 엎드리게 하고 양손의 엄지손가락으로 경혈을 주무르듯이 천천히 누르는 것을 반복한다. 이 경혈을 지압하면 심신의 상태를 조절하며 온몸에 활력을 불어넣는 효과가 있다. 신경성 이통에는 특히 효과가 있다.

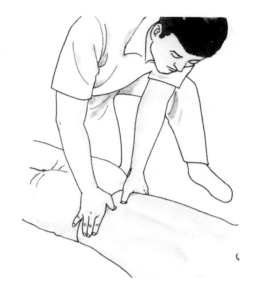

황수(肓兪)

만성적인 나른함을 해소하고 기분을 산뜻하게 해주며,
신경성 이통에 효과가 있다.

[위치] 배꼽의 양옆으로, 배꼽에서 손가락 1마디 만큼 바깥쪽 부분.

[치료] 시술자는 환자를 바로 눕게 하고 양손의 가운뎃손가락으로 좌우의 경혈을 동시에 누른다. 만성적인 나른함을 완화시키는 효과가 있다. 또 신수와 마찬가지로 심신의 변화를 조절하고 신경성 이통에 매우 효과가 좋다.

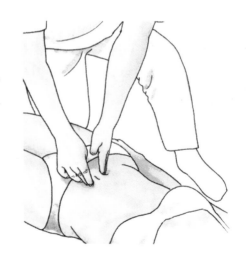

부류(復溜)   다리에 있는 경혈이지만 외이염과 중이염 등
귀에 관한 통증에 매우 효과가 있다.

[위치] 발목의 위쪽, 안쪽 복사뼈의 뒤에서 손가락 2마디만
큼 올라간 부분.

[치료] 시술자는 손바닥으로 환자의 발목을 잡고 엄지손가
락으로 세게 누른다. 이 경혈은 두통이나 귀, 이(齒)의 통증
을 완화시키는 것으로 잘 알려져 있다. 안쪽 복사뼈의 뒤쪽
에 있는 태계도 함께 지압하면 더욱 효과가 높아진다.

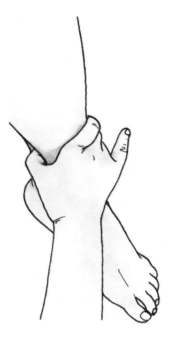

치통

[증상] 맥이 뛰듯이 욱신거리는 통증이 오거나 차가운 물이 자극하면 아픈 치통의 대부분은 충치가 원인으로 일어난다. 또 삼차신경통 등과 같이 이(齒)를 둘러싸고 있는 신경이 원인으로 통증이 생기는 경우도 있다.

[치료 포인트] 입끝의 가장자리에서 옆턱의 경사진 부분의 아래에 있는 대영(大迎), 귀 아래의 예풍을 세게 누르면 아랫니의 통증을 진정시킬 수 있다. 여기에다가 뺨의 사백, 코 옆의 거료 등도 함께 지압하면 보다 더 효과적이다. 윗니의 통증이 심할 경우에는 사백과 예풍, 귀 근처에 있는 하관(下關)과 협거(頰車), 입 끝의 지창(地倉) 등을 지압한다.

손의 공최(孔最), 내관(內關), 곡지(曲池)나 머리 뒤의 천주도 엄지손가락으로 천천히 지압한다.

갑작스러운 치통일 경우에는 손의 합곡을 엄지손가락 끝으로 아프지 않을 정도로 강하게 주무르듯이 지압을 한다. 3~5회 정도 계속하면 치통이 진정될 것이다.

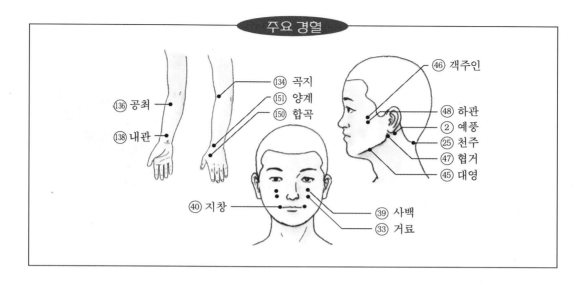

주요 경혈

⑬⑭ 곡지
⑮① 양계
⑮⓪ 합곡

⑬⑥ 공최
⑬⑧ 내관

㊻ 객주인
㊽ 하관
② 예풍
㉕ 천주
㊼ 협거
㊺ 대영

㊵ 지창
㊴ 사백
㉝ 거료

● 치료 방법

사백(四白) 윗니의 통증을 완화시킬 수 있으며 한 번 지압할 때 2~3초 정도를 누르고 있으며 이를 여러 번 반복한다.

[**위치**] 눈 아래 뼈 부분의 한가운데에서 손가락 1마디 만큼 아래 부분.

[**치료**] 집게손가락 끝의 볼록한 부분을 대고 약간 세게 누르면 더욱더 통증에 반응이 심해지는 듯한 느낌으로 지압을 한다. 한 번 지압을 할 때 2~3초 정도 누르고 이것을 4~5회 정도 반복하면 좋다. 이것은 윗니의 통증을 완화시키는데 매우 효과가 높다.

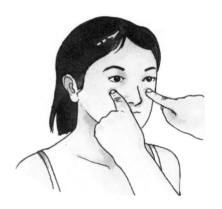

예풍(翳風) 사백이나 대영 등과 조화를 이루어서 지압을 하면
각각 윗니와 아랫니의 통증에 효과를 볼 수 있다.

[위치] 귓불의 뒤쪽에 오목하게 들어간 부분.

[치료] 집게손가락을 귀 아래의 오목하게 들어간 부분에
대고 세게 누른다. 예풍에 집게손가
락을 댄 채로 엄지손가락으로 뺨의
사백을 함께 누르면 윗니의 통증이
완화된다. 또한 턱의 대영을 함께 누
르면 아랫니의 통증을 완화시킬 수
있다.

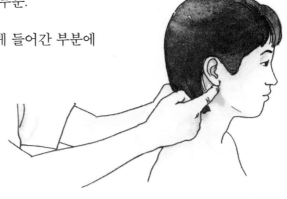

지창(地倉) 이가 아프면 원을 그리듯이 천천히
주무르면서 누른다.

[위치] 입술 양끝(口角, 입아귀)의 바로 옆부분.

[치료] 집게손가락이나 가운뎃손가락으로 작은 원
을 그리듯이 천천히 주무르면서 누른다. 이 경혈
의 자극은 턱을 둘러싼 신경증상에 효과가 있고
욱신거리는 치통을 완화시킬 수 있다.

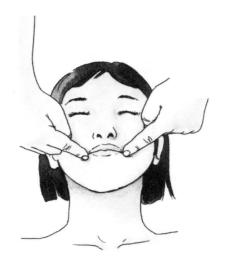

잇몸 통증

[증상] 잇몸 통증에는 잇몸이 붓고 말랑말랑해지거나 열이 나며 피가 나는 증상 등을 동반하는 경우가 대부분이다. 치조농루(齒槽膿漏)가 원인인 경우에는 심하면 이(齒)의 뿌리가 노출되거나 이(齒)가 흔들거리는 경우도 있다.

[치료 포인트] 우선 입이나 코 주변의 영향(迎香), 화료(禾髎), 승장(承漿), 거료(巨髎), 대영(大迎), 하관(下關) 등의 지압을 지속적으로 반복하여 실시하는 것이 좋다.

잇몸의 염증은 내장의 기능이나 대사기능, 자율신경 기능 등의 영향으로 인하여 일어나는 것이다. 이와 같은 경우는 복부의 중완(中脘), 황수(肓兪), 천추(天樞), 등의 간수(肝兪), 허리의 신수(腎兪) 등의 경혈점을 정성들여서 지압을 반복하면 효과적이다.

또 목의 천주와 팔의 수삼리, 곡지, 합곡 등의 지압도 병행한다. 특히 합곡은 통증을 진정시키는 경혈점으로서 유효하다.

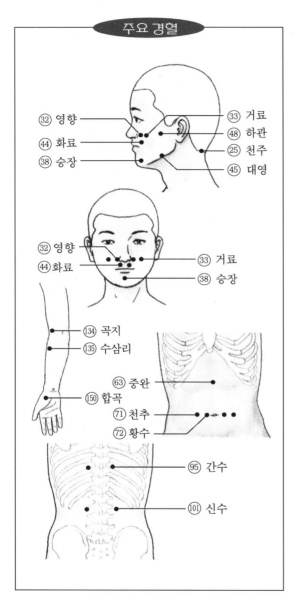

주요 경혈

③② 영향   ③③ 거료
④④ 화료   ④⑧ 하관
③⑧ 승장   ②⑤ 천주
         ④⑤ 대영

③② 영향   ③③ 거료
④④ 화료   ③⑧ 승장

⑬④ 곡지
⑬⑤ 수삼리
         ⑥③ 중완
⑮⑩ 합곡
         ⑦① 천추
         ⑦② 황수

         ⑨⑤ 간수

         ⑩① 신수

치료 방법

대영(大迎) 반복해서 지압을 하면 아래턱의 통증을 완화시킬 수 있다.

[위치] 입술 끝의 경사진 부분의 아래로, 아래턱 뼈의 오목하게 들어간 부분.

[치료] 집게손가락의 볼록한 부분으로 꾹세게 누르듯이 지압을 반복한다. 이것은 아래턱에 생기는 통증을 완화시킬 수 있다. 귀 아래에 있는 예풍의 지압도 동시에 하면 더욱 효과가 높아진다.

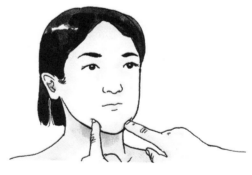

합곡(合谷) 통증이 심할 때에는 시술자의 엄지손가락이 환자의 경혈점을 파고 들어가듯이 세게 누른다.

[위치] 손등, 엄지손가락과 집게손가락의 사이.

[치료] 시술자는 환자의 손목을 한 손으로 지탱하고 다른 한 손으로 환자와 악수를 하듯이 하면서 시술자의 엄지손가락이 환자의 손등을 파고 들어갈 정도로 세게 누른다. 통증이 심해서 욱신거리는 느낌을 진정시키는 효과가 있다.

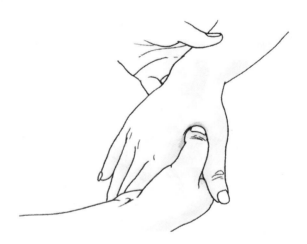

수삼리(手三里) 치조농루 등에 의해서 잇몸이 붓는 경우에 효과적이다.

[위치] 팔의 안쪽 엄지손가락쪽에 팔꿈치를 구부렸을 때 손끝 방향으로 손가락 2마디만큼 내려간 곳.

[치료] 시술자의 엄지손가락 끝이 환자의 팔에 파고 들어갈 정도로 약간의 힘을 가해서 누른다. 이 경혈의 자극은 가능한 한 몸에 생기는 부종을 없애는 효과가 있고, 치조농루 등이 원인으로 일어나는 잇몸의 부종에도 효과가 있다.

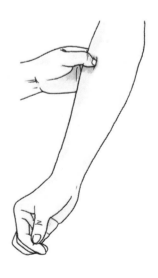

구내염 · 구각염

[증상] 잇몸, 혀, 입술 등 구강점막이 거칠어졌거나 염증이 생긴 경우를 구내염(口內炎)이라고 말한다. 입 속의 점막이 하얗게 흐려지거나 빨갛게 부어오르고 좁쌀 같은 것이 생기는 등 염증의 모양도 여러 종류이다. 부스럼이나 종기 등이 심하게 되면 매우 심한 통증과 아울러 음식이나 음료수조차도 먹을 수 없을 정도로 곤란한 상황이 되는 경우도 있다. 또 구각염(口角炎)이란 이런 증상이 구각(입술 끝)에 생긴 염증을 말한다.

뿐만 아니라 구내염이나 구각염은 위장의 상태가 나쁠 경우에도 생기기 쉽다.

[치료 포인트] 구내염과 구각염은 염증에 의한 통증의 완화와 위장의 기능을 조절하는 것에 중점을 두는 것이 치료의 포인트이다.

입술 끝의 지창(地倉), 목의 염천(廉泉), 코 옆의 거료(巨髎), 턱의 승장(承漿), 대영(大迎) 등의 지압은 구내염의 치료에 도움이 된다. 염증에 의한 통증에 효과가 있는 하관(下關), 식도의 기능을 조절하는 천돌(天突)의 지압도 병행하여 확실하게 치료한다. 수삼리(手三里)도 염증을 가라앉히는데 유효하며, 그 외에도 합곡(合谷), 곡지(曲池)의 지압도 통증을 완화시키는데 효과가 있다.

또 복부의 불용(不容)에서 중완(中脘), 천추(天樞)에 걸쳐서 지압과 마사지를 하면 위장의 기능을 조절할 수 있다. 등의 간수에서 신수에 걸쳐서도 지압과 마사지를 하면 마찬가지의 효과를 볼 수 있다.

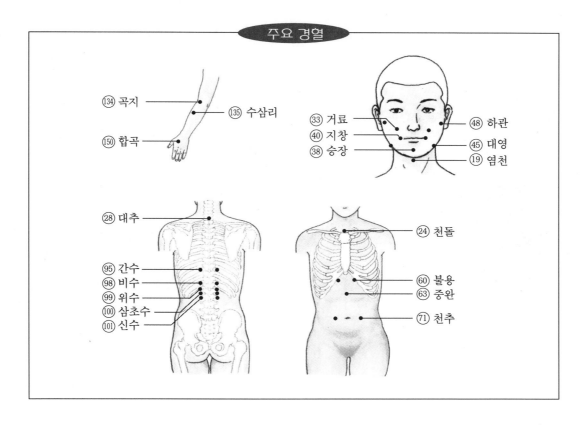

⑬⑭ 곡지
⑬⑮ 수삼리
⑮⓪ 합곡

㉝ 거료
㊽ 하관
㊵ 지창
㊺ 대영
㊳ 승장
⑲ 염천

㉘ 대추
㉔ 천돌

⑨⑤ 간수
⑨⑧ 비수
⑨⑨ 위수
⑩⓪ 삼초수
⑩① 신수

⑥⓪ 불용
⑥③ 중완
⑦① 천추

● 치료 방법

염천(廉泉) 입술 가장자리의 부스럼이나 혀의 염증 치료에 효과가 있다.

[위치] 목의 중간에 있는 갑상 연골 위의 가로 주름의 중앙

[치료] 환자를 바로 눕게 하고 집게손가락 또는 가운뎃손가락으로 지압을 한다. 이때

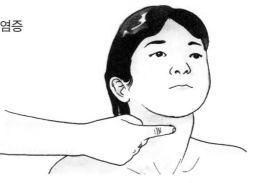

시술자는 환자의 목이 아프지 않도록 힘을 너무 가하지 않게 주의해야 한다. 입술 가장자리의 부스럼이나 혀의 염증 치료 또 부종과 동반하는 혀의 모든 증상에 효과가 있다.

승장(承漿) 구내염, 구각염의 통증으로 인해서 표정이 일그러진 것을 바로 잡는다.

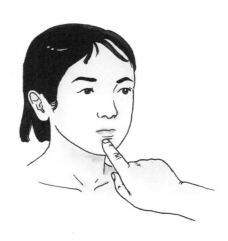

[위치] 아래 입술에서 조금 아래, 턱의 중앙 부분.

[치료] 집게손가락을 아래턱의 오목하게 들어간 부분에 대고 누르면서 천천히 주무르듯이 지압을 한다. 이 경혈의 자극은 구내염, 구각염에 의한 입의 통증과 그것이 심한 경우에 일어나는 것으로 입이 비틀어지는 증상 등을 치료하는데 효과가 있다.

간수(肝兪) 위장의 상태를 조절하고 구내염의 예방과 치료에 효과가 있다.

[위치] 등의 상하 한가운데 정도, 척추(제9흉추)를 사이에 둔 양쪽 부분.

[치료] 시술자는 엎드려 있는 환자의 등에 양손 바닥을 대고 좌우의 경혈을 동시에 약간의 힘을 가해서 누른다. 등의 긴장을 완화시키고 위장의 기능을 조절하여 구내염의 예방과 치료에 효과가 좋다.

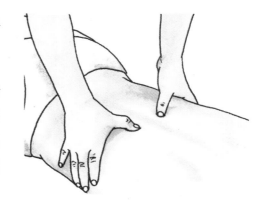

위수(胃兪)   구내염이 자주 생기는 사람은 평소에도
이 경혈의 지압을 실시하면 좋다.

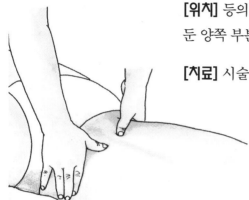

[위치] 등의 중앙에서 약간 아래로, 척추(제12흉추)를 사이에
둔 양쪽 부분.

[치료] 시술자는 엎드려 있는 환자의 등에 양손바닥을 대고
좌우의 경혈을 동시에 힘을 가해서 누른다.
이 지압은 구내염의 원인인 위장의 기능을
조절하기 때문에 구내염이 자주 생기는 사람
은 평소에도 이 경혈의 지압을 습관적으로
해 두는 것이 좋다.

지창(地倉)   통증이 심할 경우에는 원을 그리듯이
천천히 주무르면서 누른다.

[위치] 입술의 양끝(口角) 바로 옆부분.

[치료] 집게손가락이나 가운뎃손가락으로 작은 원을
그리듯이 천천히 주무른다. 위가 나쁠 경우에 생기
는 구내염과 구각염에 매우 효과가 있다. 통증이 심
할 경우에는 그 증상을 진정시키는데도 매우 유효하
다.

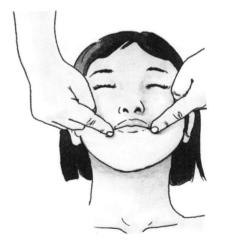

목의 통증 · 목소리가 잘 나오지 않는 증상

[증상] 목의 통증은 감기가 걸렸을 경우 등에서 자주 볼 수 있다. 이 경우에는 목이 마르고 따끔따끔하거나 편도선이 빨갛게 부어오르고 때로는 발열을 동반하는 경우도 있다. 이런 증상이 심해지면 목소리가 잘 나오지 않거나 음식을 먹을 수가 없게 되기도 한다. 또 목소리가 잘 나오지 않는 경우에는 큰 소리를 치거나 단순히 목을 너무 많이 사용했기 때문에도 이런 증상이 일어나며 통증을 동반하기도 한다.

그 이외에도 심신증이나 신경증 등이 원인으로 목의 통증이나 이물질이 들어있는 느낌을 호소하는 경우도 있다.

[치료 포인트] 우선 뒷목의 풍지(風池)에서 어깨와 등에 걸친 각 경혈들을 자극하여 긴장을 완화시키고, 호흡을 조절하고 난 후에 목의 통증에 관한 지압을 시작한다.

인영(人迎), 수돌(水突), 기사(氣舍), 천돌(天突) 등 목의 경혈 지압은 기도가 막혀서 고통스럽기 때문에 너무 힘을 가하지 않도록 주의하면서 지압을 한다. 목 주변은 아주 가볍게 마사지하듯 해야 한다. 특히 천돌은 편도선이 부어서 목이 메이는 증상을 완화시킬 때 효과가 좋다. 또 목옆의 천창(天窓), 천정(天鼎), 귀 아래의 예풍(翳風), 가슴의 전중(膻中), 복부의 황수(肓兪) 지압도 병행하는 것이 좋다.

팔의 척택(尺沢), 공최(孔最), 다리의 삼음교(三陰交)의 지압은 신경증상을 완화시키는 데 효과적이다.

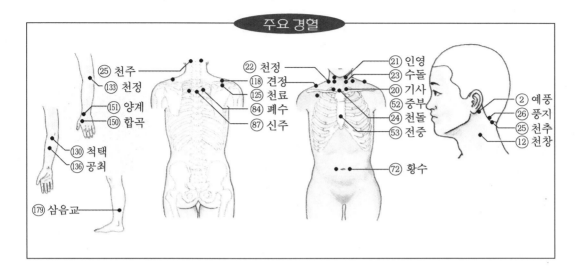

주요 경혈

- ㉕ 천주
- ⑬ 천정
- ⑮ 양계
- ⑮ 합곡
- ⑬ 척택
- ⑬ 공최
- ⑰ 삼음교
- ㉒ 천정
- ⑱ 견정
- ⑫ 천료
- ㊷ 폐수
- ㊼ 신주
- ㉑ 인영
- ㉓ 수돌
- ⑳ 기사
- ㊾ 중부
- ㉔ 천돌
- ㊾ 전중
- ② 예풍
- ㉖ 풍지
- ㉕ 천추
- ⑫ 천창
- ㊷ 황수

치료 방법

인영(人迎) 목의 통증과 불쾌감 치료 이외에도 혈액순환을 조절하는 경혈이다.

[위치] 목 중간에 있는 갑상 연골을 사이에 둔 양 옆, 맥박이 느껴지는 곳.

[치료] 환자의 목이 아프지 않을 정도로 힘을 조절 하는 것에 주의를 하여 지압과 마사지를 병행한 다. 목에서 머리로 둘러싼 혈액 순환을 조절하고, 목이 아프거나 불쾌한 느낌이 있는 경우 치료 효 과가 매우 높다.

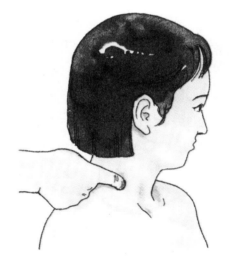

천정(天鼎)

편도선이 부어서 생기는 통증과 목이 메인 듯한 느낌을 풀어준다.

[위치] 목 중간에 있는 갑상 연골에서 손가락 1마디만큼 아래 높이로, 목옆의 근육 뒤 부분.

[치료] 시술자는 환자의 뒤쪽에 서서 한 손으로 환자의 몸을 지탱하고, 다른 한 손의 집게손가락으로 경혈을 가볍게 누르면서 주무른다. 편도선이 부어서 생기는 통증과 목이 아픈 느낌을 없애는데 효과적인 지압이다.

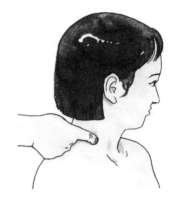

수돌(水突)

목이 붓거나 숨이 막혀 답답한 증상을 완화시키고 목소리가 잘 나오지 않는 경우에도 좋다.

[위치] 목 중앙에 있는 갑상 연골에서 비스듬하게 아래로 목옆의 근육 앞부분.

[치료] 시술자는 환자를 한 손으로 지탱하고 다른 한 손의 집게손가락으로 경혈을 가볍게 누르면서 주무른다. 목이 붓거나 통증에 효과가 있고, 기침이 나와 숨이 막혀서 답답할 때에도 이 경혈점을 지압하는 것이 효과적이다. 또 목의 상태가 나쁘고 목소리가 잘 나오지 않는 경우에도 매우 효과가 좋다.

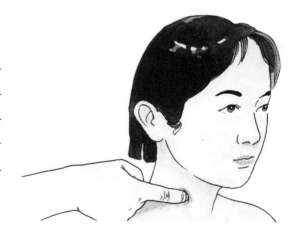

천돌(天突)

목이 따끔따끔한 통증이나 음식을 먹기 어려울 정도의 증상을 완화시킨다.

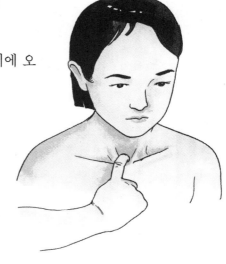

[위치] 흉골의 상단에 있으며, 좌우 쇄골(鎖骨) 사이에 오목하게 들어간 부분.

[치료] 목 아래에서 쇄골 방향으로 밀어 넣듯이 지압을 한다. 목이 말라서 싸하거나 따끔따끔한 통증이 있으며, 음식을 먹기 어려울 정도로 목이 메이는 느낌이 있는 증상에 효과적이다. 목을 많이 사용하는 직업을 가진 사람은 항상 이 경혈을 지압하는 것이 좋다.

풍지(風池)

목의 긴장을 풀고 감기가 원인으로 인하여 일어나는 목의 증상을 완화시킬 수 있다.

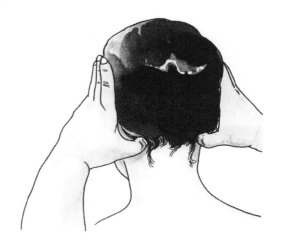

[위치] 목뒤의 머리카락이 나기 시작하는 부분으로, 2개의 굵은 근육 양바깥쪽에서 약간 벗어나서 오목하게 들어간 부분.

[치료] 환자의 머리를 뒤에서 감싸듯이 하고 양손의 엄지손가락을 경혈점에 대고 주무르듯이 누른다. 이 경혈은 감기를 치료하는데 효과가 좋은 곳이며, 목의 긴장을 풀고 감기가 원인으로 인하여 생기는 목의 모든 증상을 완화시키는 효과가 있다.

합곡(合谷) 만성적인 증상을 완화시키는데는 지속적으로
지압을 하면 효과를 볼 수 있다.

[위치] 손등의 엄지손가락과 집게손가락의 사이 부분.

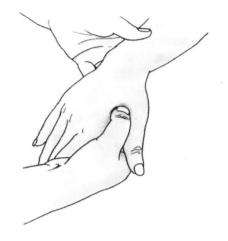

[치료] 시술자는 환자의 손목을 한 손으로 지탱하고 다른 한 손으로 환자와 악수하듯이 하며 시술자의 엄지손가락이 환자의 손등을 파고 들어갈 정도로 세게 누른다. 이 지압을 함으로써 목이 붓거나 그에 따른 통증을 완화시킬 수 있다. 지속적으로 자주 지압을 하면 만성 편도염의 치료에도 효과를 볼 수 있다.

심장 박동이 심하다

[증상] 심한 운동을 하고 난 뒤나 정신적인 충격을 받은 경우에 가슴이 두근거리는 것은 생리적인 반응이다. 그러나 이런 경우가 아니라 약간 가벼운 운동을 했을 뿐인데도 몸이 차가워지거나 땀이 나거나 숨을 헐떡거리는 증상이 생기는 경우는 심장이나 순환기계의 병은 아닌가라고 의심해 보아야 한다.

또 초조해하거나 불안감 등 정신적인 요인으로 인하여 일어나는 경우에 자기 스스로 심장병에 걸린 것은 아닐까라고 생각한 나머지 더욱 심해지는 경향도 있다.

[치료 포인트] 심장병이라고 의심될 정도라면 반드시 전문의에게 치료를 받아야 할 것이다. 정신적인 것이 원인인 경우나 가벼운 증상에는 지압요법으로 대처할 수 있다.

우선 목의 천주, 등의 궐음수와 심수, 가슴의 전중, 명치의 거궐 등을 지압한다.

어느 경혈을 지압하든 혈액의 순환기능을 조절한다. 손의 신문(神門)이나 극문(郄門)도 효과가 있다. 손끝의 소충(少衝), 소택(少澤)을 주무르는 것도 가슴이 답답한 증상을 진정시키는데 효과적이다.

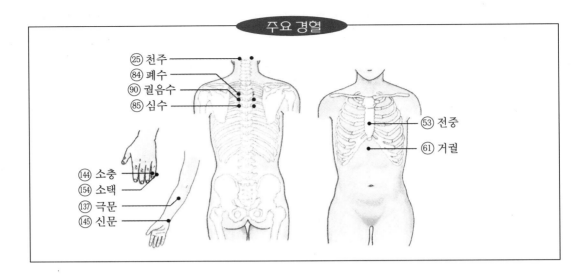

㉕ 천주
㉘ 폐수
㉙ 궐음수
㉝ 심수

㊾ 전중
㊱ 거궐

⑭ 소충
⑮ 소택
⑬ 극문
⑮ 신문

● 치료 방법

전중(膻中) 심장발작의 치료에도 이용되고 있는 경혈로, 심장 박동을 원활하게 하는데 매우 중요한 경혈이다.

[위치] 좌우의 젖꼭지를 연결한 선의 한가운데.

[치료] 시술자는 바로 누워있는 환자의 가슴 한가운데를 양손을 겹쳐놓고, 가운뎃손가락의 끝으로 반복하여 지압을 한다. 이 경혈의 지압은 심장발작 치료에 효과가 있다. 심장 박동으로 가슴의 통증을 동반하는 경우에는 등의 폐수(肺兪) 등도 함께 지압을 하면 더욱 좋다.

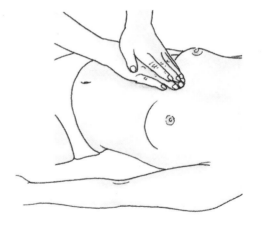

신문(神門) 두근거릴 때 이 경혈을 반복하여 지압하면 바로 효과를 볼 수 있다.

[위치] 손바닥에서 새끼손가락 끝의 손목 관절부분.

[치료] 시술자는 환자의 손목을 아래에서 떠받듯이 하여 잡고 엄지손가락으로 경혈을 지압한다. 3~5초 정도 지압하면 1~2초 휴식을 취하게 하는 것을 3~5회 정도 계속 되풀이한다. 심장의 박동을 진정시키고 원활하게 하는데 매우 효과가 높다. 팔 앞부분 중앙의 극문(郄門)도 마찬가지로 지압을 하면 효과적이다.

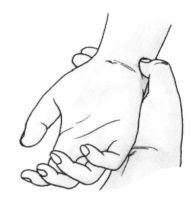

심수(心兪) 순환기계의 기능을 조절하는 효과가 있고 가슴이 답답한 증상도 해소시킨다.

[위치] 어깨뼈의 안쪽으로 척추(제5흉추)를 사이에 둔 양쪽 부분.

[치료] 시술자는 엎드려 있는 환자의 등에 양손을 대고 엄지손가락으로 좌우의 경혈을 동시에 지압한다. 또 바로 위에 있는 궐음수도 순환기계의 기능을 조절하는 효과가 있고, 차가워지는 증상이나 현기증을 동반하는 경우, 또는 가슴이 답답한 증상이 있는 경우에도 매우 효과가 있다.

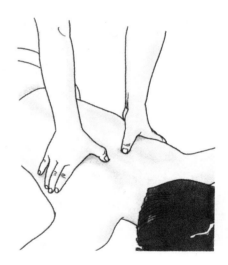

숨이 차다·호흡이 곤란하다

[증상] 호흡이 빨라지거나 많은 호흡을 필요로 하는 상태를 숨이 차다라고 말한다. 이러한 증상은 심한 운동을 하고 난 후나 감정이 흥분되거나 하는 등에 따라서 건강한 사람에게서도 자주 일어나는 현상이다.

스트레스 등 정신적인 것이 원인으로 인하여 일어나는 경우도 많지만 너무 심한 경우에는 호흡기나 심장, 순환기 등의 병을 의심해 보아야 한다.

[치료 포인트] 병이 심하다라는 의심이 생기면 반드시 전문의에게 진찰을 받아야 한다. 그러나 정신적인 것이 원인이 되는 경우나 가벼운 증상에는 지압요법으로 대처할 수 있다.

우선 기도를 넓히고 호흡을 편안하게 할 수 있도록 하기 위해서 등의 고황(膏肓), 신당(神堂), 궐음수(厥陰兪), 심수(心兪), 가슴의 중부(中府)를 지압한다. 또 복부의 중완(中脘), 거궐(巨闕)도 효과가 있다.

손의 극문(郄門), 음극(陰郄)의 지압은 가슴의 충혈과 손이 차가워지는 증상을 완화시킨다. 마지막으로 신수를 지압하여 온몸의 상태를 조절한다.

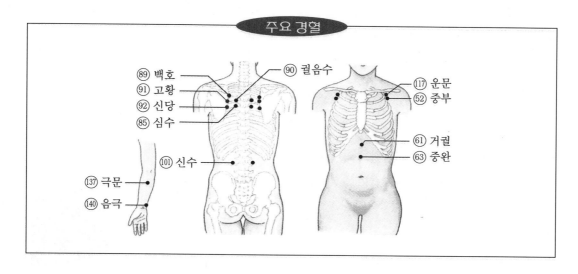

주요 경혈

⑧⑨ 백호
⑨① 고황
⑨② 신당
⑧⑤ 심수

⑨⓪ 궐음수

⑪⑦ 운문
⑤② 중부

⑥① 거궐
⑥③ 중완

⑩① 신수

⑬⑦ 극문
⑭⓪ 음극

● 치료 방법

궐음수(厥陰兪) 살며시 길게 지압을 하면 숨이 차거나 가슴이
답답한 증상을 완화시킬 수 있다.

[위치] 어깨뼈의 안쪽으로 척추(제4흉추)를 사이에 둔 양
쪽 부분.

[치료] 시술자는 엎드려 있는 환자의 등에 양손을 대고 엄
지손가락으로 좌우의 경혈을 동시에 누른다. 살며시 10초
정도 계속해서 누르는 것이 이 지압요법의 요령이다. 숨
이 차거나 가슴이 답답한 증상을 완화시킬 수 있다. 복부
의 거궐 지압도 병행하면 더욱 효과적이다.

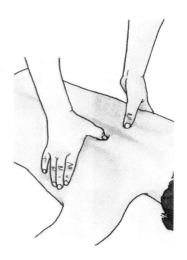

신당(神堂)

심장 박동이 심해지거나 숨이 차는 증상을 진정시키고 가슴이 답답함을 완화시킨다.

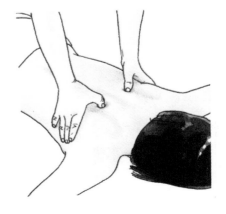

[위치] 척추(제5흉추)를 사이에 둔 양쪽으로, 좌우 어깨뼈의 바로 안쪽 부분.

[치료] 시술자는 엎드려 있는 환자의 등에 양손을 대고, 엄지손가락으로 좌우의 경혈을 동시에 살며시 10초 정도 계속해서 누른다. 심장질환의 치료에 이용되는 지압으로 심장의 박동이 심해지거나 숨이 차는 증상을 진정시키고 가슴이 답답한 증상도 완화시킨다.

중완(中脘)

자율신경 기능에 작용하는 호흡을 조절한다.

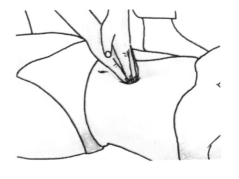

[위치] 복부의 중심선상으로, 명치와 배꼽의 중간 부분.

[치료] 시술자는 바로 누워 있는 환자의 가슴 위에서 환자의 목 방향으로 손가락 끝을 향하게 양손을 겹쳐 놓고 가운뎃손가락으로 지압을 한다. 이렇게 지압을 하면 자율신경 기능에 작용하여 호흡을 조절한다. 정신적인 요인으로 인하여 숨을 쉬기 곤란한 경우에도 매우 효과가 있으며, 증상이 만성적인 경우에는 뜸을 뜨는 것도 효과적이다.

가슴의 통증 · 늑간 신경통

[증상] 운동을 심하게 하여 일어나는 근육의 통증을 비롯하여 호흡기의 병이 원인으로 발생하는 가슴의 답답한 증상을 동반하거나 통증, 협심증 등 심장병이 원인으로 일어나는 가슴의 통증은 여러 가지가 있다.

가슴에서 배 옆을 걸쳐서 갑자기 심한 통증이 오거나, 숨을 가쁘게 들이켰다가 내쉬었다가 하거나, 소리 높여서 이야기한 것뿐인데 갑자기 가슴에 심한 통증이 생기는 경우에는 늑간 신경통이 아닌가 하고 의심해 볼 필요가 있다.

[치료 포인트] 호흡과는 관계없이 일어나는 가슴의 통증은 심장에 심한 병이 생기지 않았는지 의심해 보아야 한다. 협심증 발작 등을 일시적으로 진정시키는데는 팔의 극문이라는 매우 중요한 경혈이 있지만 반드시 전문의의 치료를 받아야 한다. 근육통이나 늑간 신경통의 경우에는 따뜻한 습포와 지압요법으로 증상을 완화시킨다.

가슴의 통증에 효과가 있는 경혈로는 결분(缺盆), 중부(中府), 신봉(神封), 전중(膻中) 등이 포인트가 되지만, 지압과 동시에 늑골(갈비뼈) 사이를 따라서 마사지를 하는 것이 더욱 효과적이다. 척추의 통증이 동반되는 경우에는 폐수(肺兪), 심수(心兪) 등 척추의 각 경혈점에 지압과 동시에 척추를 따라서 마사지를 병행하고, 복부가 아플 경우에는 황수(肓兪) 등 복부의 각 경혈도 가볍게 눌러서 문지른다.

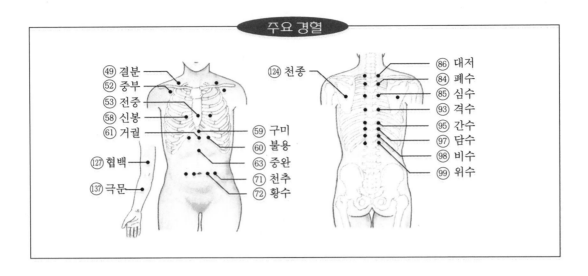

- ㊾ 결분
- ㊾ 중부
- ㊾ 전중
- ㊾ 신봉
- ㊾ 거궐
- ⑫ 협백
- ⑬ 극문
- ㊾ 구미
- ㊾ 불용
- ㊾ 중완
- ㊾ 천추
- ㊾ 황수

- ⑫ 천종
- ㊾ 대저
- ㊾ 폐수
- ㊾ 심수
- ㊾ 격수
- ㊾ 간수
- ㊾ 담수
- ㊾ 비수
- ㊾ 위수

● 치료 방법

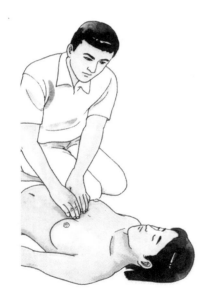

신봉(神封) 협심증에서 늑간 신경통까지 여러 가지 가슴의 통증에 효과가 있다.

[위치] 좌우 젖꼭지를 연결한 선의 한가운데에서 손가락 3마디만큼 바깥쪽 부분.

[치료] 시술자는 바로 누워 있는 환자의 가슴에 양손을 대고 좌우의 경혈을 각각 집게손가락과 가운뎃손가락, 약손가락을 가지런하게 놓고 동시에 지압을 한다. 협심증 등 심장병의 통증에서 늑간 신경통까지 가슴의 통증을 완화시키는데 매우 효과가 있다.

전중(膻中) 가슴 근육의 긴장을 풀고 가슴의 통증과
답답함을 완화시킨다.

[위치] 좌우 젖꼭지를 연결한 선의 한가운데 부분.

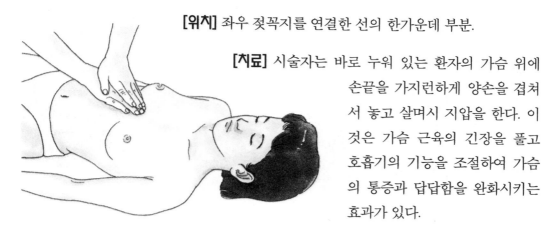

[치료] 시술자는 바로 누워 있는 환자의 가슴 위에
손끝을 가지런하게 양손을 겹쳐
서 놓고 살며시 지압을 한다. 이
것은 가슴 근육의 긴장을 풀고
호흡기의 기능을 조절하여 가슴
의 통증과 답답함을 완화시키는
효과가 있다.

중부(中府) 어깨에서 가슴으로 연결된 부분이 빠지는
듯한 통증에 효과가 있다.

[위치] 쇄골의 아래로, 제2늑골의 바깥
쪽과 어깨 관절 사이에 생기는 오목하
게 들어가는 부분.

[치료] 시술자는 환자를 바로 눕게 하고
엄지손가락을 쇄골의 아래 경혈점 위
치에 대고, 환자의 양쪽 어깨를 잡는 것
처럼 하면서 힘을 넣는다. 이것은 어깨
에서 가슴으로 연결된 부분이 빠지는
듯한 통증을 완화시키는데 매우 효과
적이다.

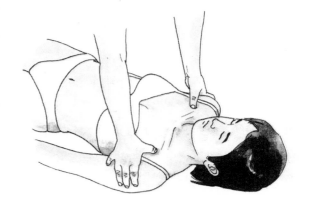

결분(缺盆) 손가락 2개로 쇄골을 깊숙하게 눌러서 가슴의
통증을 완화시킨다.

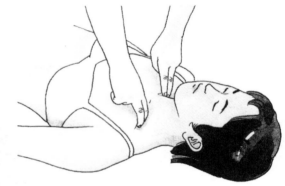

[위치] 쇄골의 위에 오목하게 들어간 부분.

[치료] 집게손가락과 가운뎃손가락을 구
부려서 쇄골을 깊숙이 꾹 누른다. 이것은
가슴을 둘러싼 신경의 통로에 있는 경혈
점으로, 환자의 호흡에 맞춰서 반복하면
가슴의 통증을 완화시킬 수 있다.

심수(心兪) 늑간 신경통과 동반하는 등의 통증에는 등의 각 경혈을
차례대로 지압한다.

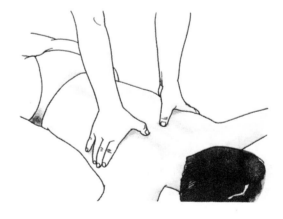

[위치] 좌우의 어깨뼈 안쪽, 척추(제5흉추)
를 사이에 둔 양쪽 부분.

[치료] 시술자는 엎드려 있는 환자의 등에
양손바닥을 대고, 좌우 경혈을 엄지손가락
으로 동시에 약간의 힘을 가해서 누른다.
이 지압은 심신의 긴장을 풀고 늑간 신경통
과 동반하는 등의 통증에 효과가 있다. 등
이외의 각 경혈도 위에서 차례대로 지압을
하면 좋다.

극문(郄門) 심장 박동이 심해지거나 숨이 차거나 하는 증상을 동반하는 가슴의 통증에 효과적이다.

[**위치**] 팔 안쪽부분의 손바닥쪽에서 한가운데 부분.

[**치료**] 시술자는 환자의 팔을 잡듯이 하고 엄지손가락으로 강하게 누른다. 심장 박동이 심해지거나 숨이 차거나 하는 증상이 동반되는 가슴의 통증에 효과가 있다. 이 경혈점은 환자가 혼자서 지압을 하는 것도 좋다.

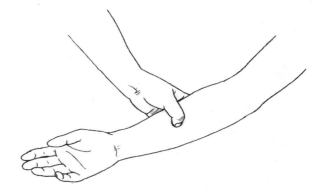

기침

[증상] 기침은 이물질이 잘못하여 기도로 들어갔을 때나 가래가 가득 찼을 때 나오는 것으로, 이것은 목이나 기도, 기관지 속으로 들어간 이물질을 토해내려고 하는 자연스러운 현상이다. 너무 심하게 막혀서 계속 기침을 하면 복근이 아픈 경우도 있다.

감기에 걸렸을 때의 기침은 가래를 동반하기 때문에 가슴을 찌르는 듯한 통증이 있는 경우와 목이 싸하게 아프고 건조해지는 경우 등 여러 가지 증상이 나타난다.

[치료 포인트] 우선 몸의 보온에 신경 쓰고 목의 천주를 지압한다. 다음에 목에서 어깨 주변을 마사지하고 기도의 긴장을 풀어주기 위해서 등의 궐음수, 목의 천돌 등을 비롯하여 가슴의 각 경혈들을 지압한다. 심하게 재채기를 할 경우에는 손의 공최(孔最)를 강하게 누르면 효과적이다.

또 치료의 마지막으로 허리의 신수를 지압하면 나른함이 풀리고 체력증강에도 도움이 된다.

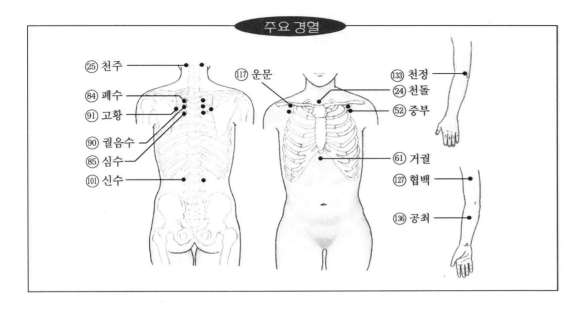

주요 경혈

㉕ 천주
㊷ 폐수
㊼ 고황
⑨⓪ 궐음수
㉟ 심수
⑩① 신수

⑪⑦ 운문

⑬③ 천정
㉔ 천돌
㊾ 중부
㊱ 거궐
⑫⑦ 협백
⑬⑥ 공최

치료 방법

천돌(天突) 기도를 풀어주고 목이 메이는 듯한 느낌을
완화시킬 수 있다.

[위치] 흉골의 상단에 있으며, 좌우 쇄골의 사이에 오목
하게 들어간 부분.

[치료] 목 아래에서 흉골의 방향으로 파고 들어가듯이
지압을 한다. 이 지압에 의해서 기도가 풀리고 기침을
진정시킨다. 아무 것도 막히지 않았는데 목이 메이는
듯한 느낌이 있는 경우에도 효과가 있다.

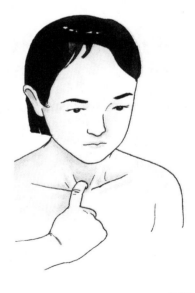

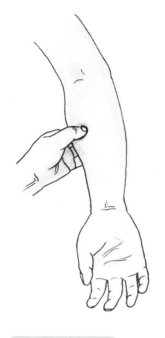

공최(孔最)   기침을 진정시키는 가장 효과가 높은 경혈로서
힘을 가해서 주무르듯이 지압을 한다.

[위치] 팔 안쪽 부분 손바닥의 엄지손가락쪽으로, 팔 안쪽 부
분을 팔꿈치에서 보았을 때 3분의 1정도 되는 부분.

[치료] 엄지손가락으로 꽉 잡듯이 힘을 넣는다. 심하게 계속
해서 기침이 나올 경우에는 이 경혈을 잠시 주무르듯이 누르
고 있으면 기침이 어느 정도 진정되는 경우가 많다. 기침이
나 가래를 진정시키는 것 외에 가슴이 답답한 증상도 완화시
킬 수 있다.

궐음수(厥陰兪)   등의 긴장을 풀고 기도를 완화시켜서 호흡하기
편안하게 한다.

[위치] 어깨뼈의 안쪽으로, 척추(제4흉추)를 사이에
둔 양쪽 부분.

[치료] 시술자는 엎드려 있는 환자의 등에 양손을
대고, 엄지손가락으로 좌우의 경혈을 동시에 천천
히 누른다. 등의 긴장을 풀고 기도를 완화시켜서
호흡이 편안하도록 한다. 근처에 있는 폐수나 심
수, 고황도 마찬가지로 지압을 하면 좋다.

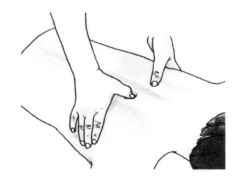

가래

[증상] 가래는 목에서 폐까지 기도내의 점막에서 스며 나오는 액체이며, 공기중의 먼지나 세균 바이러스, 곰팡이 등이 섞인 것이다. 건강한 사람의 경우 가래는 그다지 나오지 않지만 주로 호흡기 등에 병이 생기면 가래가 많이 나오게 된다.

묽은 가래, 점액성의 가래, 고름이 섞인 가래, 피가 섞인 가래 등 병의 종류에 따라서 그 상태는 여러 가지이다.

[치료 포인트] 가래의 원인이 되고 있는 병의 치료가 최우선이 되어야 한다. 지압요법에는 가래가 생기는 것과 관계가 있는 호흡기의 증상을 완화시키기 때문에 우선 가슴이나 등의 각 경혈을 지압한다.

한편 가래가 나오지 않아서 괴로울 경우에는 목의 천주나 풍지, 허리의 삼초수, 신수, 복부의 천추, 수삼리 등을 지압하면 효과가 있다.

주요 경혈

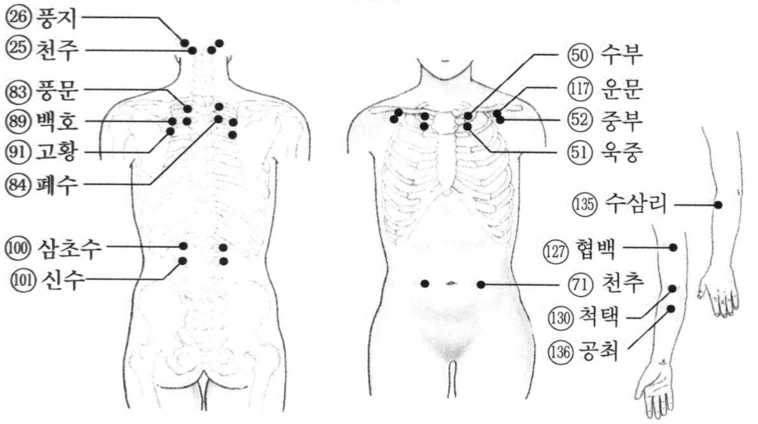

㉖ 풍지
㉕ 천주
(83) 풍문
(89) 백호
(91) 고황
(84) 폐수
(100) 삼초수
(101) 신수
㊿ 수부
(117) 운문
(52) 중부
(51) 욱중
(135) 수삼리
(127) 협백
(71) 천추
(130) 척택
(136) 공최

치료 방법

천추(天樞) 복근의 기능을 높이고 가래가 나오기 쉽게 한다.

[위치] 배꼽의 양옆으로, 배꼽에서 손가락 2마디만큼 바깥 부분.

[치료] 환자를 바로 눕게 하고 양손의 가운뎃손가락으로 좌우의 경혈을 동시에 누르는데 복부의 지방이 쑥 들어갈 정도로 지압을 한다. 이렇게 지압을 하면 가래를 심하게 계속해서 토해냈기 때문에 피로하여 약해진 복근의 기능이 회복되어 가래가 나오기 쉬워진다.

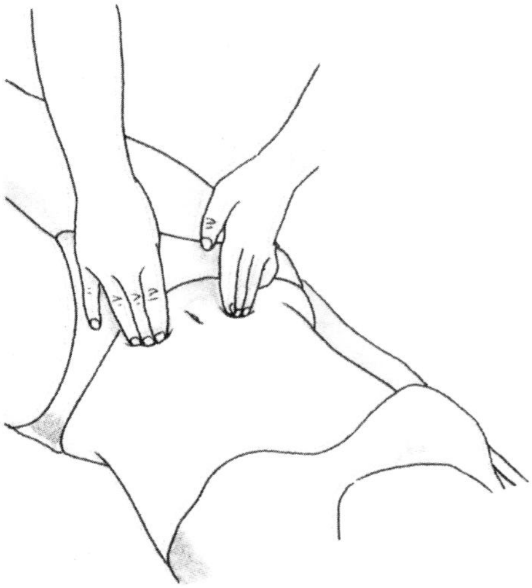

수삼리(手三里)　가래가 나올 때에 일어나는 목의 통증과 불쾌감에 효과가 있다.

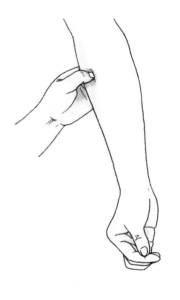

[위치] 팔 안쪽의 엄지손가락쪽으로, 팔꿈치가 구부러진 곳에서 손끝으로 향해서 손가락 2마디만큼 떨어진 곳.

[치료] 시술자는 한 손으로 팔꿈치를 잡듯이 하고 엄지손가락으로 강하게 경혈을 주무르면서 누른다. 이 지압은 가래가 나올 때 일어나는 목의 통증과 불쾌감, 기분이 초조해지는 증상 등을 진정시키는 효과가 있다.

신수(腎兪)　천추의 지압과 병행하면 가래를 편안하게 토해낼 수 있게 된다.

[위치] 늑골의 가장 아래(제12늑골)의 끝 부분과 같은 높이에 있으며, 척추를 사이에 둔 양쪽 부분.

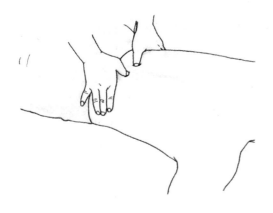

[치료] 시술자는 환자를 엎드리게 하고 양손의 엄지손가락으로 경혈을 누른다. 이 지압은 등의 뻐근함을 풀고 체력증강에도 연결되는 요법이다. 천추도 함께 지압하면 복근의 기능을 높여서 가래를 편안하게 토해낼 수 있게 된다.

감기증후군

[증상] 감기에 걸리면 오한이 나거나 나른하거나 열이 나는 증상부터 시작하여 재채기, 콧물, 코 막힘, 기침, 가래, 목의 통증, 목소리가 나오지 않는 증상, 두통, 발열, 몸의 통증, 식욕부진, 구토, 설사 등 여러 가지 증상들이 나타난다.

이것을 감기증후군이라고 불리고 감기 바이러스 감염이 원인이 되고 있다. 악화되면 큰 병으로 연결될 위험도 있기 때문에 주의해야 할 필요가 있다.

[치료 포인트] 머리, 코, 호흡기 등 각각의 증상을 완화시키는 지압요법을 실시한다. 기본이 되는 것은 등의 풍문(風門), 목뒤의 풍지(風池), 머리 뒷부분(후두부)의 풍부(風府)이다. 동양의학에서는 「바람의 사기(邪氣)」라고 불리는 것이 등의 풍문을 통해서 체내로 들어가서 목의 풍지에 모이고, 후두부의 풍부에 모여 있어서 감기를 악화시킨다고 한다. 따라서 이 3가지의 경혈 지압이 중요시되고 있다. 그 외에도 중부(中府)의 자극도 감기를 치료하는데 효과적이다.

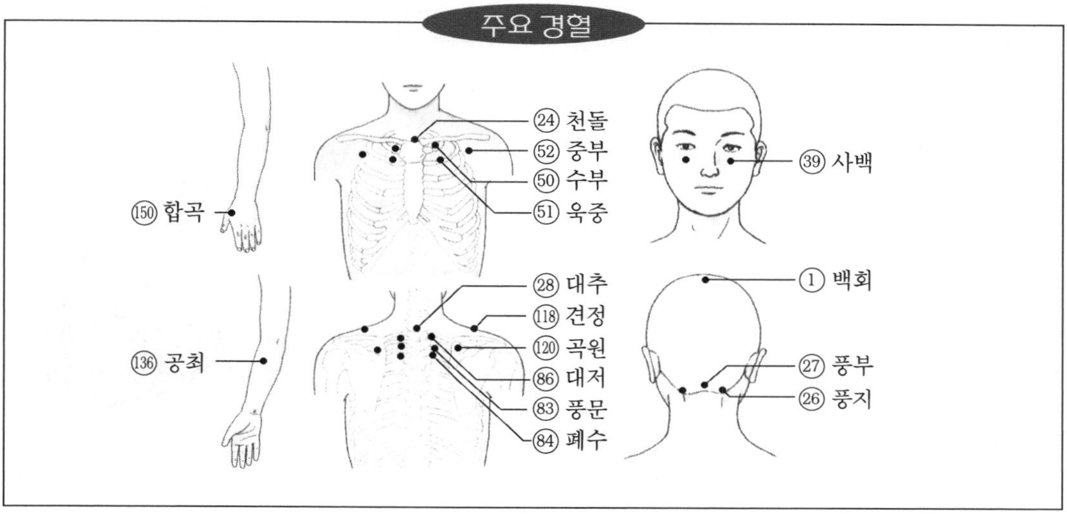
주요 경혈
㉔ 천돌
(52) 중부
㊿ 수부
(51) 욱중
㊴ 사백
(150) 합곡
㉘ 대추
(118) 견정
(120) 곡원
(86) 대저
(83) 풍문
(84) 폐수
① 백회
(136) 공최
㉗ 풍부
㉖ 풍지

치료 방법

풍지(風池) 감기의 모든 증상에 매우 효과가 있는 경혈로, 두통과 머리가 무거운 증상, 나른함 등을 완화시킬 수 있다.

[위치] 목뒤에 머리가 나는 부분으로, 2개의 굵은 근육의 양 바깥쪽으로 약간 떨어져서 오목하게 들어간 부분.

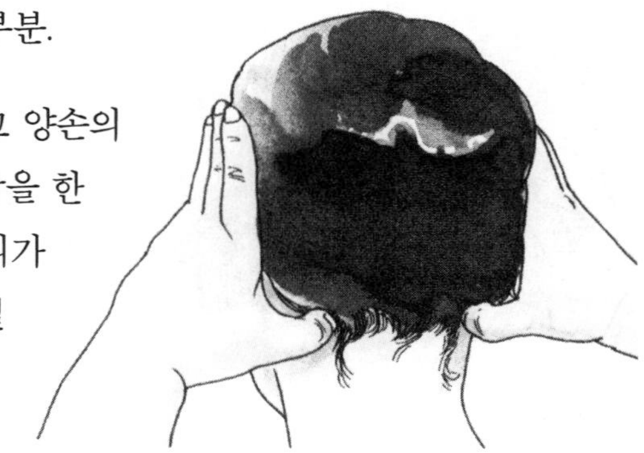

[치료] 환자의 머리를 뒤에서 감싸안듯이 하고 양손의 엄지손가락을 경혈점에 대고 주무르듯이 지압을 한다. 머리의 혈액순환을 좋게 하고 두통, 머리가 무거운 증상, 나른함, 현기증 등을 완화시킬 수 있다. 약간 위의 후두부 중심에 있는 풍부(風府)도 마찬가지로 지압을 하면 좋다.

중부(中府) 심한 기침이나 숨쉬기 곤란할 경우 등 호흡기의
증상에 매우 효과적이다.

[위치] 쇄골의 아래로, 제2늑골의 바깥
쪽과 어깨의 관절 사이에 오목하게 들
어간 부분.

[치료] 시술자는 바로 누워 있는 환자의 쇄골
아래의 경혈점 위치에 양손의 엄지손가락을 대
고 환자의 양쪽 어깨를 잡고서 힘을 가한다. 호흡기의
증상에 효과가 높은 경혈이며, 심한 기침이나 숨을 쉬기 곤란한 증상 등을 완화시켜준다.
팔의 공최(孔最)도 병행하여 지압을 하면 더욱 효과적이다.

풍문(風門) 풍지 · 풍부와 함께 감기를 치료하는데 효과가 좋은 경혈로서, 평소에도
이 경혈의 지압을 습관화해 두면 감기를 사전에 예방할 수도 있다.

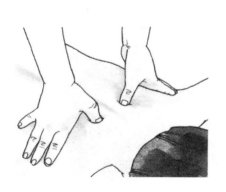

[위치] 좌우 어깨뼈의 안쪽으로, 척추(제2흉추)를 사
이에 둔 양쪽 부분.

[치료] 시술자는 엎드려 있는 환자의 등에 양손을 대
고 엄지손가락으로 좌우의 경혈을 동시에 누른다. 주
로 호흡기의 증상에 효과가 있고 풍지와 풍부를 함께
지압하면 감기에 매우 효과적이다. 이 경혈의 지압을
평소에도 습관화해 두면 감기를 사전에 예방할 수도
있다.

만성기관지염

[증상] 만성기관지염은 기관지에 염증이 생기고, 숨이 막힐 것과 같은 기침이나 가래로 인하여 숨을 쉬기 곤란함을 호소하는 것이 주된 증상이다. 심한 경우에는 피가 섞인 가래를 토해내는 경우도 있다.

기관지염은 감기증상이 악화됨에 따라서 걸리기 쉬운 병이지만, 공기의 오염이나 지나친 흡연 등이 영향을 미치는 경우도 있다. 그러나 만성화되면 치료하기 어려운 경우도 있다.

[치료 포인트] 우선 가슴의 통증이나 숨쉬기 곤란함, 기침, 가래를 진정시키는 것에 포인트를 둔다. 대추(大椎), 폐수(肺兪), 궐음수(厥陰兪), 심수(心兪)의 지압은 등의 긴장을 풀고 숨쉬기 곤란한 증상을 완화시키는 것이다. 가슴의 전중(膻中), 중부(中府), 명치의 거궐(巨闕), 목의 천돌(天突)도 숨쉬기 곤란한 증상을 진정시킨다. 뿐만 아니라 허리의 신수(腎兪), 지실(志室)을 지압하여 온몸에 활력을 불어넣는다. 공최(孔最) 등 팔의 각 경혈을 자극하면 기침, 가래, 목의 증상에도 효과적이다.

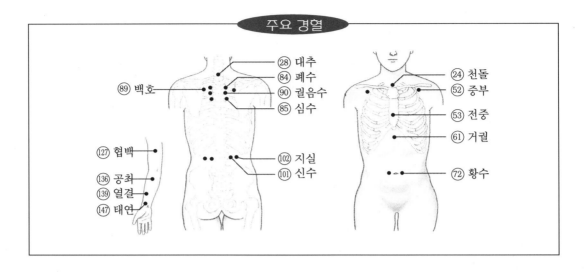

㉘ 대추
㉘ 폐수
㊙ 백호
㊚ 궐음수
㊄ 심수

㉔ 천돌
㊄ 중부
㊅ 전중
㊑ 거궐

㉛ 협백
⑬ 공최
⑬ 열결
⑭ 태연

⑩ 지실
⑩ 신수

㊞ 황수

● 치료 방법

전중(膻中) 호흡기계의 증상에 매우 효과적이며 가슴의 통증이나 답답한 증상을 완화시킨다.

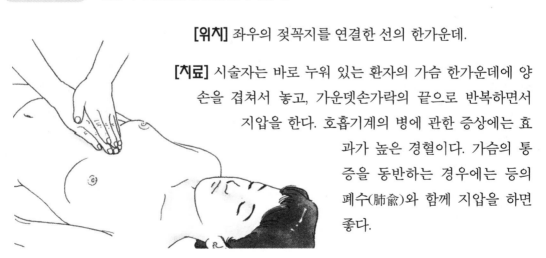

[위치] 좌우의 젖꼭지를 연결한 선의 한가운데.

[치료] 시술자는 바로 누워 있는 환자의 가슴 한가운데에 양 손을 겹쳐서 놓고, 가운뎃손가락의 끝으로 반복하면서 지압을 한다. 호흡기계의 병에 관한 증상에는 효과가 높은 경혈이다. 가슴의 통증을 동반하는 경우에는 등의 폐수(肺兪)와 함께 지압을 하면 좋다.

폐수(肺兪) 천천히 꼼꼼하게 지압을 하면 호흡이 편안하게 된다.

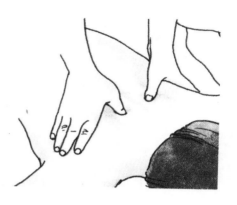

[위치] 어깨뼈의 안쪽으로, 척추(제3흉추)를 사이에 둔 양쪽 부분.

[치료] 시술자는 엎드려 있는 환자의 등에 양손을 대고 엄지손가락으로 좌우의 경혈을 동시에 누른다. 이 지압은 천천히 꼼꼼하게 누르는 것이 요령이며, 등의 긴장을 풀어주어 호흡을 편안하게 할 수 있다.

공최(孔最) 기침을 가라앉히는 효능이 높은 경혈로 힘을 가해서 주무르듯이 지압을 한다.

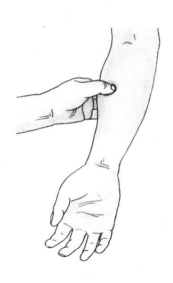

[위치] 팔의 안쪽에 손바닥을 펴고 봤을 때 엄지손가락쪽이며, 팔의 안쪽을 기준으로 팔꿈치에서 3분의 1정도 되는 부분.

[치료] 시술자는 엄지손가락으로 꽉 잡으면서 경혈점에 힘을 준다. 기침이 심할 경우에는 여기를 잠시 주무르듯이 누르면 진정되는 경우가 많다. 기침이나 가래를 진정시키는 것 외에 가슴의 답답함을 완화시키는 효과도 있다.

천식

[증상] 대부분의 천식은 기관지 천식이라고 불린다. 갑자기 발작적으로 기침이 심해지거나 목에 싸한 통증이 느껴질 뿐만 아니라 심할 경우에는 안면이 창백해져서 호흡하기 곤란한 경우도 생긴다. 알레르기 질환의 대표적인 증상으로 알려져 있으며 허약한 체질에서 많이 나타난다.

[치료 포인트] 천식의 발작이 끝날 때는 몸의 보온에 신경을 써야 하고 등과 가슴의 각 경혈을 지압한다. 이 경혈들을 지압하면 몸의 긴장이 풀리는데, 그 다음에는 대추, 천돌, 중부 등의 경혈점에 힘을 너무 많이 가하지 않도록 주의하면서 지압을 한다.

또 손이나 발의 각 경혈도 지압을 해두면 손발의 냉증을 완화시킬 수 있다. 천식 발작이 일어날 경우에는 목의 천주에서 허리의 신수, 지실까지의 모든 경혈을 지압하면서 자주 마사지를 하면 편안해진다. 팔의 공최는 기침을 멈추게 하는데 효과가 있다.

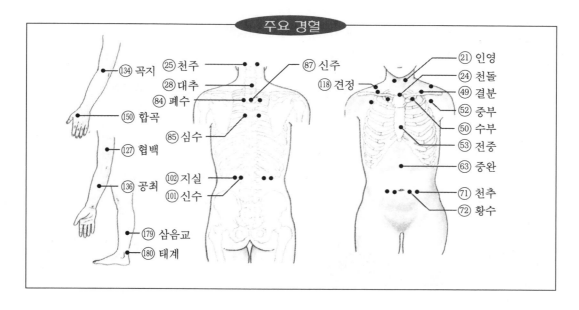

- ⑬⑭ 곡지
- ㉕ 천주
- ㉘ 대추
- ⑧⑷ 폐수
- ⑮⑥ 합곡
- ⑧⑤ 심수
- ㉑㉗ 협백
- ⑭⑥ 공최
- ⑩② 지실
- ⑩① 신수
- ⑰⑨ 삼음교
- ⑱⓪ 태계
- ⑧⑦ 신주
- ⑪⑧ 견정
- ㉑ 인영
- ㉔ 천돌
- ㊾ 결분
- ㊼ 중부
- ㊿ 수부
- ⑸③ 전중
- ⑹③ 중완
- ⑺① 천추
- ⑺② 황수

🔵 치료 방법

대추(大椎) 목의 긴장을 완화시켜 주고 가슴이 답답한 느낌을 편안하게 한다.

[위치] 뒷목의 중심, 경추의 제일 아래 부분.

[치료] 시술자는 한 손으로 환자의 등을 지탱하고, 다른 한 손의 엄지손가락으로 너무 힘을 가하지 않도록 주의하면서 경혈을 지압한다. 목의 긴장을 완화시켜 주고 가슴이 답답한 느낌을 편안하게 한다. 신주나 어깨의 견정 등의 지압도 병행하면 더욱 효과가 좋다.

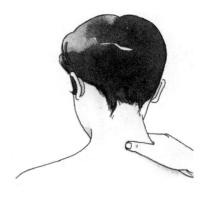

중부(中府) 주무르면 풀리도록 지압을 하여, 심한 기침이나 가슴이 답답한 증상을 완화시킨다.

[위치] 쇄골의 아래로, 제2늑골의 바깥쪽과 어깨 관절 사이에 오목하게 들어간 부분.

[치료] 시술자는 바로 누워있는 환자의 쇄골 아래의 경혈 위치에 양손의 엄지손가락을 대고, 환자의 양쪽 어깨를 꽉 잡듯이 힘을 가한다. 누르면 아픈 응어리에 닿게 되는데 이것을 잘 주무르면서 푼다. 심한 기침이나 숨쉬기 곤란한 증상 등을 완화시키는 효과가 있다.

공최(孔最) 기침이 심할 경우에는 강하게 지압을 하는 것이 효과적이다.

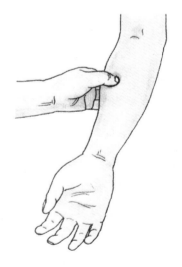

[위치] 팔의 안쪽에서 손바닥을 펴고 봤을 때 엄지손가락 쪽이며, 팔의 안쪽을 기준으로 팔꿈치에서 3분의 1정도 되는 부분.

[치료] 시술자는 엄지손가락으로 꽉 잡듯이 힘을 가한다. 기침이 심할 경우에 이 경혈을 잠시 주무르듯이 누르고 있으면 진정되는 경우가 많다. 기침을 진정시키는 것 외에 가슴의 통증이나 숨쉬기 곤란한 증상을 완화시키는 효과도 있다.

딸꾹질

[증상] 몇 초 간격으로 되풀이되는 딸꾹질은 횡격막(橫隔膜)의 경련에 의해서 일어나는 일종의 반사운동이다. 가슴의 횡격막이 상하운동을 함으로써 폐가 부풀어올라서 호흡을 할 수 있지만, 그 리듬이 순조롭지 않을 경우에 딸꾹질이 일어난다.

[치료 포인트] 한 잔의 물을 단숨에 마셔버리거나 크게 심호흡을 하여 하복부를 부풀리게 하고 나서 숨을 쉬지 않는 등 딸꾹질을 멈추게 하는 가정요법은 여러 가지가 있다.

목뒤에는 측경점(側頸点)이라는 곳이 있는데, 이곳은 머리와 몸을 연결하는 신경이 집중되어 통하는 곳이다. 지압요법을 하기 전에 이곳을 꽉 주무르는 것도 효과적이다.

계속해서 기사, 천정, 천돌을 목이 아프지 않을 정도로 지압을 하고 목덜미를 마사지하는 것도 좋다. 등의 격수(膈兪), 명치의 거궐(巨闕) 등도 지압을 한다.

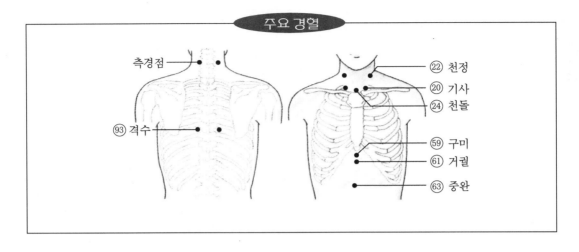

주요 경혈

측경점

22 천정
20 기사
24 천돌

93 격수

59 구미
61 거궐
63 중완

🔵 치료 방법

기사(氣舍) 천정, 천돌과 함께 딸꾹질을 멈추게
하는데 효과가 높다.

[**위치**] 앞목의 중심선 양옆으로, 흉골의 상단 즉 쇄
골이 시작되는 상단에 오목하게 들어간 부분.

[**치료**] 집게손가락 끝으로 양쪽의 경혈을 동시에
너무 아프지 않을 정도로 힘을 가하지 않도록 주의
하면서 지압을 한다. 계속해서 천정과 천돌도 지압
을 하고, 목덜미를 천천히 쓰다듬듯이 하면 결국
딸꾹질을 멈추게 한다.

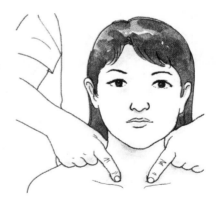

거궐(巨闕) 횡격막에 작용하여 딸꾹질을 진정시키는 효과가 있다.

[위치] 명치의 한가운데 부분.

[치료] 시술자는 바로 누워있는 환자의 가슴 한가운데에 양손을 겹쳐서 놓고, 가운뎃손가락 끝으로 주무르듯이 누른다. 이것은 등의 격수(膈兪)와 함께 가슴과 배를 사이에 둔 횡격막의 위치에 있는 경혈이며, 횡격막의 기능에 작용하여 딸꾹질을 진정시킨다.

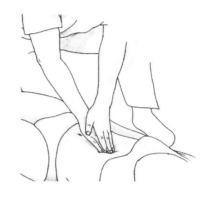

격수(膈兪) 횡격막의 경련을 진정시키고 호흡하기 편안해진다.

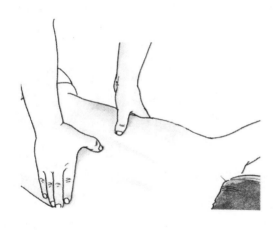

[위치] 좌우 어깨뼈의 아래 부분 안쪽으로, 척추(제7흉추)를 사이에 둔 양쪽 부분.

[치료] 시술자는 엎드려 있는 환자의 등에 양손을 대고 엄지손가락으로 좌우의 경혈을 동시에 누른다. 누르면서 마사지하듯이 주무르는 것이 요령이다. 등의 긴장을 풀어주고 횡격막의 경련을 완화시키기 때문에 호흡하기 편안해진다.

목 · 어깨 결림 통증

[증상] 목덜미에서 어깨 끝이나 어깨뼈의 주변이 참기 어려울 정도로 고통스럽다고 느끼거나, 딱딱하게 굳어졌거나 때로는 머리가 둔해지거나 나른한 느낌이 생긴다. 이와 같이 목이나 어깨의 결림은 근육의 긴장과 피로에서 일어나는 증상들이다. 팔이나 어깨를 사용하는 장시간의 작업, 바싹 긴장을 해서 하는 업무, 부자연스러운 자세, 눈의 피로, 내장관계의 부조화, 정신적인 스트레스 등 그 원인은 여러 가지이다. 어깨 결림은 오십견의 현상과는 비슷하면서도 다르므로 지압요법에 구분이 필요하다.

[치료 포인트] 우선 목과 어깨를 뜨거운 수건으로 자주 따뜻하게 해주며 근육의 긴장을 풀어준다. 목이 뻐근한 통증에는 천주, 풍지의 지압이 매우 효과적이다. 목옆이 아플 경우에는 예풍에서 기사에 걸쳐서 마사지를 하면 좋다. 또 어깨가 결려서 아픈 것을 완화시키는데는 견정에서 곡원 등 어깨뼈 주변의 경혈점을 지압과 마사지를 실시한다. 또 등의 켤음수도 온몸의 혈액순환을 좋게 하고 근육을 풀어주는데 효과가 있기 때문에 잊지 말고 지압을 해야 한다.

온몸이 몹시 나른할 경우에는 등과 허리의 지압도 함께 실시한다. 위장의 상태가 나쁘고 만성적으로 어깨에서 등부분이 뻐근할 경우에는 복부의 경혈 주변을 부드럽게 마사지하는 것도 매우 좋다.

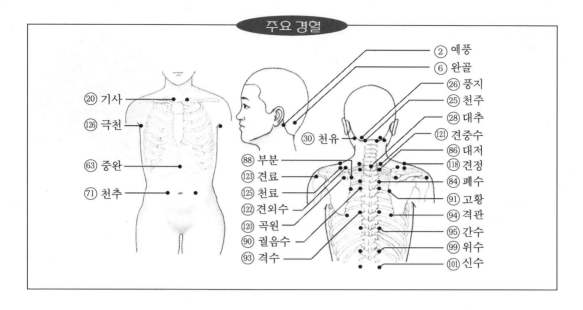

② 예풍
⑥ 완골
㉖ 풍지
㉕ 천주
㉘ 대추
⑫ 견중수
㉖ 대저
⑱ 견정
⑭ 폐수
⑨ 고황
⑨ 격관
⑨ 간수
⑨ 위수
⑩ 신수

㉚ 천유
⑧ 부분
⑫ 견료
⑫ 천료
⑫ 견외수
⑫ 곡원
⑨ 궐음수
⑨ 격수

⑳ 기사
⑫ 극천
⑥ 중완
⑦ 천추

🔵 치료 방법

천주(天柱) 목의 뻐근함을 풀 때에는 우선 여기를 지압하여 목의 긴장을 풀어준다.

[위치] 목뒤의 머리카락이 나는 부분으로 2개의 굵은 근육의 바깥쪽에 오목하게 들어간 부분.

[치료] 환자의 머리를 손바닥으로 감싸듯이 하고 엄지손가락으로 주무르듯이 경혈을 누른다. 목의 뻐근함을 푸는데는 매우 효과적인 경혈이다. 목뒤의 2개의 굵은 근육을 따라서 마사지를 하면 더욱 효과가 있다.

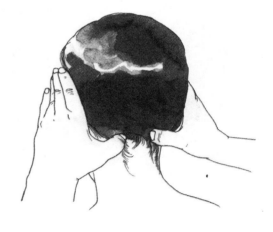

견정(肩井)　어깨 결림의 치료에 가장 자주 이용되며 매우 효과가 좋은 경혈이다.

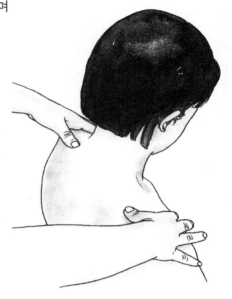

[위치] 목뒤의 끝 부분과 어깻죽지의 중간 부분.

[치료] 시술자는 환자의 뒤에서 환자의 어깨에 손바닥을 대고 엄지손가락으로 경혈을 주무르듯이 누른다. 어깨 결림을 치료하는 몇 개의 경혈 중에서 가장 자주 이용되고 있는 경혈이며 매우 효과가 좋다. 목이나 어깨뼈도 포함하여 어깨 결림 마사지를 실시하면 보다 효과적이다.

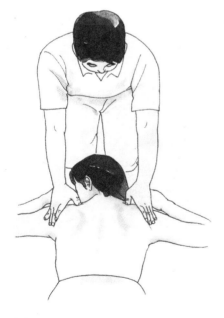

곡원(曲垣)　등까지 딱딱하게 굳어있는 목과 어깨의 뻐근한 통증에는 효과적이다.

[위치] 어깨뼈의 위쪽, 안쪽의 모서리 부분.

[치료] 시술자는 엎드려 있는 환자의 머리맡에 무릎을 대고 양손의 중심이 곧바로 환자의 경혈점에 전해지도록 지압을 한다. 목이나 어깨의 뻐근한 통증이 심하고 등까지 딱딱하게 굳어있는 듯할 때 이 경혈을 지압하면 매우 효과적이다.

예풍(翳風)　　목옆이 딱딱해졌을 경우에는 이 경혈점을
치료의 기점으로 한다.

[**위치**] 귓불의 뒤에 오목하게 들어간
부분.

[**치료**] 손끝으로 귓불의 뒤를 반복하
여 누른다. 흉쇄유돌근(胸鎖乳突筋)이
뻣뻣해졌을 경우에는 그 뿌리에 가까
운 예풍과 천유(天牖)의 주변을 기점
으로 목 아래의 기사 주변까지 근육을
따라서 가볍게 문지르면 좋다.

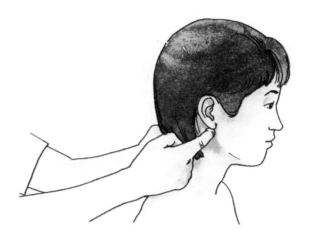

〈칼럼〉 **어깨 결림을 완화시키는 마사지**

　　목에서 어깨에 걸친 결림이 매우 심할 경우에는 다음과 같은 순서대로 마사지
를 실시하면 좋다. 우선 처음에 시술자는 환자의 목덜미를 천주(天柱)의 위치에서
대저(大杼)의 방향으로 향하여 손바닥과 손가락 끝을 사용하여 문지른다.

　　다음에는 대저에서 어깻죽지 방향으로 어깨를 꽉 잡듯이 하여 비벼가면서 계속
해서 어깨뼈의 주변을 손바닥으로 어루만진다. 척추를 따라서 허리 주변까지 정
성을 다해서 마사지를 하면 더욱 효과적이다.

　　마지막으로는 어깨를 가볍게 두드리거나 어깨뼈를 손바닥으로 가볍게 누르면
좋다. 단, 두드릴 때는 주먹을 쥐고 해서는 안 되며 다섯 개의 손가락을 가볍게 펼

치고 손바닥의 새끼손가락쪽의 가장자리를 이용해서 손목으로 톡톡 내려치는 듯하게 두드려야 한다.

① 치료자는 환자를 엎드리게 하고 목 부분에서 어깨에 걸쳐서 쓰다듬는다. 그와 동시에 가끔은 어깨를 가볍게 잡듯이 주무른다.

② 엎드려 있는 환자의 어깨뼈 주변을 어루만지고 마무리로 어깨뼈 위에 손바닥을 대고 가볍게 압박을 한다. 이 경우는 시술자의 무게 중심이 너무 환자에게 쏠리지 않도록 주의해야 한다.

③ 마지막으로는 마사지와 함께 운동처방 요법으로 가벼운 스트레칭을 한다.

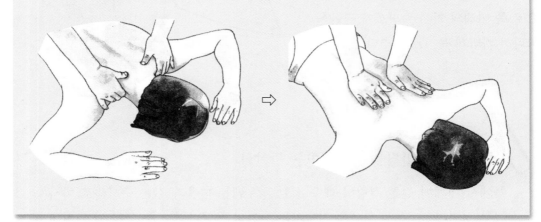

오십견

[증상] 40~50대의 사람에게 많이 나타나는 어깨의 통증으로 정확하게는 견관절주위염(肩關節周圍炎)이라고 말한다.

어깨 결림에는 차이가 있어도 어깨가 무겁거나 나른한 느낌이 오십견의 시초이고, 결국에는 어깨를 조금도 움직일 수 없을 정도의 통증이 오게 된다. 심할 경우에는 어깨의 근육이 야위거나 가볍게 누르는 것만으로도 통증을 느끼거나 어깨 주변이 딱딱하게 굳어지는 경우도 있다.

[치료 포인트] 오십견은 동결견(凍結肩)이라는 별명이 붙을 정도로 어깨가 차가워지는 증상도 동반한다. 따라서 지압이나 마사지를 하기 전에는 목에서 어깨까지 뜨거운 수건 등으로 따뜻하게 하는 것이 매우 중요하다. 평소에도 어깨가 차가워지지 않도록 주의를 해야 한다.

지압요법으로는 어깨의 전후면에 집중되어 있는 견정(肩井), 견우(肩髃), 노회(臑會), 비노(臂臑), 운문(雲門), 천종(天宗) 등의 각 경혈점들을 정성껏 지압하면 효과가 있다. 통증에는 뜨겁게 뜸을 뜨는 치료도 매우 효과가 있다. 오십견은 환자가 스스로 몇 개월 정도는 스트레칭 운동을 해주어야만 한다.

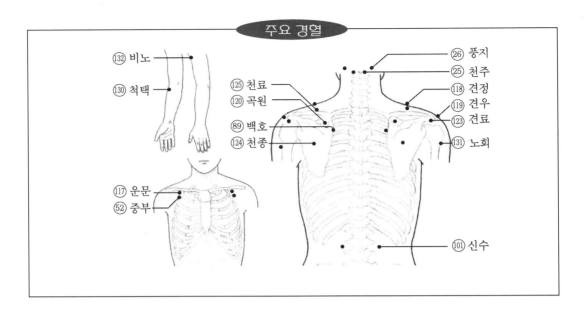

⑬ 비노
⑬ 척택
㉖ 풍지
㉕ 천주
⑫ 천료
⑫ 곡원
⑱ 견정
⑲ 견우
⑧ 백호
⑫ 천종
⑫ 견료
⑬ 노회
⑪ 운문
⑤ 중부
⑩ 신수

● 치료 방법

견정(肩井) 지압을 하거나 뜸을 떠도 어깨가 뻐근한 통증에는 매우 효과가 있는 경혈이다.

[위치] 목뒤 부분과 어깻죽지의 중간 부분.

[치료] 시술자는 환자의 어깨를 잡고 엄지손가락으로 강하게 비비면서 누른다. 환자가 혼자서 지압을 할 경우에는 집게손가락을 사용하여 오른손으로 왼쪽 어깨를, 왼손으로 오른쪽 어깨를 엇갈리게 한쪽씩을 누르면 좋다. 어깨 결림과 통증에 자주 이용되는 경혈이며 뜸을 떠도 효과적이다.

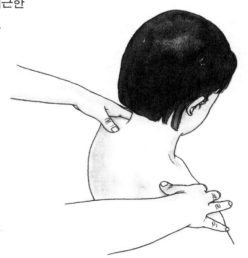

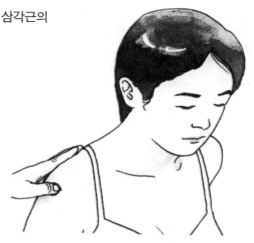

견우(肩髃) 지압과 마사지의 병행으로 어깨의 삼각근의 통증을 풀어준다.

[위치] 어깨의 시작점, 팔을 똑바로 옆으로 들어올렸을 때 생기는 오목하게 들어간 부분.

[치료] 시술자는 한 손으로 환자의 팔을 잡고 지탱하고, 다른 한 손의 엄지손가락으로 경혈을 지압한다. 이에 따라서 어깨의 삼각근의 통증을 완화시킬 수 있다. 가슴의 중심에서 쇄골의 아래 부분을 따라서 이 경혈 방향으로 향하여 마사지를 되풀이하면 더욱 효과적이다.

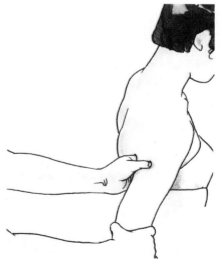

노회(臑會) 어깨와 팔 윗 부분의 통증이나 팔을 위로 올리지 못하는 증상에 효과가 있다.

[위치] 어깨 뒤 뼈에 오목하게 들어간 부분에서 손가락 3마디만큼 내려간 부분.

[치료] 시술자는 한 손으로 환자의 팔을 잡고 지탱하고 다른 한 손의 엄지손가락으로 경혈을 지압한다. 어깨의 삼각근과 팔의 윗 부분의 통증에 매우 효과가 있기 때문에 팔이 너무 아파서 올리지 못할 경우에 주무르듯이 누르면 증상이 가벼워진다.

비 노(臂臑) 팔의 통증에 더욱 효과가 있는 경혈이다.

[위치] 어깨에서 팔꿈치까지의 사이에서 한가운데 부분,
어깨의 삼각근이 끝나는 부분.

[치료] 시술자는 한 손으로 환자
의 팔을 잡고, 다른 한 손의 엄
지손가락으로 경혈을 지압한다.
팔의 통증에 보다 효과가 있는
경혈이다. 이 지압과 아울러서
팔의 안쪽부분을 위에서 아래
까지 잡듯이 주무르면 더욱 효과적이다.

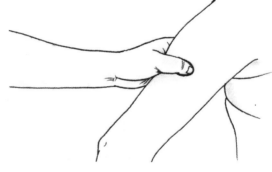

운 문(雲門) 어깨의 기능을 좋게 하는 효과가 있고 팔을 올렸다가 내렸다
하는 것을 편안하게 할 수 있다.

[위치] 어깨의 큰 관절 부분에서 약간 가슴 쪽으로 들어간
쇄골의 아래에 오목하게 들어간 부분.

[치료] 시술자는 한 손으로 환자의 등을
받치고 다른 한 손의 손가락으로 경혈을
지압한다. 팔 부분의 통증을 완화시키고
어깨의 기능을 좋게 하기 때문에 팔을
올렸다가 내렸다 하는 것을 편안하게 할
수 있다. 또 바로 아래의 중부(中府)도
함께 지압을 하면 좋다.

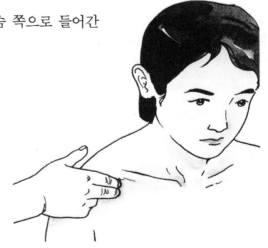

천종(天宗) 팔이 올라가지 않을 정도의 어깨 통증을
완화시킬 수 있다.

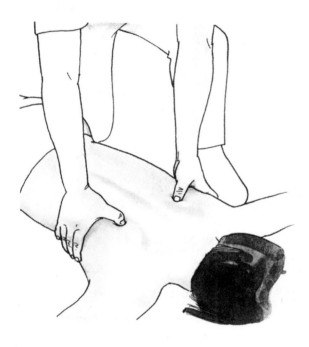

[위치] 어깨뼈의 한가운데 부분.

[치료] 시술자는 엎드려 있는 환자의 어깨뼈에 양손을 대고 엄지손가락으로 좌우의 경혈을 동시에 누른다. 이때 엄지손가락을 제외한 모든 손가락으로 겨드랑이를 잡는 듯한 자세가 이 지압요법의 요령이다. 이렇게 지압을 하면 팔이 올라가지 않을 정도의 어깨 통증도 완화시킬 수 있다. 마찬가지로 어깨뼈의 위에 있는 곡원(曲垣)이나 백호(魄戶) 등도 함께 지압을 하면 좋다.

잠을 잘못 자서 목이나 어깨가 결리는 통증

[증상] 아침에 일어났을 때 목이 아파서 돌릴 수 없거나 후두부에서 목이나 어깨에 걸쳐서 통증이 있는 경우가 있다. 이러한 현상은 잠을 잘못 자서 목이나 어깨가 결리는 통증이라는 것으로 대부분이 올바르지 못한 자세로 잠을 잤기 때문에 목의 근육이 이상하게 긴장을 하거나 당기는 증상이 나타난다. 그 이외에도 목 부분을 갑자기 차갑게 하는 것에 의해서 목이나 어깨가 결리는 경우도 있다.

[치료 포인트] 목을 지탱하고 있는 굵은 근육과 어깨와 등의 근육을 중심으로 치료를 한다. 단 치료를 하기 전에 반드시 뜨거운 수건 등으로 목 부분을 따뜻하게 한 다음에 지압과 마사지를 한다.

천주, 풍지의 지압과 목뒤의 승모근(僧帽筋)의 마사지, 천용(天容), 천정(天鼎)의 지압과 목옆의 흉쇄유돌근(胸鎖乳突筋)의 마사지는 매우 중요하다. 어깨의 견정(肩井), 등의 고황(膏肓), 곡원(曲垣)을 잘 주무르면서 누르고 어깨뼈를 아래에서 위로 어루만지면 더욱 효과적이다.

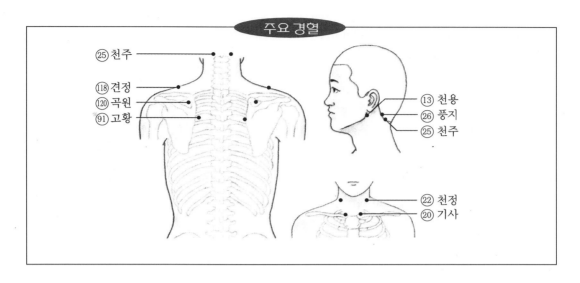

주요 경혈

- ㉕ 천주
- ⑱ 견정
- ⑳ 곡원
- ㉑ 고황
- ⑬ 천용
- ㉖ 풍지
- ㉕ 천주
- ㉒ 천정
- ⑳ 기사

● 치료 방법

천용(天容) 목 근육의 긴장을 풀고 통증을 완화시킨다.

[위치] 아래턱의 모서리 뒤로, 목옆의 근육 앞쪽 부분.

[치료] 뒷목을 아프지 않을 정도로 만진 뒤에 이 경혈을 집게손가락 끝으로 너무 힘을 가하지 않도록 주의해서 가볍게 주무르듯이 누른다. 계속해서 귀 아래 목 부분의 천정과 기사의 위치까지를 부드럽게 만져주면 목 근육의 긴장과 통증을 완화시킬 수 있으며 목을 움직이는 것이 훨씬 부드러워진다.

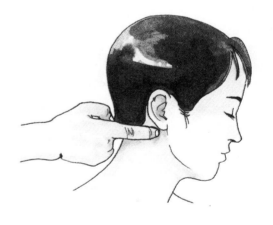

곡원(曲垣)

잠을 잘못 자서 목이나 어깨가 결리고, 딱딱하게 굳어진 어깨를 풀어준다.

[위치] 어깨뼈의 위쪽, 안쪽 모서리 부분.

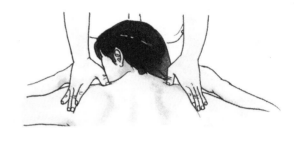

[치료] 시술자는 엎드려 있는 환자의 어깨뼈에 양손을 대고 엄지손가락으로 좌우의 경혈을 동시에 누른다. 뒷목에서 등줄기로 이어지는 어깨뼈의 안쪽 가장자리를 따라서 마사지를 병행하면, 잠을 잘못 자서 목이나 어깨가 결리고 딱딱하게 굳어진 어깨를 편안하게 할 수 있다.

견정(肩井)

목에서 어깨에 걸쳐서 딱딱하게 굳어진 듯한 느낌을 없앤다.

[위치] 목뒤의 부분과 어깻죽지의 중간 부분.

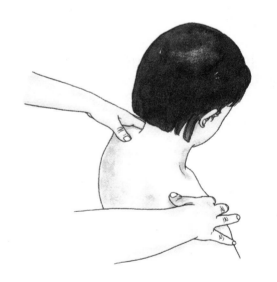

[치료] 시술자는 환자의 어깨를 잡고 엄지손가락으로 경혈점을 주무르면서 누른다. 환자가 혼자서 지압을 할 경우에는 집게손가락을 사용하여 오른손으로 왼쪽 어깨를, 왼손으로 오른쪽 어깨를 엇갈리게 해서 누르면 좋다. 목에서 어깨로 이어진 근육을 풀고 굳어진 듯한 느낌을 없애준다.

자동차 사고 등의 충격으로 인한 증상

[증상] 목이 아파서 돌릴 수 없고 어깨가 아프고 걸리며, 머리가 아프거나 기분이 나빠진다. 이와 같은 증상이 나타나는 것은 자동차의 충돌 등의 충격으로 경부를 다쳐서 생기는 장애로서 목뼈의 주변에 있는 인대나 근육의 이상으로 인하여 일어나는 증상이다. 교통사고로 차가 충돌하였을 때 큰 충격을 받고 목이 뒤로 젖혀져서 생기는 사례가 가장 많은 것 같다.

심할 경우에는 목의 신경 경로가 영향을 받아서 손발이 마비되거나 귀울음, 현기증, 구역질 등을 일으키는 경우도 있다.

[치료 포인트] 안정을 제일로 하고 증상이 길어질 때는 지압요법으로 완화시킨다. 머리가 아프거나 목을 돌릴 수 없는 증상에는 천주, 풍지, 완골을 지압한다. 어깨가 결려서 아플 경우에는 견정, 견우, 곡원, 대추 등의 지압과 마사지를 실시한다. 손이 마비되었을 때는 곡지, 극문 외에 손의 여러 경혈을 치료한다.

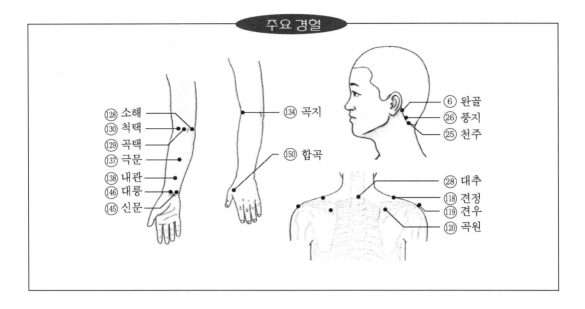

주요 경혈

- ⑫⑧ 소해
- ⑬⓪ 척택
- ⑫⑨ 곡택
- ⑬⑦ 극문
- ⑬⑧ 내관
- ⑭⑥ 대릉
- ⑭⑤ 신문
- ⑬④ 곡지
- ⑮⓪ 합곡
- ⑥ 완골
- ㉖ 풍지
- ㉕ 천주
- ㉘ 대추
- ⑪⑧ 견정
- ⑪⑨ 견우
- ⑫⓪ 곡원

🔵 치료 방법

완골(完骨) 목줄기를 가볍게 어루만진 뒤에 천천히 지압을 하면 두통이나 목의 통증을 완화시킬 수 있다.

[위치] 귓불의 뒤쪽 뼈(유양돌기)의 바로 뒤에 오목하게 들어간 부분.

[치료] 시술자는 환자의 머리를 감싸듯이 하고 가볍게 목줄기를 쓰다듬고 나서 엄지손가락 끝의 볼록한 부분으로 천천히 좌우의 경혈을 지압한다. 이 지압은 두통이나 목이 아파서 목을 자유롭게 돌릴 수 없는 증상에 효과가 있다. 목뒤의 천주나 풍지도 함께 지압하면 더욱 효과적이다.

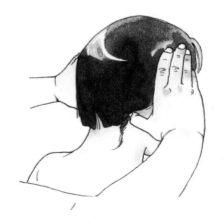

견우(肩髃) 교통사고로 인하여 나타나는 증상으로 어깨 결림과 통증에 효과적이다.

[위치] 어깨의 시작점, 팔을 옆으로 들어올렸을 때 생기는 오목하게 들어간 부분.

[치료] 시술자는 한 손으로 환자의 팔을 잡고 지탱하면서 다른 한 손의 엄지손가락으로 경혈을 지압한다. 이 지압을 함으로써 교통사고 후에 동반되는 어깨 결림과 통증이 완화된다. 이 경혈의 위치에서 견정이나 대추 등의 방향으로 향하여 마사지를 하는 것도 좋다.

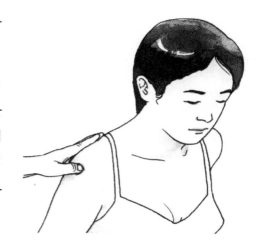

극문(郄門) 손의 마비가 생길 경우에는 약간 강하게 경혈을 지압한다.

[위치] 팔의 안쪽 부분에서 손바닥을 펴고 보았을 때 한가운데 부분.

[치료] 시술자는 환자의 팔을 꽉 잡듯이 하고 엄지손가락으로 강하게 지압을 한다. 이것은 손의 마비 특히 가운뎃손가락과 그 주변의 마비에 매우 효과가 좋은 경혈이다. 마비나 통증이 계속될 경우에는 이 경혈의 위치를 중심으로 팔의 안쪽 부분을 팔꿈치쪽에서 손목 방향으로 차례대로 주무른다.

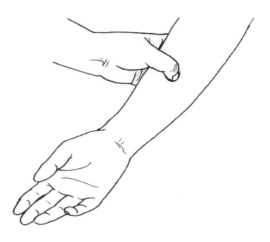

만성 관절 류머티즘

[증상] 아침에 일어났을 때 손가락이 굳어져서 움직이기 힘들거나 손발이 마비되는 증상부터 시작하여 결국에는 관절의 통증이 작은 관절에서 큰 관절로 넓게 퍼지게 된다.

특히 왠지 모르게 몸이 나른하거나 식욕이 없거나 푹 잘 수 없는 온몸의 증상에서, 손발의 냉증, 요통, 변비, 빈혈 등의 증상에도 나타날 수 있게 된다.

[치료 포인트] 아픈 관절의 주변 경혈을 중심으로 힘을 너무 가하지 않도록 주의하면서 마사지와 지압을 실시한다. 팔꿈치의 곡지(曲池), 곡택(曲澤), 척택(尺澤), 손목의 양계(陽谿), 양지(陽池), 태연(太淵), 대릉(大陵), 무릎의 내슬안(內膝眼), 외슬안(外膝眼), 발목의 해계(解谿), 태계(太谿) 등은 특히 효과가 있다.

온몸의 증상을 완화시키기 위해서는 등의 간수와 비수, 허리의 신수, 복부의 중완, 천추, 대거 등을 정성껏 지압한다. 이들 경혈을 정성껏 지압하고 마사지까지 병행하면 전신의 혈액순환을 조절하는 것과 연결되어 치료의 중요한 포인트가 된다. 또한 뜸을 뜨는 것도 매우 효과적이다.

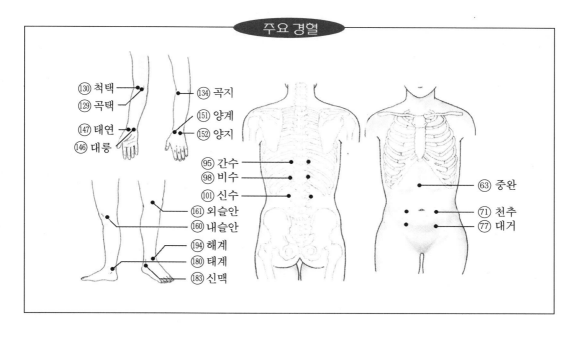

⑬⁰ 척택
⑫⁹ 곡택
⑭⁷ 태연
⑭⁶ 대릉

⑬⁴ 곡지
⑮¹ 양계
⑮² 양지

⑨⁵ 간수
⑨⁸ 비수
⑩¹ 신수

⑯¹ 외슬안
⑯⁰ 내슬안

⑲⁴ 해계
⑱⁰ 태계
⑱³ 신맥

⑥³ 중완
⑦¹ 천추
⑦⁷ 대거

● 치료 방법

태연(太淵) 손가락의 마사지와 병행하면 굳어진 손을
부드럽게 완화시킬 수 있다.

[위치] 손바닥쪽으로 손목이 구부러진 지점으로
엄지손가락쪽에 가까운 곳.

[치료] 시술자의 엄지손가락 관절을 직각으로 구부려
서 누르면서 돌리듯이 경혈을 지압한다. 손에 힘이 없고
굳어졌거나, 관절의 통증 등을 완화시킬 수 있다. 계속해서
환자의 엄지손가락에서 새끼손가락까지를 차례대로 잘 주무르
면 더욱 효과가 있다.

대릉(大陵)

평소에도 양지와 함께 지압을 습관화하면 손가락을 부드럽게 움직일 수 있게 된다.

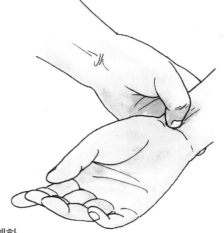

[위치] 손목의 손바닥쪽 중앙 부분.

[치료] 엄지손가락의 관절을 직각으로 구부려서 지압한다. 아침에 기상할 때에 손등쪽의 손목 중앙에 있는 양지도 함께 주무르는 것을 습관화하면, 굳어진 손가락을 바로 풀 수 있으며 자유롭게 움직일 수도 있게 된다.

척택(尺澤)

팔의 안쪽 부분에서 팔꿈치에 걸쳐서 불쾌한 증상을 완화시킬 수 있다.

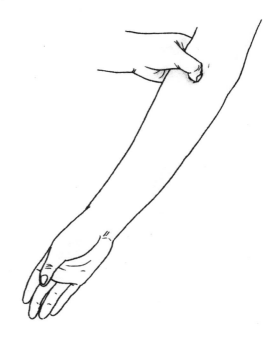

[위치] 팔꿈치의 안쪽 구부러진 곳의 중앙에 있고, 딱딱한 힘줄의 엄지손가락쪽 부분.

[치료] 시술자의 엄지손가락 끝이 환자의 피부 깊숙이 파고 들어가도록 약간의 힘을 가해서 누른다. 팔의 안쪽 부분에서 팔꿈치에 걸친 통증과 굳어지는 증상, 불쾌감 등을 완화시키는 효과가 있기 때문에 만성관절 류머티즘의 치료에 이용되고 있다.

곡택(曲澤) 곡지와 함께 천천히 시간을 갖고 마사지를 한다.

[위치] 팔꿈치 안쪽의 구부러진 곳의 중앙에 있는, 딱딱한 힘줄의 새끼손가락쪽 부분.

[치료] 시술자의 엄지손가락 끝이 환자의 피부에 깊숙하게 파고들어갈 정도로 힘을 가해서 누른다. 팔꿈치의 통증, 굳어진 증상을 푸는데는 팔꿈치의 구부러진 부분, 즉 엄지손가락쪽에 있는

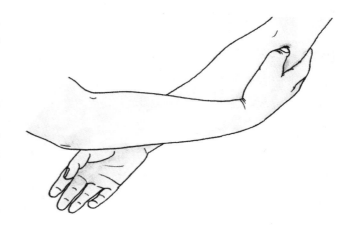

곡지와 함께 천천히 시간을 갖고 마사지를 하면 좋다.

태계(太谿) 발의 혈액순환을 촉진시키고, 복사뼈와 발뒤꿈치가 굳어진 증상을 푼다.

[위치] 발 안쪽 복사뼈의 바로 뒤쪽 부분.

[치료] 시술자는 환자를 바로 눕게 하고 환자의 발목을 손바닥으로 감싸듯이 하여, 확실하게 엄지손가락으로 경혈을 지압한다. 발의 혈액순환을 좋게 하고 복사뼈나 발뒤꿈치가 굳어진 증상을 풀 수 있다.

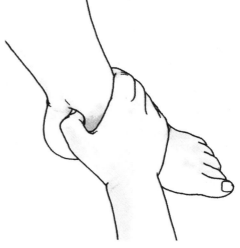

해계(解谿)　지압으로 굳어진 증상을 풀어주게 되면 발목을 상하로 구부렸다가 폈다가 하는 운동을 할 수 있다.

[위치] 발목의 앞면 중앙 부분.

[치료] 시술자는 환자를 바로 눕게 하고 환자의 발꿈치를 손바닥으로 감싸듯이 하여 엄지손가락으로 지압을 한다. 이 지압에 의해서 발목의 통증이나 굳어진 증상을 풀어주게 되면 발목을 상하로 구부렸다가 폈다가 하는 운동을 하면 좋다.

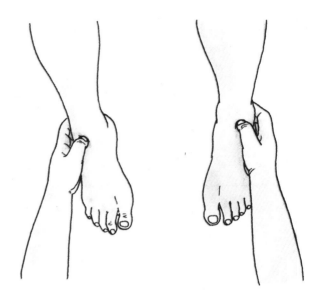

손의 저림 · 통증 · 신경통

[증상] 등산을 하려고 무거운 짐을 짊어졌을 때 등산용 가방의 끈으로 어깨를 압박하여 팔의 윗 부분이 가볍게 저리거나, 운동이나 작업에 의해서 근육이 피로하여 아프거나, 손끝이 차가워서 딱딱해지거나 저리는 경우 등등…… 손이 저리는 경우와 통증이 생기는 경우는 여러 가지 원인으로 인하여 일어난다. 그 중에서도 어깨에서 손끝까지 하나의 선을 그리듯이 아픈 경우에는 손의 신경통이 아닌가라고 의심해 보아야 한다.

[치료 포인트] 신경통은 지압요법이 가장 필요한 병중의 하나이다. 우선 뜨거운 수건 등으로 환부를 충분히 따뜻하게 하는 것이 매우 중요하다. 따뜻하게 해서 근육의 긴장을 풀었다면 팔 윗 부분의 비노(臂臑)를 비롯하여 팔꿈치의 곡지, 팔 안쪽의 수삼리, 극문, 내관, 손등의 합곡 등을 포인트로 하여 각 경혈을 지압하고 마사지한다.

팔에 둘러싸여 있는 신경의 통로에 있는 가슴 위쪽의 운문, 중부, 결분의 지압도 매우 중요하다. 팔 윗 부분의 통증은 목과 어깨 등의 결림을 동반하기 때문에 이들 부분의 경혈도 자주 주무르고 누르는 것이 좋다.

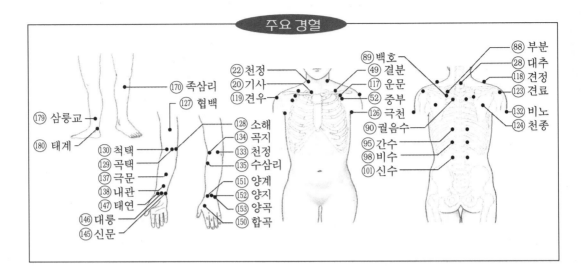

주요 경혈

⑯ 족삼리
⑫ 협백
⑰ 삼릉교
⑱ 태계
⑬ 척택
⑫ 곡택
⑬ 극문
⑬ 내관
⑭ 태연
⑭ 대릉
⑭ 신문
⑫ 소해
⑭ 곡지
⑬ 천정
⑬ 수삼리
⑮ 양계
⑮ 양지
⑮ 양곡
⑮ 합곡
㉒ 천정
⑳ 기사
⑲ 견우
⑧ 백호
⑨ 결분
⑰ 운문
⑤ 중부
⑯ 극천
⑨ 궐음수
⑨ 간수
⑨ 비수
⑩ 신수
⑧ 부분
㉘ 대추
⑱ 견정
⑫ 견료
⑬ 비노
⑫ 천종

🔵 치료 방법

결분(缺盆) 팔의 신경 통로에 있는 경혈로 쇄골을 파고 들어가듯이
눌러서 팔의 통증을 완화시킨다.

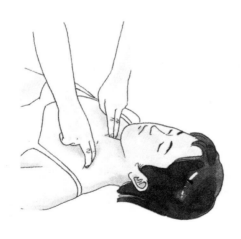

[위치] 쇄골의 위에 오목하게 들어간 부분.

[치료] 집게손가락과 가운뎃손가락을 구부려서
쇄골을 파고 들어가듯이 꾹 누른다. 이곳은 가슴
이나 팔을 둘러싸고 있는 신경의 통로에 있는 경
혈이다. 환자의 호흡에 맞춰서 반복하면 통증을
완화시킬 수 있다.

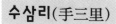

비노(臂臑) 통증으로 팔이 올라가지 않는 증상에 효과가 있다.

[**위치**] 팔꿈치의 구부러진 곳에서 손가락 7마디만큼 어깨쪽 부분, 어깨에서 삼각근의 끝 부분.

[**치료**] 시술자는 환자의 팔을 잡고 엄지손가락에 힘을 가해서 지압을 한다. 팔 윗 부분의 증상 특히 통증으로 팔이 올라가지 않을 경우에는 매우 효과적이다.

수삼리(手三里) 몇 초 동안 지압하는 것을 3~4회 정도 반복하면 팔의 신경통에 효과가 있다.

[**위치**] 팔 안쪽의 엄지손가락 방향으로, 팔꿈치의 구부러진 곳에서 손끝 방향으로 손가락 2마디만큼 떨어진 곳.

[**치료**] 시술자의 엄손가락 끝이 환자의 피부에 가볍게 들어갈 정도로 힘을 가해서 누른다. 몇 초 정도의 지압을 3~4회 정도 되풀이한다. 팔의 신경통 치료에 이용하면 효과적이다.

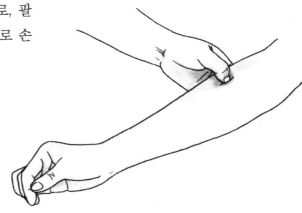

곡지(曲池)   손끝으로 이어지는 신경의 통로를 강하게 지압하면
손가락의 증상에도 효과가 있다.

[위치] 팔꿈치의 구부러진 곳으로 엄지손가락쪽으로
오목하게 들어간 부분.

[치료] 팔꿈치를 꽉 잡고 시술자의 엄지손가락을 경혈
점의 위치에 댄다. 엄지손가락의 관절을 구부려서
힘을 가해서 지압을 한다면 효과적이다.
손끝으로 이어지는 신경의 통로이므
로 손가락의 마비에도 매우 효과
적이다. 팔 전체를 주무르고 근육
의 긴장을 풀면 더욱 좋다.

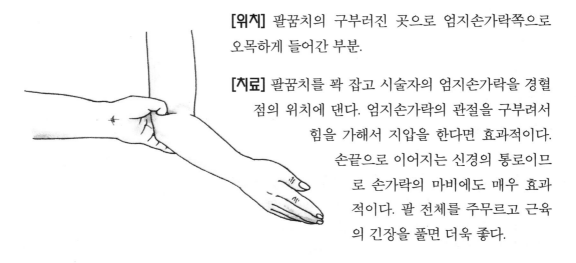

합곡(合谷)   통증을 진정시키는 효과가 있는 경혈로서
강하게 지압을 하면 좋다.

[위치] 손등에서 엄지손가락과 집게손가락의
사이 부분.

[치료] 시술자는 한 손으로 환자의 손목을 받치고 다른
한 손으로 환자와 악수를 하듯이 하여 손등에 시술자
의 엄지손가락이 파고 들어갈 정도로 강하게 누른다.
모든 손의 통증을 진정시키는 효과가 있
다.

극문(郄門)

팔의 안쪽 부분의 긴장을 풀고 팔의 통증과 저림을 완화시킬 수 있다.

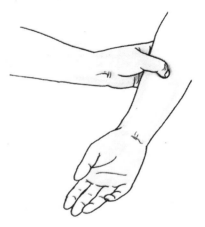

[위치] 팔의 안쪽 부분, 손바닥을 폈을 때 한가운데 부분.

[치료] 시술자는 환자의 팔을 잡고 엄지손가락으로 강하게 누른다. 팔의 안쪽 부분의 긴장을 풀고 손끝이 빠지는 듯한 통증에 효과가 있다. 이 경혈의 지압은 환자가 혼자서 치료를 하는 것도 좋다.

내관(內關)

가운데손가락이 빠지는 듯한 팔의 통증에 특히 효과적이다.

[위치] 팔의 안쪽 부분, 손바닥쪽의 중심 선상에서 손목의 구부러진 곳에서 팔꿈치 방향으로 손가락 2마디만큼 떨어진 곳.

[치료] 시술자는 엄지손가락에 힘을 가해서 경혈을 지압한다. 이 경혈은 팔의 중심에서 가운뎃손가락으로 빠지는 듯한 통증을 완화시키는 것에 특히 효과적이다.

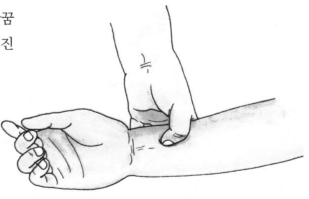

이 경혈은 지압을 하는 것도 좋지만 주물러서 푸는 마사지도 더욱 효과적이다.

손목관절 삠 · 손가락을 부딪쳐서 삠

[증상] 운동이나 작업중에 일어나기 쉬운 증상으로 손목 관절을 삐거나 손가락을 부딪쳐서 삐는 경우가 있다. 이러한 증상들은 관절의 주변을 아프게 하는 것이므로 붓거나 욱신거리는 통증이 그 주된 증상이다.

또한 환부에 열이 나거나 심할 경우에는 내출혈을 나타낼 수도 있다.

[치료 포인트] 이런 증상이 일어난 후 2~3일은 환부를 차갑게 하는 것이 가장 좋은 치료 방법이다. 이렇게 붓거나 열이 나는 경우에는 차가운 습포를 한 채로 환부의 안정을 유지해야 한다.

또 4~5일째부터는 이제까지의 치료와는 정반대로 따뜻한 습포를 하거나 목욕을 할 경우에도 자주 관절을 주무르는 것이 효과적이다.

손목, 손가락 관절 증상의 지압요법으로는 태연(太淵), 대릉(大陵), 양지(陽池) 등의 지압과 관절 주변의 마사지가 효과적이다. 손가락을 삐었을 경우에는 지압 후에 손가락을 가볍게 돌리는 운동을 하면 좋다. 그러나 지압을 너무 세게 해서는 안 되며, 또한 어느 정도 통증이 가라앉은 다음에 하는 것이 좋다.

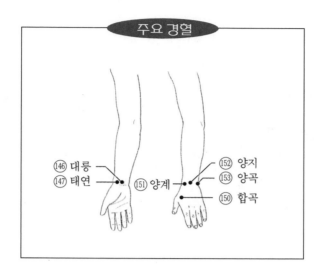

주요 경혈

⑭⑥ 대릉
⑭⑦ 태연
⑮① 양계
⑮② 양지
⑮③ 양곡
⑮⓪ 합곡

● 치료 방법

태연(太淵) 통증과 붓기가 가라앉으면 지압이나 뜸으로 치료를 한다.

[위치] 손바닥쪽의 손목 부분, 엄지손가락에 가까운 부분.

[치료] 손목의 관절을 삐어서 통증이 있거나 부었거나 열 등의 증상이 있을 경우 엄지손가락으로 작은 원을 그리듯이 가볍게 압박을 한다. 이 경혈에 뜸을 뜨면 더욱 효과적이다. 또 태연과 함께 대릉도 지압을 하면 좋다.

양지(陽池) 양계와 양곡을 함께 병행하여 지압을 하면 좋다.

[위치] 손등쪽의 손목 중앙 부분.

[치료] 손목의 관절을 삐었을 경우에 통증이나 붓기, 열 등이 있으면 엄지손가락으로 작은 원을 그리듯이 가볍게 압박한다. 뜸을 뜨는 것도 더욱 효과적이다. 양계와 양곡도 함께 병행하여 지압하면 좋다.

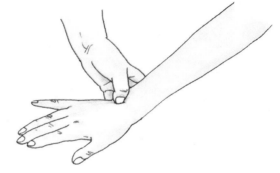

〈칼럼〉 손가락을 삐었을 때의 치료

　손가락을 삐었을 경우에는 바로 환부를 차갑게 해야 하며, 손가락을 확실하게 펴서 잠시 고정시켜 두는 것도 매우 중요하다.

　통증과 붓기가 어느 정도 가라앉았을 경우에는 삔 손가락을 잡고서 가볍게 돌리거나 손가락을 편 채로 앞뒤로 흔들거나 손등 전체를 주무르거나 하면 좋다.

　이 치료는 목욕할 때 천천히 실시하면 회복이 빠르며, 얼음 찜질도 효과적이다.

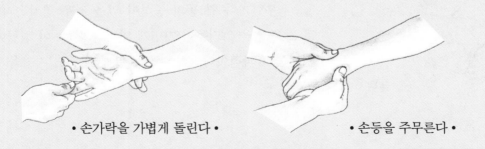

• 손가락을 가볍게 돌린다 •　　　　　　• 손등을 주무른다 •

테니스 엘보우

[증상] 테니스에서 스매시를 할 경우에 느껴지는 것으로 팔꿈치에서 손목으로 빠지는 듯한 통증을 테니스 엘보우라고 말한다. 이와 같은 증상의 대부분은 팔꿈치의 관절을 포함한 근육에 염증이 생겼을 경우에 나타난다.

이것은 전문적으로는 상완골외측상과염(上腕骨外側上顆炎)이라고 말하며, 테니스에 의한 팔 운동에 한정되지 않고 손이 뒤틀렸거나, 무거운 짐을 집었을 경우에도 마찬가지의 증상이 나타나는 경우가 있다.

[치료 포인트] 환부의 안정을 위해서 팔꿈치에 뜨거운 수건으로 따뜻한 습포를 하는 것이 효과적이다.

통증이 팔꿈치 근처까지 이르면 수삼리, 곡지를 지압하고, 손목 근처에 있으면 신문, 온류 등의 경혈을 자극한다. 지압과 뜸으로 치료하면 효과가 있지만 최근에는 전문의에게 가서 전기자극(펄스 通電)을 이용하여 치료를 하거나 봉침요법으로 치료를 하는 경우도 있다.

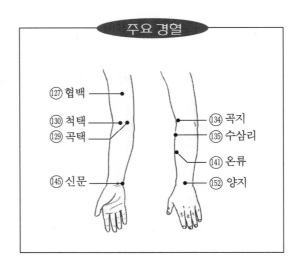

주요 경혈

⑫⑦ 협백

⑬⓪ 척택
⑫⑨ 곡택

⑭⑤ 신문

⑬④ 곡지
⑬⑤ 수삼리

⑭① 온류

⑮② 양지

● 치료 방법

곡지(曲池) 통증이 심하고 저릴 경우에는 뜸을 뜨면
좋다.

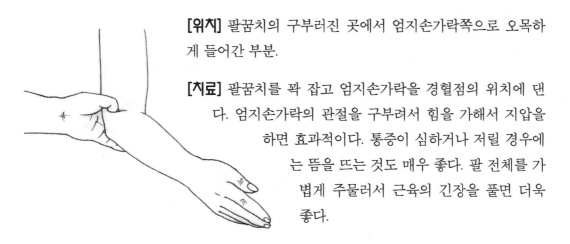

[위치] 팔꿈치의 구부러진 곳에서 엄지손가락쪽으로 오목하게 들어간 부분.

[치료] 팔꿈치를 꽉 잡고 엄지손가락을 경혈점의 위치에 댄다. 엄지손가락의 관절을 구부려서 힘을 가해서 지압을 하면 효과적이다. 통증이 심하거나 저릴 경우에는 뜸을 뜨는 것도 매우 좋다. 팔 전체를 가볍게 주물러서 근육의 긴장을 풀면 더욱 좋다.

수삼리(手三里) 몇 초 동안의 지압을 3~4회 정도 반복하면 팔꿈치의 통증에 보다 효과가 있다.

[위치] 팔 안쪽의 엄지손가락쪽으로, 팔꿈치의 구부러진 곳에서 손끝 방향으로 손가락 2마디만큼 내려간 곳.

[치료] 시술자의 엄지손가락 끝이 환자의 피부에 가볍게 파고 들어갈 정도로 힘을 가해서 누른다. 몇 초 동안의 지압을 3~4회 정도 반복한다. 특히 팔꿈치의 주변에 통증이 집중되어 있는 경우에 이용하면 효과적이다.

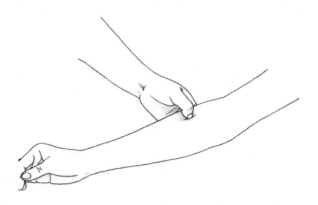

신문(神門) 손목 부분이 빠질 듯한 통증을 진정시킨다.

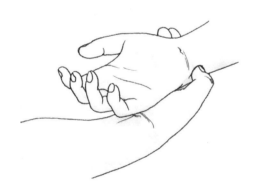

[위치] 손목의 관절로 손바닥쪽의 새끼손가락 근처의 가장자리.

[치료] 엄지손가락으로 세게 자극을 가한다. 팔꿈치의 주변보다도 손목 근처의 통증으로 손목이 빠질 듯한 경우에 이용하면 좋다. 뜸도 효과적이고, 온류와 양지 등도 마찬가지로 지압한다.

발의 저림 · 통증 · 좌골신경통

[증상] 발 저림은 오랫동안 앉아 있었어 혈액 순환이 원활하지 않은 경우와 아무 것도 하지 않았는데 일어나는 경우가 있다. 아무 것도 하지 않았는데 허리에서 발까지 저린 느낌이 들거나, 몸을 구부렸을 때에 통증이 느껴지거나, 무릎을 편 채로 다리를 올리면 허벅지 뒤쪽에 통증이 심한 경우에는 좌골신경통을 의심해 보아야 한다.

좌골신경통이란 하반신을 둘러싼 신경 다발이다. 좌골신경통이 심해지면 근육의 저하나 발 피부의 감각이 마비되는 등과 같은 현상이 일어나기 때문에 주의해야 할 필요가 있다. 좌골신경통은 디스크와 유사하며 골반의 변이와 관계가 매우 깊다.

[치료 포인트] 환자를 엎드리게 하고 삼초수, 신수, 지실에서 대장수(大腸兪), 방광수(膀胱兪) 등 허리의 보온에 신경을 쓰면서 신중하게 지압을 한다.

이 경혈점들의 지압에 이어서 승부, 은문에서 승산까지 발의 여러 경혈을 지압하고 마사지도 병행하면 효과적이다.

다음에는 환자를 바로 눕게 하고 오추(五樞), 거료(居髎)나 족삼리, 해계, 양릉천, 현종(懸鐘) 등을 지압한다.

지속적으로 강하게 지압을 계속하는 것만으로도 통증이 완화될 수 있다. 또 몸이 찬데도 강한 체질에 가깝고 다리와 허리의 통증과 저림을 예방할 수도 있다.

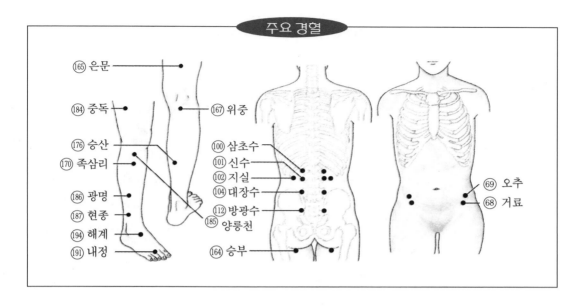

⑯ 은문
⑱ 중독
⑯ 승산
⑰ 족삼리
⑱ 광명
⑱ 현종
⑲ 해계
⑲ 내정

⑯ 위중
⑩ 삼초수
⑩ 신수
⑩ 지실
⑩ 대장수
⑪ 방광수
⑯ 양릉천
⑯ 승부

⑥ 오추
⑥ 거료

🔵 치료 방법

오추(五樞) 발이 차거나 피곤한 경우 허리의 나른함과 다리, 허리의 신경통에 효과가 있다.

[위치] 좌우의 골반 앞쪽으로 쑥 튀어나온 곳의 윗부분.

[치료] 환자를 바로 눕게 하고 양손의 엄지손가락으로 좌우의 경혈을 동시에 누른다. 이 경혈의 자극은 발이 차갑거나 피곤한 경우 허리의 나른함을 비롯하여 신경통에 의한 다리와 허리의 통증을 완화시키는데 효과가 있다.

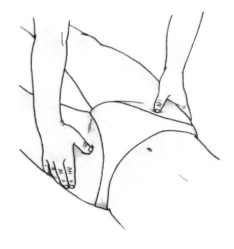

거료(居髎) 다리와 허리의 나른함을 완화시키고, 발에 경련이
일어나는 듯한 통증에도 효과가 있다.

[위치] 허리뼈의 앞부분에서 약간 아래로 내려간 곳, 좌우 양쪽 부분.

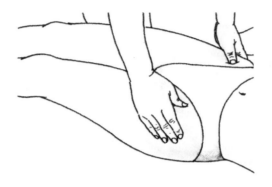

[치료] 환자를 바로 눕게 하고 시술자는 그 옆
에 무릎을 대고 상반신을 앞으로 쑥 내밀어,
좌우의 경혈을 양손으로 동시에 지압한다. 하
반신의 나른함과 발에 경련이 생기는 듯한 통
증에 매우 효과가 있다. 이 경혈의 위치에서
허벅지의 경혈까지 주무르면 더욱 효과가 좋
다.

신수(腎兪) 허리의 뻐근함을 풀고 하반신의
혈액순환을 촉진한다.

[위치] 늑골의 가장 아래(제12늑골)의 끝과 같은
높이에 있는 곳으로, 척추를 사이에 두고 양쪽 부
분.

[치료] 시술자는 환자를 엎드리게 하고 양손의 엄
지손가락으로 경혈을 주무르듯이 누른다. 이 지
압에 의해서 허리의 뻐근함이 풀리고, 하반신의
혈액순환이 촉진되기 때문에 저리거나 통증이 없
어진다.

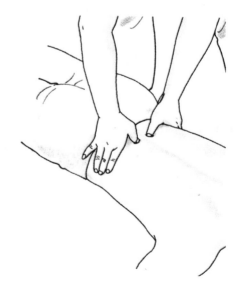

지실(志室) 뻐근한 부분을 주무르면서 풀면 하반신의
증상을 완화시킨다.

[위치] 신수의 바깥쪽, 손가락 2~3마디만큼 떨어진 부분.

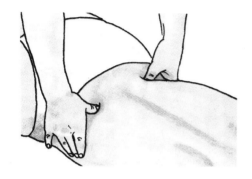

[치료] 시술자는 환자를 엎드리게 하고 신수 바
깥쪽의 뻐근한 경혈 위치에 양손의 엄지손가락
을 대고 시술자의 체중을 실어서 천천히 주무르
듯이 누른다. 이 지압에 의해서 허리의 뻐근함을
풀면, 하반신이 나른한 느낌이나 통증 또는 저리
는 증상도 완화시킬 수 있다.

족삼리(足三里) 주무르듯이 비비면서 누르면 다리의
나른함과 통증을 푼다.

[위치] 종아리의 바깥쪽으로, 무릎 아래에서 대
략 손가락 3마디만큼 내려간 곳.

[치료] 환자는 바로 누운 자세를 하면 시술자가
좌우의 발을 각각 지압한다. 환자가 혼자서 지
압을 하는 경우에는 의자에 걸터앉아서 실시하
면 좋다. 주무르듯이 비비면서 누르면 다리의
나른함과 통증을 완화시킨다.

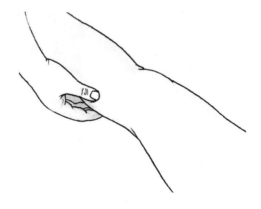

은문(殷門) 다리 뒤쪽의 마사지는 이 경혈을 중심으로
하면 좋다.

[위치] 허벅지의 뒤쪽 중앙 부분.

[치료] 환자를 엎드리게 하고 약간 다리를 벌리게 하
여 좌우의 다리 경혈을 동시에 강하게 누른다. 이 경
혈을 중심으로 다리 뒤쪽의 각 경혈의 지압과 마사
지를 실시하면 통증이나 저리는 증상 등을 완화시킬
수 있다.

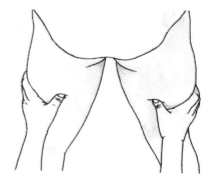

해계(解谿) 발목에서 발끝의 증상을 완화시키는데
효과적이다.

[위치] 발목의 앞쪽 중앙 부분.

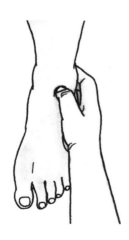

[치료] 시술자는 환자를 바로 눕게 하고 환자의 발꿈치를 손바닥
으로 감싸듯이 하고 엄지손가락으로 경혈을 지압한다. 이 지압
에 의해서 발목에서 발끝의 나른함과 통증, 저림, 딱딱하게 굳어
진 듯한 느낌이 부드럽게 된다.

무릎통증

[증상] 무릎을 구부렸다가 폈다가 할 때의 통증, 앉기 어렵거나 무릎이 굳어졌거나 매우 고통스러운 통증 등등.... 이러한 증상은 류머티즘, 통풍, 무릎에 상처를 입은 경우 이외에도 무릎 관절의 노화 등에 의해서도 일어난다. 통증을 참고 걷기 때문에 보행자세가 나빠져서 허리에 부담을 주거나 근육이 쇠약해지고, 심할 경우에는 무릎에 물이 고이거나 뼈가 변형되는 경우도 있다.

[치료 포인트] 무릎 주변의 혈액순환을 좋게 하여 통증을 풀어주기 위해서는 혈해(血海), 족삼리, 음릉천, 승산, 독비(犢鼻), 위중(委中)을 지압한다. 요통을 동반할 경우에는 허리의 신수, 지실, 대장수를 지압하고, 다리의 피곤함과 나른함을 동반할 경우에는 발바닥의 용천 등을 지압하면 좋다.

또 뜸을 뜨는 것도 매우 효과가 있다. 특히 내슬안(內膝眼)에 뜸을 계속해서 뜨면 통증을 완화시킬 뿐만 아니라 무릎에 물이 고이는 증상에도 효과가 있다. 자세를 바꾸기 위해서 일어날 때 생기는 무릎의 통증에는 외슬안(外膝眼)을 자극하는 것이 효과적이다.

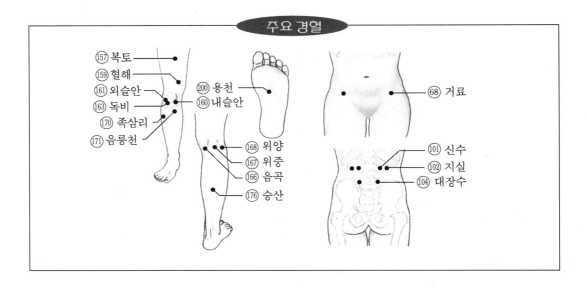

⑮⑦ 복토
⑮⑨ 혈해
⑯① 외슬안
⑯③ 독비
⑰⓪ 족삼리
⑰① 음릉천

⑳⓪ 용천
⑯⓪ 내슬안

⑯⑧ 위양
⑯⑦ 위중
⑯⑥ 음곡
⑰⑥ 승산

⑥⑧ 거료

⑩① 신수
⑩② 지실
⑩④ 대장수

● 치료 방법

혈해(血海) 다리의 혈액순환을 좋게 하고 무릎의 통증을 완화시킨다.

[위치] 슬개골(膝蓋骨)의 안 쪽에서 손가락 3마디만큼 올 라간 부분.

[치료] 시술자는 바로 누운 환자의 무릎 위를 잡고 엄지손가락으로 경혈을 강하게 눌러서 주무른다. 이 지압은 다리 의 혈액순환을 좋게 하고 무릎의 통증을 완화시키는 효과가 있다.

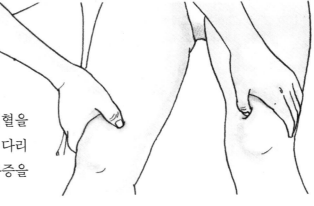

독비(犢鼻)

내슬안과 외슬안도 함께 지압하면 무릎의 모든 증상을 가볍게 한다.

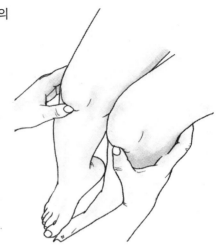

[위치] 슬개골의 바로 아래의 한가운데 부분.

[치료] 엄지손가락으로 지압을 해도 뜸을 떠도 매우 효과가 좋다. 이 경혈은 내슬안과 외슬안을 병행하여 치료하면 무릎의 통증이나 무릎에 물이 고이는 등의 여러 가지 증상을 가볍게 하는 효과가 있다.

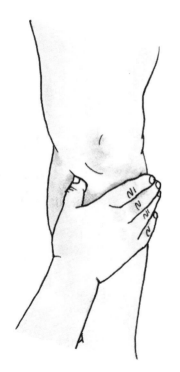

음릉천(陰陵泉)

무릎의 통증과 정강이에 남아 있는 나른함을 제거해 준다.

[위치] 무릎의 아래, 안쪽에 있는 큰 뼈 아래에 오목하게 들어간 부분.

[치료] 오목하게 들어간 부분에 엄지손가락이 파고 들어갈 정도로 지압을 한다. 무릎의 통증뿐만 아니라 정강이에 남아 있는 나른함을 제거하는데도 매우 좋다. 너무 통증이 심할 경우에는 무리하게 세게 누르지 않도록 주의해야 한다.

족삼리(足三里) 다리의 혈액순환을 촉진시키고,
통증과 나른함을 완화시킨다.

[위치] 종아리의 바깥쪽으로, 무릎 아래에서 대략 손가락 3마디만큼 내
려간 곳.

[치료] 시술자는 엄지손가락으로 세게 지압을 한다.
반복하여 지압을 하면 다리의 혈액순환을 촉
진시키고, 무릎의 통증과 그에 동반하
는 다리의 피로함이나 나른함도
함께 완화시킬 수 있다.

승산(承山) 누르고 어루만지듯이 주무르면 무릎부터
무릎 아래로의 나른함을 완화시킨다.

[위치] 종아리의 중심선상에서 힘줄과 근육이 구별되는 부분.

[치료] 엎드려 있는 환자의 종아리에 있는 경혈을 엄지손가락
끝의 볼록한 부분으로 강하게 몇 초 정도 누른다. 또 위중(委
中)에서 여기까지를 누르고 주무르면 무릎부터 무릎 아래로
의 나른한 느낌을 완화시킨다.

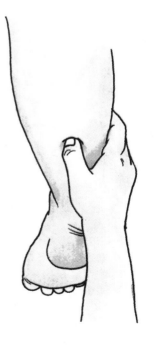

위중(委中) 여기에서 승산까지를 왕복하면서 치료하면
효과적이다.

[위치] 뒤 무릎의 한가운데 부분.

[치료] 시술자는 엎드려 있는 환자의 무릎
뒤쪽에 있는 경혈을 엄지손가락으로 지압
한다. 여기에서부터 종아리의 승산까지를
왕복하면서 누르거나, 어루만지듯이 주무
르면 무릎 주변의 통증과 나른함이 풀린다.
이 경혈은 지압과 마사지를 병행하면 더욱
효과적이다.

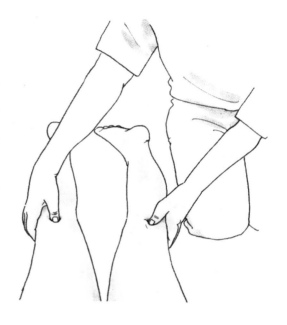

발의 관절을 삠

[증상] 관절의 주변을 삔다는 것은 운동이나 작업 중에 비틀어지거나 충격을 받았을 때 일어나기 쉽고 붓거나 욱신거리는 통증이 그 주된 증상이다.

발의 관절을 삐는 것은 발목을 가장 많이 접질린다는 것이며, 심할 경우에는 환부에 열이 나거나 내출혈이 나타나기도 하며 걸을 수 없을 정도가 되는 경우도 있다.

[치료 포인트] 손의 관절을 삐는 것과 마찬가지로 발을 접질리고 난 후 2~3일 정도는 환부를 차갑게 하여 붓거나 열이 나는 것을 차가운 습포를 한 채 환부의 안정을 유지시킨다. 그리고 4~5일째부터는 따뜻한 습포를 하거나 목욕을 할 때 자주 관절을 주무르면 효과가 있다.

지압요법에서는 혈해(血海), 양구(梁丘) 이외에도 무릎의 관절을 삐었을 경우에는 독비(犢鼻), 발목을 접질렀을 경우에는 조해(照海), 곤륜(崑崙), 구허(丘墟) 등을 중심으로 마사지하면 효과적이다. 또 뜸을 매일 뜨는 것도 효과가 있다.

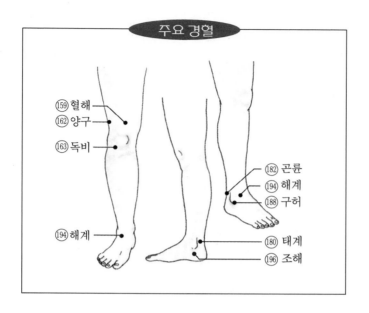

주요 경혈

⑮⑨ 혈해
⑯② 양구
⑯③ 독비

⑱② 곤륜
⑲④ 해계
⑱⑧ 구허

⑲④ 해계

⑱⓪ 태계
⑲⑥ 조해

● 치료 방법

독비(犢鼻) 지압과 뜸을 뜨는 것도 좋고 무릎의 모든 증상을 가볍게 하는 효과가 있다.

[위치] 슬개골의 바로 아래의 한가운데.

[치료] 엄지손가락으로 지압을 하거나 뜸을 뜨는 것도 매우 효과적이다. 이 지압은 무릎의 통증을 완화시키는데 효과가 있다. 환부가 붓거나 통증이 있거나 혹은 열이 내리면 그 부분의 보온에 신경을 써야 하며 목욕 중에는 조금씩 주무르도록 한다.

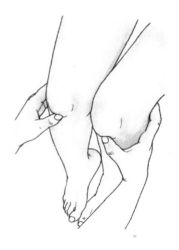

양구(梁丘) 무릎의 붓기와 통증이 누그러지면 서서히 자극을 준다.

[위치] 슬개골의 바깥쪽에서 손가락 2마디 만큼 윗 부분.

[치료] 붓기나 통증 또는 열이 내리면 엄지 손가락으로 가볍게 어루만지듯이 누르는 등 서서히 자극을 준다. 무릎 부분에 충격을 받을 때나 관절을 삐었을 경우에 효과적인 경혈이다. 지압뿐만 아니라 뜸을 뜨는 것도 매우 효과가 있다.

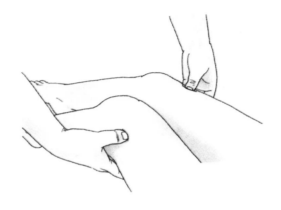

구허(丘墟) 발목을 접질렀을 때의 치료에는 이 경혈점 주변이 포인트이다.

[위치] 바깥쪽 복사뼈 앞의 아래 부분에 오목하게 들어간 부분.

[치료] 해계와 조해 등도 발목을 접질렀을 때 함께 지압을 하면 더욱 효과가 있는 경혈점이다. 붓거나 통증이 있거나 열이 내리면 엄지손가락으로 가볍게 어루만지듯이 누르는 등 서서히 자극을 주는 것이 요령이며, 발목이 많이 부어있을 때는 세게 주무르면 안된다. 환부를 따뜻하게 하거나 뜸을 뜨는 것도 효과적이다.

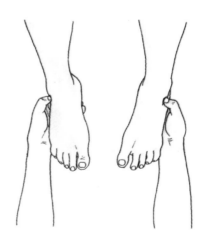

허벅지의 근육이 갑자기 수축하여 끊어짐

[증상] 근육이 끊어진다는 것은 운동 중에 갑자기 근육이 강한 힘으로 잡아 당겼을 때에 일어나는 현상이다.

이러한 현상은 갑자기 일어나기 때문에 환부가 매우 심하게 아프고 붓거나 내출혈을 일으킬 수도 있는 것이다.

[치료 포인트] 이런 증상이 일어난 후에 바로 환부를 차갑게 하는 등 응급처치를 한다. 환부를 30분 동안은 차갑게 하였다가 다시 환부에 체온이 되돌아오게 하며, 잠시동안 환부를 차갑게 하는 요법인 냉각법(冷却法)은 너무 차갑지 않도록 주의해야 한다. 지압요법에서는 위양(委陽), 음곡(陰谷) 이외에 갑자기 근육이 수축되어 끊어지는 증상이 허벅지의 앞쪽으로 고관절(股關節)에 가까우면 복토(伏兎)를, 무릎에 가까우면 양구, 허벅지의 안쪽이면 혈해, 뒤쪽이면 승부와 은문 등을 중심으로 자극을 준다.

최근에는 전문의를 찾아가서 전기자극(펄스 通電)에 의한 치료를 받기도 한다. 지압과 마시지도 효과가 있지만 증상이 나타난 후에는 조심해야 한다.

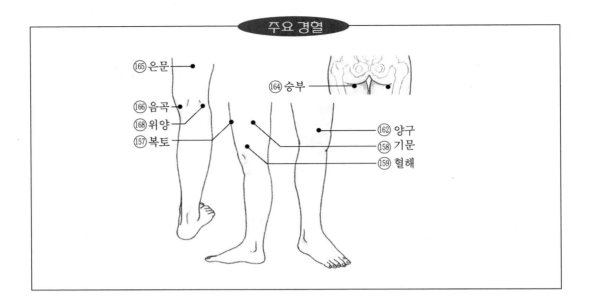

- ⑯⑤ 은문
- ⑯⑥ 음곡
- ⑯⑧ 위양
- ⑯⑦ 복토
- ⑯④ 승부
- ⑯② 양구
- ⑯⑧ 기문
- ⑯⑨ 혈해

🔵 치료 방법

승부(承扶) 허벅지 뒤쪽에 나타나는 증상일 경우에는
여기서부터 치료를 시작한다.

[위치] 엉덩이의 아래, 다리와 연결된 엉덩이 아래의 중앙
부분.

[치료] 환자를 엎드리게 하고 치료할 때는 이 경혈의 지압
과 마사지부터 시작한다. 엄지손가락으로 꽉 잡으면 허벅
지의 뒤쪽에 나타난 증상에 매우 효과가 있다. 근육이 수
축하여 끊어지는 것이 허벅지의 안쪽에서 일어났다면 기
문과 혈해를 지압하고, 바깥쪽에서 일어났다면 복토와 양
구 등을 지압하면 더욱 효과적이다.

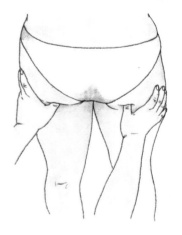

음 곡(陰谷) 무릎에 힘이 생겨서 허벅지를 확실하게
지탱할 수 있다.

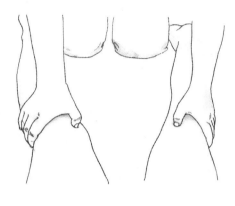

[위치] 무릎 뒤 중앙의 볼록한 부분으로, 엄지발
가락 쪽의 가장자리.

[치료] 갑자기 근육이 수축되어 심한 통증이 있
으면 환자를 엎드리게 하고 환자의 무릎 뒤쪽을
엄지손가락으로 지압한다. 통증 뒤에는 힘이 빠
져서 발이 흔들리지만 이 지압을 함으로써 무릎
에 힘이 생겨서 허벅지를 확실하게 지탱할 수 있
게 된다.

위 양(委陽) 허벅지의 뒤쪽에 쥐가 난 근육의 증상을
완화시킨다.

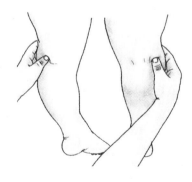

[위치] 무릎 뒤 중앙의 볼록한 부분으로 새끼발가락쪽의
가장자리.

[치료] 근육이 갑자기 수축하여 심한 통증이 생기면 환자
를 엎드리게 하고 무릎의 뒤쪽을 엄지손가락으로 지압한
다. 이것은 허벅지 뒤쪽의 근육이 수축하였기 때문에 이
경혈의 주변까지 쥐가 나는 증상을 완화시키는데 효과가
있다.

종아리의 경련

[증상] 갑자기 종아리가 당기고 매우 심한 통증과 근육의 경련, 경직과 같은 증상이 일어난다. 오랫동안 앉았다가 일어날 때나 수영 등의 운동을 할 때 근육의 피로나 차가워지는 증상이 원인으로 일어나는 경우가 대부분이다.

[치료 포인트] 가벼운 증상일 경우에는 한 손으로 다리 전체를 바닥에 고정시키고, 다른 한 손으로 아픈 다리를 엄지손가락으로 천천히 마사지하듯이 몇 번 주무른다. 이렇게 지압을 하여 통증이 어느 정도 가라앉으면 발목도 마찬가지로 지압을 한다. 계속해서 용천이나 태계, 음릉천, 족삼리 등도 함께 지압을 한다.

또 다리에 이어지는 신경이 모여있는 허리의 방광수 등 각 경혈의 지압도 매우 유효하다. 어느 정도 경련이 풀리면 은문, 위중, 승근, 승산 등을 지압한다. 종아리의 경련이 자주 일어나는 사람은 평소에도 이 경혈들을 지압하거나 뜸을 뜨면 더욱 효과가 있다.

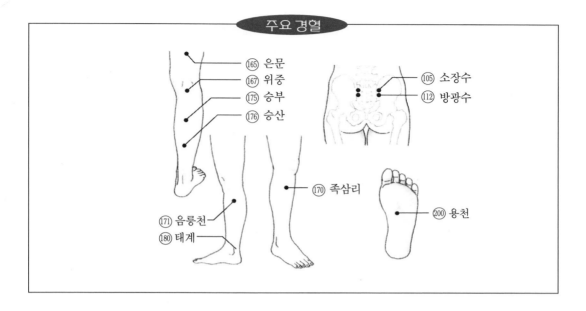

주요 경혈

165 은문
167 위중
175 승부
176 승산

105 소장수
112 방광수

170 족삼리

171 음릉천
180 태계

200 용천

● 치료 방법

방광수(膀胱兪) 좌골신경의 경련을 진정시키고, 종아리 경련의 치료에 효과가 있다.

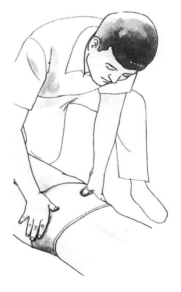

[위치] 엉덩이의 편평한 뼈(仙骨)에서 위로 2번째에 오목하게 들어간 부분에서 손가락 1마디만큼 바깥쪽 부분.

[치료] 시술자는 엎드려 있는 환자의 허리에 양손바닥을 대고 엉덩이를 감싸듯이 하여 좌우의 경혈을 엄지손가락으로 과감하게 꾹 누른다. 이 경혈점은 좌골신경의 통로이므로 다리와 허리의 경련을 완화시키는 효과가 있고 종아리의 경련에도 매우 효과적이다.

족삼리(足三里)

종아리의 경련이 자주 일어나는 사람은 평소에는
여기를 자극하면 더욱 효과적이다.

[위치] 종아리의 바깥쪽으로, 무릎의 아래에서 손가락 3마
디만큼 내려간 곳.

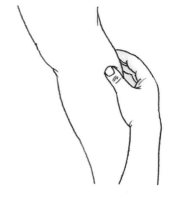

[치료] 시술자의 엄지손가락으로 꾹 세게 지압을 한다. 종
아리의 경련이 자주 일어나는 사람은 평소에도 승근·승산
과 함께 이 경혈을 자극하면 좋다. 지압 뿐만 아니라 뜸을
뜨는 것도 효과가 있다.

승근(承筋)

종아리의 경련이 어느 정도 진정되면
이 경혈을 누른다.

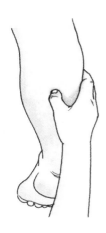

[위치] 종아리의 중심선상에서 발꿈치와 무릎의 뒤쪽 중앙 부분.

[치료] 경련이 생긴 후에 종아리의 경련이 어느 정도 진정되면 환자
를 엎드리게 하고 환자의 종아리에 있는 이 경혈을 엄지손가락 끝의
볼록한 부분으로 천천히 반복하여 누른다. 통증이 가라앉지 않을 때
는 누르는 것뿐만 아니라 주무르는 것도 효과적이다. 종아리의 경련
이 자주 일어나는 사람은 평소에도 이곳을 자극하면 좋다.

변형성 요추증

[증상] 몸을 조금 움직이는 것만으로도 허리의 통증이나 마비 증상이 일어나는 것을 변형성 요추증(變形性 腰椎症)이라고 한다. 이것은 척추관(脊椎管)을 통과하여 연결되어 있는 척수신경(脊髓神經)이 요추의 척추뼈 사이에서 바깥쪽으로 튀어나가서 골극에 접촉되기 때문에 일어난다. 이 골극은 뼈의 노화가 원인으로 생기기 때문에 중고령자에게 많이 나타나는 증상이다.

[치료 포인트] 지압요법으로는 요추의 변형을 치료할 수는 없지만 통증이나 마비 증상을 완화시킬 수 있어서 일상 생활을 원활하게 할 수 있게 된다.

우선 뜨거운 수건 등을 허리에 대고 자주 따뜻하게 하여 근육의 긴장을 풀어준다. 다음에 허리의 차료(次髎)에서 은문(殷門), 승산(承山)까지 환자를 엎드리게 하여 환자 등의 각 경혈을 정성껏 지압한다. 이때 다리의 삼음교(三陰交)도 함께 지압을 한다.

허리뼈에 변형이 생기면 복근도 약해지고 자세가 나빠져서 요통을 악화시키지만 황수, 대거, 관원의 지압에 의해서 복근을 강화시킬 수 있다.

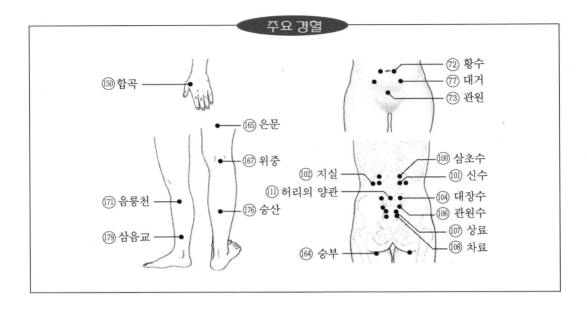

주요 경혈

⑮ 합곡

㊟ 황수
㊛ 대거
㊓ 관원

⑯ 은문

⑰ 위중

⑩ 삼초수
⑩ 지실
⑪ 허리의 양관
⑩ 신수
⑩ 대장수
⑩ 관원수
⑩ 상료
⑩ 차료

㊐ 음릉천

㊒ 삼음교

⑰ 승산

⑯ 승부

● 치료 방법

차료(次髎) 조금 세게 지압을 하는 것이 허리의 증상에 효과가 있다.

[위치] 엉덩이의 편평한 뼈(仙骨)에서 위로 2번째에 오목하게 들어간 부분의 중앙.

[치료] 시술자는 환자의 허리에 양손을 대고 엄지손가락으로 경혈을 눌러서 허리의 긴장을 풀어준다. 허리에 나타나는 증상은 경우에 따라서 무리해서 세게 눌러서는 안 되는 것이 많지만, 이 경우는 조금 세게 지압을 하면 효과가 있다.

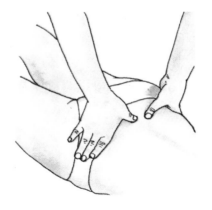

은문(殷門) 통증과 나른함을 완화시키는데, 엉덩이와 다리 뒤쪽의 경혈은
힘을 주는 방법에 주의해서 지압을 해야 한다.

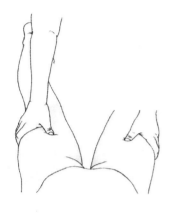

[위치] 허벅지의 뒤쪽 중앙 부분.

[치료] 엎드려 있는 환자의 허벅지에 엄지손가락을 대고 누
르는데 천천히 힘을 가해서 3~4초 정도 지압을 하고 천천히
힘을 뺀다. 이것을 몇 번 정도 되풀이하면 좋다. 엉덩이와
다리 뒤쪽도 마찬가지로 지압을 한다.

삼음교(三陰交) 확실하게 지압을 하여 허리에서 발쪽으로 내려오는
통증과 차가운 증상을 완화시킨다.

[위치] 발의 안쪽 복사뼈에서 손가락 3마디만큼의 위쪽 부
분.

[치료] 시술자는 환자의 경혈 위치에 엄지손가락을 대고,
환자의 정강이를 손바닥으로 감싸듯이 하여 엄지손가락에
힘을 가한다. 발의 통증과 차가운 증상을 동반하는 경우에
음릉천 등도 함께 지압을 하면 더욱 효과가 있다.

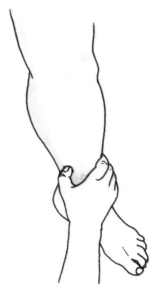

허리의 통증

[증상] 매우 아픈 증상이 천천히 느껴지는 통증, 갑자기 욱신거리는 느낌의 통증, 다리와 등이 빠지는 듯한 통증 등 허리의 통증은 여러 가지가 있다. 건강한 사람이라도 운동이나 작업에 의한 피로, 노화, 나쁜 자세 등이 원인으로 허리의 통증은 일어난다. 여성의 경우에는 월경 중에도 자주 허리의 통증을 느낄 수가 있다.

또 변형성 요추증이나 좌골신경통 또 갑자기 허리를 삐끗해서 아픈 것부터 내장의 병까지 허리에 나타나는 증상은 여러 가지가 있다.

[치료 포인트] 허리와 등을 자주 따뜻하게 하고 삼초수, 신수에서 관원수, 방광수 등의 각 경혈을 엄지손가락으로 천천히 지압을 한다. 이렇게 지압을 함으로써 등과 허리의 긴장을 풀 수 있다.

경혈에 따라서는 누르면 매우 심한 통증이 있는 경우가 있지만, 이 경우에는 너무 억지로 세게 누르지 말고 가볍게 지압을 하도록 한다.

요통은 복근과 밀접한 관계가 있기 때문에 중완, 천추 등의 각 경혈을 정성껏 지압한다. 이에 복근의 마사지도 병행하면 좋을 것이다.

다리의 통증을 동반하는 경우에는 족삼리, 구허, 혈해, 음릉천, 승산, 삼음교 등을 주무르듯이 누르는 것도 효과가 있다.

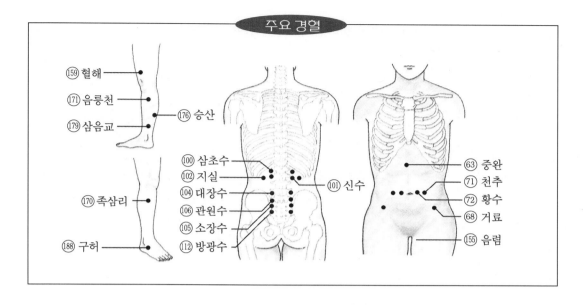

- ⑮⑨ 혈해
- ⑰① 음릉천
- ⑰⑥ 승산
- ⑰⑨ 삼음교
- ⑰⓪ 족삼리
- ⑱⑧ 구허
- ⑩⓪ 삼초수
- ⑩② 지실
- ⑩④ 대장수
- ⑩⑥ 관원수
- ⑩⑤ 소장수
- ⑫ 방광수
- ⑩① 신수
- ⑥③ 중완
- ⑦① 천추
- ⑦② 황수
- ⑥⑧ 거료
- ⑮⑤ 음렴

치료 방법

삼초수(三焦兪) 허리에서 등에 걸쳐서 나타나는 뻐근한 느낌을 풀어준다.

[위치] 허리의 중앙 부분, 제1요추에서 양쪽으로 손가락 2마디만큼 떨어진 곳.

[치료] 환자를 엎드리게 하고 허리를 잡듯이 하여 경혈을 지압한다. 허리에서 등에 걸쳐서 나타나는 뻐근함이나 나른함 등의 통증을 완화시킬 수 있는 효과가 있다. 이 경혈점의 위치에서 방광수 까지 요추에 따라서 정성껏 마사지를 하면 더욱 효과적이다.

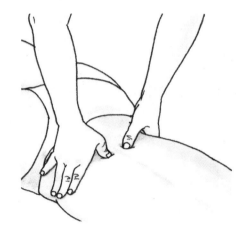

신수(腎兪)

허리 결림과 통증을 풀어주고, 체력증강에도 연결되는 중요한 경혈이다.

[위치] 늑골의 가장 아래(제12늑골) 끝과 같은 높이로 척추를 사이에 둔 양쪽 부분.

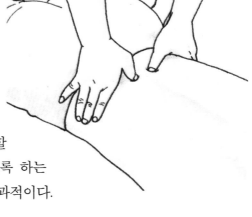

[치료] 시술자는 엎드려 있는 환자의 등에 양손의 엄지손가락으로 경혈을 주무르듯이 누른다. 이 경혈은 허리 결림과 통증을 풀어주고, 체력증강에도 연결되는 중요한 곳이다. 허리를 자주 따뜻하게 해주고 통증이 심할 경우에는 너무 무리해서 세게 주무르지 않도록 하는 것이 중요하다. 지실도 함께 지압하면 더욱 효과적이다.

방광수(膀胱兪)

허리의 혈액순환을 촉진시키고 차가워서 생기는 허리의 통증에 더욱 효과적이다.

[위치] 엉덩이의 편평한 뼈(仙骨)의 위에서 2번째로 오목하게 들어간 부분에서 손가락 1마디만큼 바깥쪽 부분.

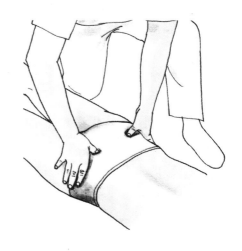

[치료] 환자를 엎드리게 하고 환자의 엉덩이를 꽉 잡듯이 하여 양손의 엄지손가락으로 경혈을 지압한다. 허리의 혈액순환을 촉진시키고 허리가 차가워서 생기는 통증이나 나른함 등에 매우 효과적이다. 엉덩이를 따뜻하게 하고 정성껏 마사지를 하면 더욱 효과가 좋다.

관원수(關元兪) 통증이나 마비 등 허리와 하반신의 모든
증상을 완화시킨다.

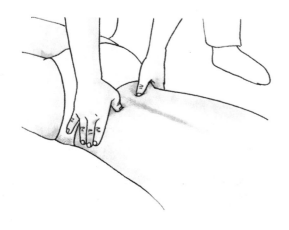

[위치] 가장 아래의 요추(제5요추)의 양
옆 부분.

[치료] 시술자는 환자를 엎드리게 하고
양손의 엄지손가락으로 경혈을 어루만지
듯이 부드럽게 주무르면서 누른다. 허리
의 통증과 나른함, 마비 증상 등 허리와
하반신의 모든 증상을 완화시키는데 매
우 효과가 있다.

천추(天樞) 복근의 기능을 높이고 요통 때문에 흐트러졌던
자세를 바로 잡는다.

[위치] 배꼽의 양옆, 배꼽에서 손가락 2마디만큼 떨어진 부분.

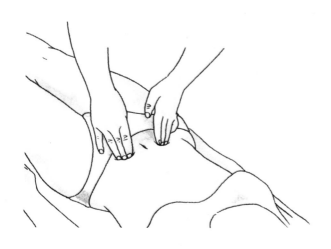

[치료] 환자를 바로 눕게 하고 특히
양손의 가운뎃손가락으로 좌우의
경혈을 동시에 복부의 지방이 가볍
게 파고 들어갈 정도로 지압을 한
다. 복부 마사지와 병행하면 더욱
효과적이며, 복근을 강하게 하고
허리의 통증을 참지 못해서 몸이
흐트러져 있는 자세를 바른 자세로
되돌린다.

중완(中脘) 복부 마사지와 함께 복근의 긴장을
풀어준다.

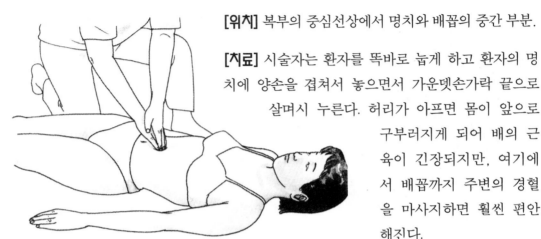

[**위치**] 복부의 중심선상에서 명치와 배꼽의 중간 부분.

[**치료**] 시술자는 환자를 똑바로 눕게 하고 환자의 명
치에 양손을 겹쳐서 놓으면서 가운뎃손가락 끝으로
살며시 누른다. 허리가 아프면 몸이 앞으로
구부러지게 되어 배의 근
육이 긴장되지만, 여기에
서 배꼽까지 주변의 경혈
을 마사지하면 훨씬 편안
해진다.

물건을 들면서 갑자기 허리를 삐끗했을 경우

[증상] 무거운 짐을 들려고 할 때나 아무 생각 없이 물건을 집으려고 몸을 앞으로 구부릴 때에 허리에 힘이 들어가서 갑자기 생기는 허리의 통증. 말 그대로 갑자기 삐끗해서 매우 심한 통증이 허리에 미치는 것으로 그 자세 그대로 몸을 움직일 수 없게 되는 것을 말한다. 흔히 말하기를 「급성 요통」이라고 하며, 이러한 증상이 가끔 되풀이되어 일어나면 발과 허리가 둔해지는 불쾌한 통증이 계속되게 된다.

[치료 포인트] 보온과 안정을 취하고 너무 세게 허리를 주무르지 않도록 신경을 써야 한다. 이러한 증상이 일어난 후 1~2시간 정도까지는 환부를 차갑게 하는 것이 좋다. 반드시 어느 정도 통증이 완화되었을 때 가벼운 지압으로 치료를 해야 한다. 지압요법으로는 우선 허리의 신수, 대장수, 관원수, 상료 등의 각 경혈을 위에서부터 차례대로 힘을 가하지 않도록 주의하면서 가볍게 지압을 한다.

계속해서 족삼리, 승산, 해계를 세게 누른다. 이들 다리의 지압은 갑자기 허리를 삐끗해서 생기는 요통에 특히 효과적이며, 지압을 하는 것만으로도 단순하게 통증이 사라졌다는 예도 있을 정도이다.

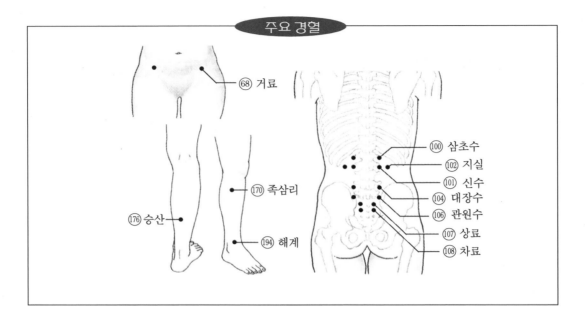

⑥⑧ 거료

⑰⑩ 족삼리

⑰⑥ 승산

⑲④ 해계

⑩⑩ 삼초수

⑩② 지실

⑩① 신수

⑩④ 대장수

⑩⑥ 관원수

⑩⑦ 상료

⑩⑧ 차료

● 치료 방법

신수(腎兪)	허리의 긴장을 풀고 안정되게 하는 것이 가장 좋다.

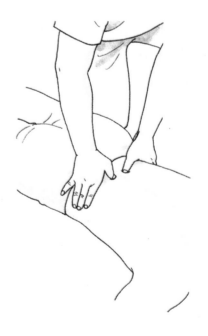

[위치] 가장 아래의 늑골 끝과 같은 높이로 척추를 사이에 둔 양쪽 부분.

[치료] 시술자는 환자를 엎드리게 하고 양손의 엄지손가락으로 경혈을 누른다. 삼초수에서 여기를 통해서 대장수까지를 차례대로 지압을 하고 마사지를 병행하면 허리의 긴장을 풀 수 있다.

대장수(大腸兪)

통증이 심하면 무리하게 꾹꾹 누르지 말고 가볍게 어루만지듯이 지압을 하는 것으로도 충분하다.

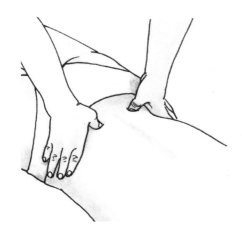

[위치] 좌우 골반의 상단을 연결한 높이에 있는 요추(제4요추)를 사이에 둔 양쪽 부분.

[치료] 시술자는 엎드려 있는 환자의 허리에 손을 대고 엄지손가락으로 지압을 한다. 통증이 있으면 꾹꾹 무리하게 누르지 말고 가볍게 어루만지듯이 지압을 하는 것으로도 충분하다. 이 경혈점을 지압하면 허리 전체의 증상에 효과가 있다.

관원수(關元兪)

지압을 한 후에 가볍게 어루만져주면 허리의 혈액순환이 좋아진다.

[위치] 가장 아래의 요추(제5요추)의 양옆 부분. 대장유보다 약간 아래 부분.

[치료] 시술자는 환자의 허리에 양손을 대고 엄지손가락으로 경혈을 누른다. 이 지압에 따라서 허리의 긴장이 풀리고 혈액순환이 좋아진다. 허리의 증상을 좋게 하는데는 적절한 지압을 한 후에 환부를 부드럽게 어루만져주는 것이 포인트라고 할 수 있다.

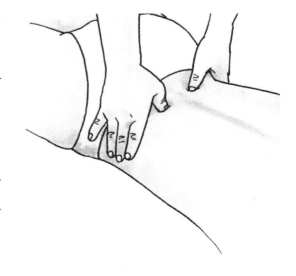

승산(承山) 반복하여 지압을 하면 갑자기 삐끗해서 생기는 허리의 통증을 완화시킨다.

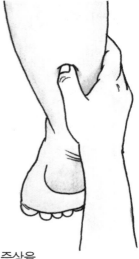

[위치] 종아리의 중심선상에서 힘줄과 근육이 바뀌는 부분.

[치료] 엎드려 있는 환자의 종아리에 있는 경혈을 엄지손가락 끝의 볼록한 부분으로 세게 5~7초 정도 누른다. 이 지압을 2~3회 이상 반복하면 허리의 통증을 완화시킬 수 있다. 단, 심한 통증이 진정되고 나서는 허리의 보온에 주의해야 한다.

상료(上髎) 허리를 둘러싸고 있는 혈액의 순환을 좋게 하고 차가운 증상을 완화시켜서 악화되는 것을 방지한다.

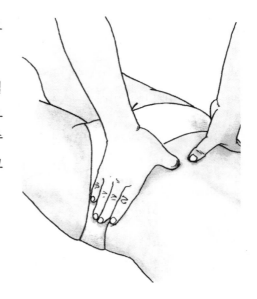

[위치] 엉덩이의 편평한 뼈(仙骨)의 가장 위에 오목하게 들어간 부분(第1後仙骨孔)의 중앙.

[치료] 시술자는 환자의 허리에 양손을 대고 엄지손가락으로 경혈을 누른다. 이 경혈을 중심으로 허리의 각 경혈을 천천히 주무르면서 풀어주면, 허리의 긴장이 풀려서 혈액순환이 좋아지고 증상이 악화되는 것을 방지한다.

해계 (解谿) 세게 지압을 하는 것이 효과적이며, 허리의 통증이
생기면 잠깐이라도 지압을 하면 효과적이다.

[위치] 발목의 앞면 중앙 부분.

[치료] 시술자는 우선 발을 펴고 바
로 누운 환자의 발목을 세게 꾹 누
른다. 그대로 몇 번을 되풀이하는
사이에 허리의 증상이 진정된다.
허리의 통증이 생기면 잠깐만이라
도 이 경혈을 지압하면 통증이 완
화되기 때문에 더욱 효과적이다.

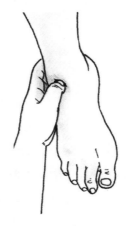
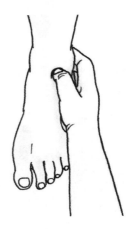

배가 불룩해지거나 부푼다 · 소리가 난다

[증상] 건강한 상태에서도 식후에 너무 많이 먹었을 때에는 배가 불룩해지거나 부푸는 경우가 있다. 배의 상태가 나쁜 경우에는 장내에 가스가 가득차서 하복부가 부풀거나 배에서 이상한 소리가 나기도 한다. 이외에도 변비 등이 원인인 경우나 여성일 경우에는 냉증 등에 의해서도 하복부가 부푸는 경우가 있다. 너무 많이 먹었기 때문에 일어나는 현상일 것이라는 짐작이 가는 원인이 아니고, 이상하게 배가 부푸는 경우에는 아무래도 병의 원인이 복강(腹腔)내에 물이 고였을 경우도 있기 때문에 주의해야 할 필요가 있다.

[치료 포인트] 복부가 중병에 걸린 것이 아니라면 지압요법이 효과적이다. 우선은 비수, 대장수 등 등에서 허리에 걸쳐서 각 경혈을 엄지손가락 끝의 볼록한 부분으로 위에서부터 차례대로 천천히 지압을 하여 등의 긴장을 풀어준다.

계속해서 복부의 중완, 대거, 관원 등의 지압과 마사지를 하지만, 복부를 지압할 경우에는 너무 힘이 가하지 않도록 특히 신경을 써서 지압한다. 그러나 다리의 삼음교는 확실하게 주무르듯이 누른다.

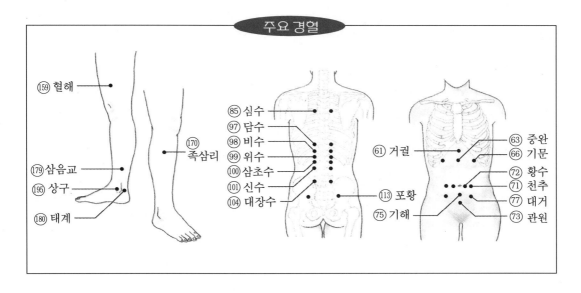

주요 경혈

⑮⑨ 혈해
⑰⑩ 족삼리
⑰⑨ 삼음교
⑲⑤ 상구
⑱⑩ 태계

㉟ 심수
㊆ 담수
㊈ 비수
㊉ 위수
⑩⑩ 삼초수
⑩① 신수
⑩④ 대장수
⑪③ 포황

㊅① 거궐
㊆⑤ 기해

㊅③ 중완
㊅⑥ 기문
㊆② 황수
㊆① 천추
㊆⑦ 대거
㊆③ 관원

🔵 치료 방법

중완(中脘) 환자의 호흡에 맞춰서 지압을 하면
소화기능을 조절한다.

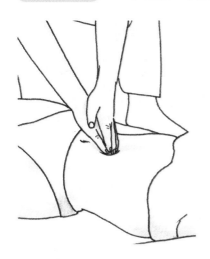

[위치] 복부의 중심선상으로, 명치와 배꼽의 중간 부분.

[치료] 시술자는 바로 누워 있는 환자의 복부에 양손가락 끝을 가지런하게 겹쳐서 놓고 환자가 숨을 내쉴 때 그 호흡에 맞춰서 서서히 힘을 가해서 지압을 한다. 복부 마사지와 병행하여 소화기능을 조절한다.

대거(大巨)

복근의 기능을 높이고 만성적으로 소화기관의 상태가 나쁜 것을 치료한다.

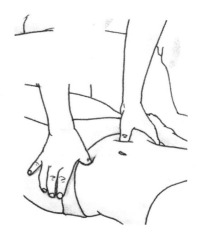

[위치] 배꼽의 바깥쪽으로 손가락 2마디만큼 떨어진 곳에서 손가락 2마디만큼 내려간 부분.

[치료] 환자는 바로 눕게 하고 양손의 엄지손가락으로 좌우의 경혈을 동시에 복부의 지방이 약간 들어갈 정도로 지압을 한다. 복부의 마사지와 병행하여 복근의 기능을 높이고 만성적인 소화기관으로 상태가 나쁜 것을 치료한다.

관원(關元)

만성적으로 소화기관의 상태가 나쁜 것에 의해서 하복부가 당기는 증상을 풀어준다.

[위치] 몸의 중심선상으로, 배꼽에서 손가락 3마디만큼의 아래 부분.

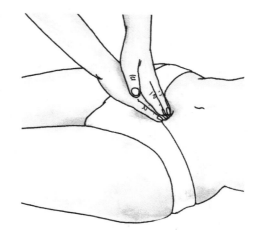

[치료] 시술자는 바로 누워 있는 환자의 하복부에 양손의 손끝을 가지런히 겹쳐서 올려놓고 복부의 지방이 가볍게 들어갈 정도로 누른다. 소화기관의 상태가 나빠서 생기는 하복부가 당기는 증상을 완화시킬 수 있다. 중완에서 이 부분까지 큰 8자를 그리듯이 마사지를 하면 더욱 효과가 있다. 남자는 시계방향으로 여자는 시계 반대방향으로 마사지를 한다.

비수(脾兪)

위장의 기능을 높일 수 있어서 소화기능이
활발해진다.

[위치] 등의 상하 한가운데 정도, 척추(제11흉추)를 사이에 둔 부분.

[치료] 시술자는 엎드려 있는 환자의 등
에 양손바닥을 대고 엄지손가락으로 좌
우의 경혈을 동시에 약간의 힘을 가해서
누른다. 이 지압에 따라서 위장의 기능
을 높일 수 있고 위액의 분비를 촉진하
여 소화기능이 활발해진다. 바로 아래의
위수도 마찬가지로 지압을 한다.

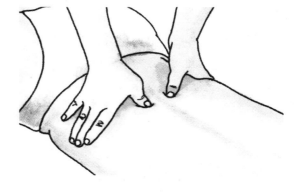

대장수(大腸兪)

위의 기능을 촉진시키고 배에서 이상한 소리가 나는 불쾌감을
완화시킬 수 있다.

[위치] 좌우 골반의 상단을 연결한 높이에 있
는 요추(제4요추)를 사이에 둔 양쪽 부분.

[치료] 시술자는 엎드려 있는 환자의 허리에
양손바닥을 대고 허리를 감싸듯이 좌우의 경
혈을 엄지손가락으로 약간의 힘을 가해서 누
른다. 이 자극이 위의 기능을 높이고 변비나 배
에서 이상한 소리가 나는 불쾌감을 완화시킬
수 있다.

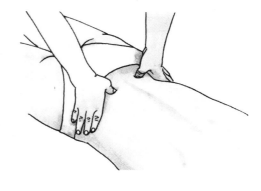

삼음교(三陰交) 냉증 때문에 생기는 여성 특유의 하복부가 당기는 증상에 효과가 있다.

[위치] 다리 안쪽의 복사뼈에서 손가락 3마디만큼의 윗 부분.

[치료] 환자는 바로 누운 자세로 가볍게 다리를 벌린다. 시술자는 환자의 경혈 위치에 엄지손가락을 대고 환자의 정강이를 손바닥으로 감싸듯이 하고 엄지손가락에 힘을 가해서 지압을 한다. 냉증 때문에 생기는 여성 특유의 하복부가 당기는 증상 등에 매우 효과가 있으며 이 경혈에 뜸을 뜨는 것도 좋다.

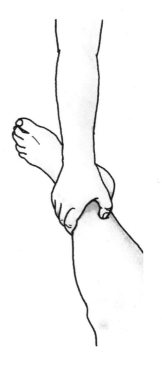

명치가 아픈 증상 · 트림

[증상] 명치가 아픈 것은 명치에서 가슴에 걸쳐서 매우 고통스러울 정도의 통증이 나타나거나 위가 체한 듯한 불쾌감이 있는 증상이다. 평소에도 위의 상태가 나빠서 흔히 말하는 위의 소화력이 약해지는 증상(위약)인 사람이 대부분이다.

한편 트림은 위에 고인 여분의 공기를 토해내는 생리적인 현상이다. 많이 먹었을 때에 자주 나타나지만 위의 상태가 나쁜 경우나 명치끝이 쓰리고 아픈 증상과 함께 일어나기 일쑤이다.

[치료 포인트] 지압요법으로 몸의 상태를 조절하고 위의 기능을 활발하게 하여 명치끝이 아프거나 트림이 생기는 것을 방지할 수 있게 된다. 또 위가 허약한 체질의 개선에는 뜸도 효과적이다.

이 지압요법은 먼저 복부 전체를 가볍게 만져서 긴장을 풀어준다. 그리고 나서 복부의 거궐, 천추 등의 각 경혈을 가볍게 어루만지듯이 누른다. 소화기계의 기능을 높이는데는 담수(膽兪), 위수(胃兪) 등 등의 각 경혈도 함께 지압을 해야 한다. 또 족삼리와 양구의 지압도 매우 효과적이다. 트림을 진정시키는데는 목의 천돌이나 기사 등을 지압하면 효과가 좋다.

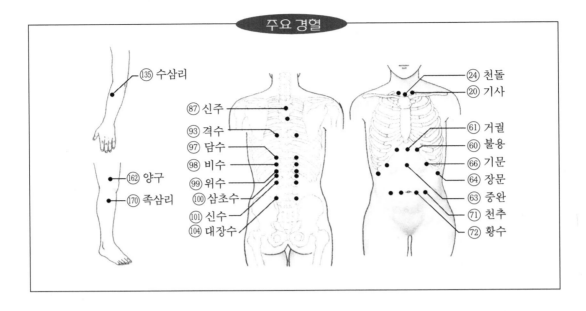

주요 경혈

⑬⑤ 수삼리

⑧⑦ 신주
⑨③ 격수
⑨⑦ 담수
⑨⑧ 비수
⑨⑨ 위수
⑩⑩ 삼초수
⑩① 신수
⑩④ 대장수

⑯② 양구
⑰⑩ 족삼리

②④ 천돌
②⑩ 기사

⑥① 거궐
⑥⑩ 불용
⑥⑥ 기문
⑥④ 장문
⑥③ 중완
⑦① 천추
⑦② 황수

● 치료 방법

기사(氣舍) 큰 트림으로 위 속의 가스를 배출하여 트림이 나오지 않도록 한다.

[위치] 목 앞의 중심선의 양옆으로 흉골의 상단, 쇄골이 시작되는 상단에 있는 오목하게 들어간 부분.

[치료] 집게손가락 끝으로 양쪽의 경혈을 동시에 힘을 너무 가하지 않도록 주의하면서 지압을 한다. 환자는 배에 힘을 빼고 편안한 자세를 취한다. 그 다음에는 천돌도 지압하면 위에 모여 있던 가스가 몇 번 정도 큰 트림으로 배출되고 나서 진정된다.

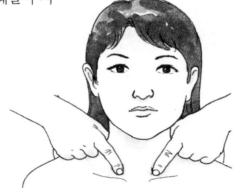

거궐(巨闕) 위의 모든 증상에 효과가 있고
명치의 불쾌감도 제거한다.

[위치] 복부의 명치 한가운데 부분.

[치료] 시술자는 바로 누워 있는 환자의 가슴 한가운데에 양
손을 겹쳐서 놓고 지압을 한다. 가운뎃손가락 끝으로 가슴 깊
숙이 지압을 하는 것이 요령이다. 이 경혈은 명치의 불쾌감을
비롯하여 위에 생기는 모든 증상에 효과가 있다. 만성적으로
명치끝이 아픈 증상에는 뜸을 뜨는 것도 매우 효과적이다.

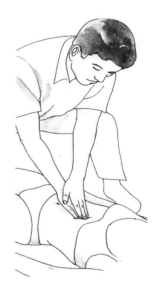

천추(天樞) 복근의 기능을 높이고 위가 약한 체질의
개선에 효과가 있다.

[위치] 배꼽의 양옆에서 손가락 2마디만큼 떨어진 부분.

[치료] 환자를 바로 눕게 하고 양손의
집게손가락과 가운뎃손가락, 약손가
락을 가지런히 놓고, 좌우의 경혈을
동시에 복부의 지방이 가볍게 들어갈
정도로 지압을 한다. 복부의 마사지와
병행하여 복근의 기능을 높이고, 만성
적으로 위가 약한 체질의 개선에도 도
움이 된다.

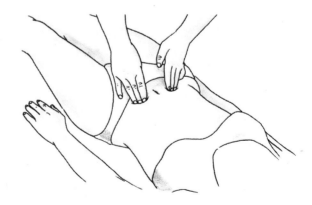

담수(膽兪)

등의 긴장을 완화시키고 위가 약한 기능을 조절한다.

[위치] 등의 상하 한가운데 정도, 척추(제10흉추)를 사이에 둔 양쪽 부분.

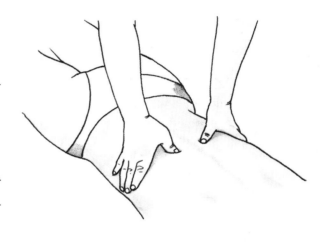

[치료] 환자의 등에 양손바닥을 대고 엄지손가락으로 좌우의 경혈을 동시에 누른다. 등의 긴장을 풀어주고 위가 약한 기능을 조절하는데 효과적이다. 위수와 비수 등도 지압하고 등줄기를 따라서 마사지를 병행하면 더욱 효과가 좋다.

수삼리(手三里)

강하게 주무르듯이 누르는 것을 지속하면 위의 불쾌한 증상이 완화된다.

[위치] 팔 안쪽의 엄지손가락쪽으로, 팔꿈치가 구부러진 곳에서부터 손끝 방향으로 손가락 2마디만큼 내려간 곳.

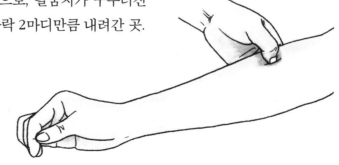

[치료] 엄지손가락의 끝을 환자의 경혈점 부분에 대고 피부 깊숙이 들어가도록 약간의 힘을 가해서 누른다. 위의 불쾌한 증상을 완화시키는데는 이 경혈을 계속 주무르는 것만으로도 꽤 효과를 볼 수 있다.

족삼리(足三里)

위가 체한 것같이 매우 고통스러운 통증을
완화시키는데 효과적이다.

[위치] 종아리의 바깥쪽으로, 무릎 아래에서 대략 손가락 3마디만큼 내려간 곳.

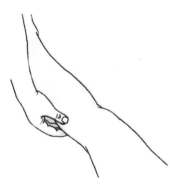

[치료] 환자를 바로 눕게 한 자세로 시술자가 좌우의 다리를 각각 지압한다. 환자가 혼자서 지압을 할 경우에는 의자에 걸터앉아서 이 경혈을 지압하는 것이 좋다. 이 경혈을 주무르듯이 누르면 위가 체한 듯하거나 그에 따른 매우 고통스러운 통증을 완화시킬 수 있다.

〈칼럼〉 소화불량일 때

위가 약한 것을 비롯하여 소화기계의 기능이 쇠약해지면 먹은 음식을 몸에 잘 흡수할 수 없다. 따라서 개인차는 있지만 매우 야위었거나 설사를 하거나 하는 일들이 자주 일어난다. 이런 증상을 방지하는데는 규칙적이고 올바른 식생활과 적당한 운동이 매우 중요하다.

특히 등의 담수, 비수, 위수, 복부의 천추, 족삼리 등을 평소에도 자주 지압을 하거나 뜸을 뜨면 소화기계의 기능이 높아지고 소화불량을 일으키지 않는 체질로의 개선에 효과가 있다. 스트레스가 원인으로 일어나는 소화불량일 경우에는 등의 신주의 지압도 추가하면 좋다.

복통 · 위경련

[증상] 복통은 복부 뿐만 아니라 심신의 여러 가지 증상이 원인이 되어 일어난다. 위경련은 명치에서 배 옆, 배꼽의 윗 부분이 갑자기 아프기 때문에 몇 분에서 몇 시간씩 계속되므로 몸을 웅크리지 않을 수 없을 정도가 된다. 심할 경우에는 식은땀이나 구토를 동반하는 경우도 있다.

그러나 복통의 원인은 반드시 단순하지는 않다. 심한 통증에는 일각을 다투는 무서운 병에 걸렸을 경우도 있기 때문에 바로 의사의 진단을 받도록 한다.

[치료 포인트] 만성 위장의 병이나 스트레스, 신경증 등에 의한 복통, 위경련의 통증에는 지압요법이 효과적이다. 특히 등의 격수에서 위수까지, 복부의 불용, 중완 등의 지압은 중요하다. 단 너무 심한 통증일 경우에는 무리하게 복부를 지압하지 말고 등이나 수삼리, 족삼리 등의 경혈을 지압하여 통증을 완화시키도록 한다. 다리의 양구는 위경련에 효과가 있으며, 손의 합곡도 통증을 완화시키는데는 매우 효과적이다.

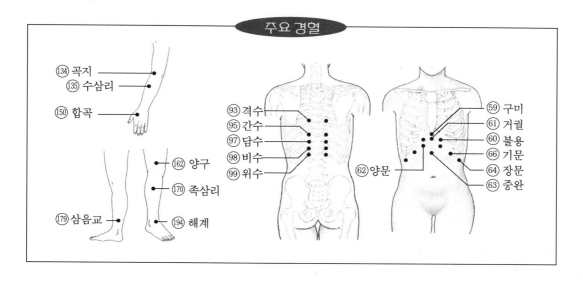

주요 경혈

⑬⑭ 곡지
⑬⑮ 수삼리
⑮⓪ 합곡
⑯② 양구
⑰⓪ 족삼리
⑰⑨ 삼음교
⑲④ 해계

⑨③ 격수
⑨⑤ 간수
⑨⑦ 담수
⑨⑧ 비수
⑨⑨ 위수
⑥② 양문

⑤⑨ 구미
⑥① 거궐
⑥⓪ 불용
⑥⑥ 기문
⑥④ 장문
⑥③ 중완

치료 방법

불용(不容) 복부 윗 부분의 통증과 위가 쑤시는 통증에
매우 효과적이다.

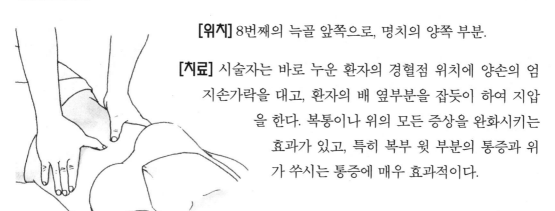

[**위치**] 8번째의 늑골 앞쪽으로, 명치의 양쪽 부분.

[**치료**] 시술자는 바로 누운 환자의 경혈점 위치에 양손의 엄지손가락을 대고, 환자의 배 옆부분을 잡듯이 하여 지압을 한다. 복통이나 위의 모든 증상을 완화시키는 효과가 있고, 특히 복부 윗 부분의 통증과 위가 쑤시는 통증에 매우 효과적이다.

위수(胃兪)   등의 긴장을 풀고 위의 통증을
완화시킨다.

[위치] 등 중앙에서 약간 아래로, 척추(제12흉
추)를 사이에 둔 양쪽 부분.

[치료] 시술자는 엎드려 있는 환자의 등에 양
손바닥을 대고 엄지손가락으로 좌우의 경혈을
동시에 약간의 힘을 가해서 누른다. 이렇게 지
압을 함으로써 등의 긴장을 풀고 복통, 특히
위의 통증을 진정시킬 수 있다. 또 위수 바로
위에 있는 비수도 마찬가지로 지압을 하면 매
우 효과적이다.

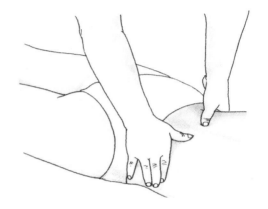

수삼리(手三里)   세게 주무르듯이 누르는 것을 지속하면 위의
불쾌한 증상을 완화시킬 수 있다.

[위치] 팔 안쪽의 엄지손가락쪽으로, 팔
꿈치가 구부러진 곳에서 손끝 방향으로
손가락 2마디만큼 내려간 부분.

[치료] 시술자의 엄지손가락 끝이 환자의
경혈에 깊숙이 파고 들어가도록 약간의
힘을 가해서 누른다. 위의 불쾌한 증상을
완화시키는데 이 경혈을 계속 누르는 것
만으로도 효과를 볼 수 있다.

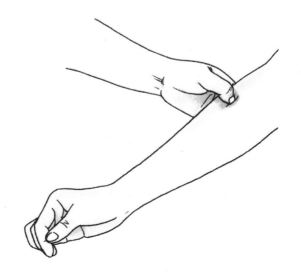

양구(梁丘) 위경련에 매우 효과적인 경혈로 계속
누르면 통증을 진정시킨다.

[**위치**] 슬개골의 바깥쪽에서 손가락 2마
디만큼의 윗 부분.

[**치료**] 위경련에 매우 효과가 있는 경혈이
다. 위경련이 발작할 경우나 매우 심한 통
증의 복통이 일어날 경우에 엄지손가락으
로 세게 천천히 시간을 들여서 이 경혈을
계속 지압하면 통증을 진정시킨다.

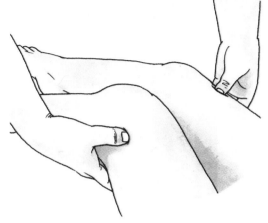

중완(中脘) 위경련의 발작시에는 환자의 호흡에 맞춘
지압으로 증상을 완화시킨다.

[**위치**] 복부의 중심선상으로, 명치와 배꼽의 중간 부분.

[**치료**] 시술자는 바로 누운 환자
의 복부에 양손을 겹쳐서 놓고 가
운뎃손가락의 끝으로 지압을 한
다. 위경련의 발작시에는 환자가
호흡을 하는 것에 맞춰서 천천히
힘을 가하는 것이 요령이다. 복부
마사지와 병행하면 소화기능을
조절한다.

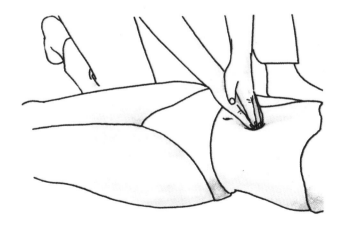

족삼리(足三里) 소화기관에 관한 증상에 효과가 있는 경혈로서
복부의 심한 통증을 완화시킬 수 있다.

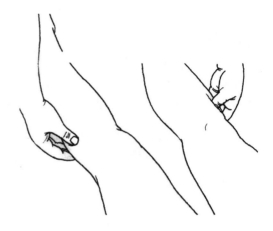

[위치] 종아리의 바깥쪽으로, 무릎 아래로 대
략 손가락 3마디만큼 내려간 부분.

[치료] 환자는 바로 누운 자세로 시술자가 좌
우의 다리 경혈을 각각 지압한다. 환자가 혼
자서 지압을 할 경우에는 의자에 앉아서 하
면 좋다. 소화기관에 관한 증상에 효과가 있
는 경혈로 주무르듯이 누르면 복부의 심한
통증을 완화시킨다.

만성위염

[증상] 식후에 위가 체한 듯하거나 가벼운 통증을 느끼고, 배가 당기는 느낌, 구역질, 변비, 식욕부진 등 만성위염의 증상은 여러 가지이다. 이러한 증상이 오래되면 전신이 나른해지거나 허탈감, 어깨 결림, 체력 약화, 빈혈 등의 증상이 동반되어 나타나기도 한다.

[치료 포인트] 위의 상태가 나쁘면 등이 결려서 매우 심한 통증을 느끼기 때문에 치료는 등의 뻐근함을 푸는 것부터 시작한다. 먼저 환자를 엎드리게 하고 격수, 간수, 비수, 위수를 주무르듯이 지압을 한다. 다음에는 이들 경혈을 따라서 등을 어루만지면 보다 효과적이다.

이번에는 환자를 똑바로 눕게 하고 거궐, 중완, 천추, 곡골을 지압한다. 지압의 강도는 환자가 기분이 좋아졌다라고 느낄 정도까지 멈추지 않고 지속적으로 하는 것이 요령이다. 이후에는 배꼽 주변에 큰 원을 그리듯이 마사지를 하여 복부의 혈액순환을 조절한다.

마지막으로 손의 합곡, 내관, 족삼리 등도 지압을 한다.

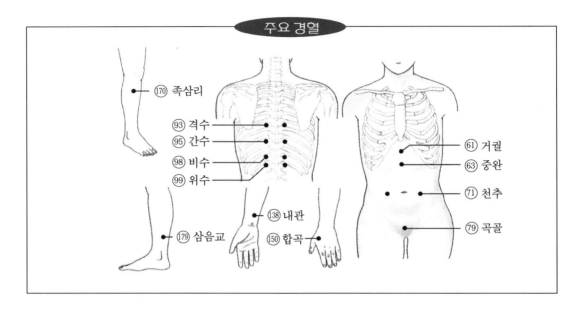

주요 경혈

⑰ 족삼리
⑨③ 격수
⑨⑤ 간수
⑨⑧ 비수
⑨⑨ 위수
⑱⑧ 내관
⑰⑨ 삼음교
⑮⓪ 합곡
㉛ 거궐
㊱ 중완
㉛ 천추
㊲ 곡골

⬤ 치료 방법

거궐(巨闕) 위의 모든 증상에 효과가 있는 경혈이며, 만성적으로 명치가 아픈 증상은 뜸을 뜨는 것이 효과적일 것이다.

[위치] 명치의 한가운데 부분.

[치료] 시술자는 똑바로 누운 환자의 배 한가운데에 양 손을 겹쳐서 놓고 지압을 한다. 가운뎃손가락의 끝으로 환자의 가슴 속 깊숙이 들어가도록 누르는 것이 요령이다. 이 요령은 명치의 불쾌감을 비롯하여 위의 모든 증상에 효과가 있다. 만성적으로 명치가 아픈 증상에는 뜸을 뜨는 것이 효과적이다.

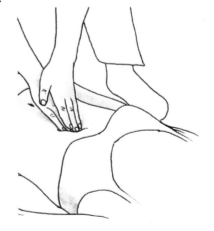

중완(中脘)   복부의 마사지와 병행하여 소화기능을 조절한다.

[위치] 복부의 중심선상에서 명치와 배꼽의 중간 부분.

[치료] 시술자는 바로 누운 환자의 복부에 양손을 겹쳐서 놓고 가운뎃손가락으로 지압을 한다. 위에 통증이 있을 때는 환자가 숨을 내쉬는 것과 맞춰서 천천히 힘을 가한다. 복부 마사지와 병행하면 소화기능을 조절한다.

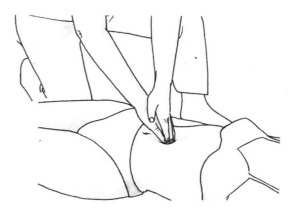

곡골(曲骨)   명치에서 이 경혈의 위치까지 마사지를 하여 소화기능을 조절한다.

[위치] 배꼽에서 똑바로 내려간 곳으로, 치골(恥骨)의 약간 윗 부분.

[치료] 배가 당기는 것을 진정시키는 경혈이다. 시술자는 환자의 하복부에 양손을 겹쳐서 놓고 지압을 한다. 명치의 거궐에서 이 경혈의 위치까지 정성껏 마사지를 하면 소화기능을 조절하는데 효과가 있다.

천추(天樞)

복근의 기능을 높여서 만성적으로 위의 상태가 나쁜 것을 개선하게 된다.

[위치] 배꼽의 양옆으로, 손가락 2마디만큼 떨어진 곳.

[치료] 환자를 바로 눕게 하고 양손의 집게손가락과 가운뎃손가락, 약손가락을 가지런하게 놓고 좌우의 경혈을 동시에 복부의 지방이 가볍게 들어갈 정도로 지압을 한다. 복부의 마사지와 병행하면 복근의 기능을 높여서 만성적으로 위의 상태가 나쁜 것을 개선하게 된다.

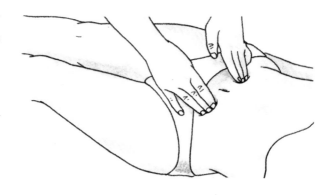

내관(內關)

명치의 통증을 완화시키고 위장의 상태를 조절한다.

[위치] 팔 안쪽 손목의 중심선상으로 손목의 구부러진 부분에서 손가락 2마디만큼 올라간 곳.

[치료] 시술자는 엄지손가락을 직각으로 세워서 경혈점에 대고 그 외의 손가락 전부는 환자의 손목을 지탱하면서 약간 세게 누른다. 명치의 통증을 완화시키고 위장의 상태를 조절하는 효과가 있다.

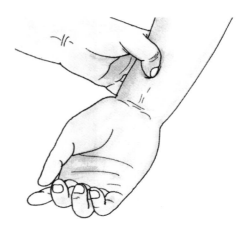

족삼리(足三里) 주무르듯이 누르면 심한 위의 통증을
완화시킨다.

[위치] 종아리의 바깥쪽으로, 무릎 아래로 대략 손가락 3마디만큼 내려간 곳.

[치료] 시술자는 바로 누워 있는 환자의 좌우 경혈을 주무르듯이 누른
다. 환자가 혼자서 의자에 걸터앉아서 지압을 해도 좋다. 소화기
관에 나타나는 증상에 효과가 있고, 매우 심한 위의 통증
을 완화시킨다. 이 경혈점에는 뜸을 뜨는 것도 효
과적이다.

위수(胃兪) 등의 긴장을 풀고 위의 통증과 고통을
완화시킨다.

[위치] 등의 중앙보다도 약간 아래로, 척추
(제12흉추)를 사이에 둔 양쪽 부분.

[치료] 시술자는 엎드려 있는 환자의 등에
양손바닥을 대고 엄지손가락으로 좌우의 경
혈을 동시에 약간의 힘을 가해서 누른다. 이
자극이 등의 긴장을 풀어주고 위의 통증과
고통을 진정시켜준다.

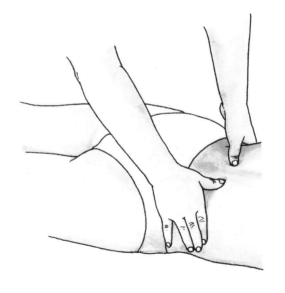

위 · 십이지장궤양

[증상] 위 · 십이지장궤양의 증상으로는 명치 주변이 쓰리고 찌르는 듯이 욱신거리는 통증이 있고 공복시에는 특히 심하게 느껴진다. 식후에도 명치가 아프거나 시큼한 맛이 느껴지는 트림이 나오는 경우가 있고 또 심하게 되면 피를 토하거나(吐血), 피가 섞인 변(血便)이 나오는 경우도 있다. 정신적인 스트레스가 원인으로 악화되는 예도 많이 볼 수 있는 병이다.

[치료 포인트] 궤양 그 자체의 치료는 전문의의 처치를 받고, 지압요법으로는 궤양에 동반되는 증상을 완화시키거나 심신을 편안하게 쉴 수 있도록 촉구하는 것이다.

먼저 위의 기능을 조절하기 위해서 격수, 황수 등 소화기계의 기능 촉진에 유효한 등과 복부의 각 경혈을 지압한다. 족삼리, 양릉천, 삼음교, 여태, 손의 내관 등도 위장의 상태를 조절한다.

통증을 완화시키는데는 손의 합곡, 전신을 편안하게 하는데는 허리의 신수가 효과적이며 허리를 지압할 때는 옆으로 밀듯이 한다.

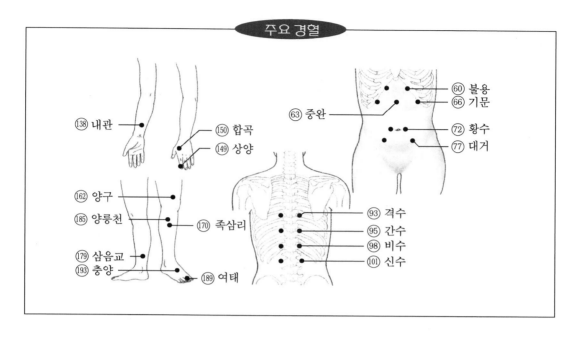

⑬⑧ 내관
⑮⓪ 합곡
⑭⑨ 상양
⑯② 양구
⑱⑤ 양릉천
⑰⓪ 족삼리
⑰⑨ 삼음교
⑲③ 충양
⑱⑨ 여태

⑥③ 중완
⑥⓪ 불용
⑥⑥ 기문
⑦② 황수
⑦⑦ 대거

⑨③ 격수
⑨⑤ 간수
⑨⑧ 비수
⑩① 신수

● 치료 방법

황수(肓兪) 복부의 마사지와 병행하여 소화기계의
기능을 높인다.

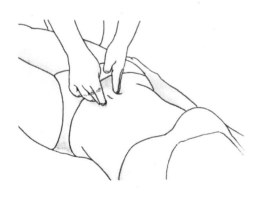

[위치] 배꼽의 양옆으로, 배꼽에서 손가락 1마
디만큼 바깥쪽 부분.

[치료] 시술자는 환자를 바로 눕게 하고 양손
의 가운뎃손가락으로 좌우의 경혈을 동시에
누른다. 명치에서 배꼽까지와 배꼽 주변의 각
경혈도 마찬가지로 지압하고, 부드럽게 마사
지하면 서서히 소화기계의 기능을 높인다.

복부 · 소화기계의 질병과 증상 **243**

여태(厲兌) 명치가 매우 아프거나 역겨운 느낌을 완화시키는데
효과가 있는 경혈이다.

[위치] 2번째 발가락(엄지발가락 다음) 발톱의 가장자리.

[치료] 양쪽 발가락의 발톱부분을 잡고
주무르면서 누른다. 이 경혈은 위의 증
상에 효과가 있고, 명치가 매우 아픈 경
우나 역겨운 느낌을 완화시킬 수 있다.
위액의 분비가 과다한 경우를 진정시키
는데도 효과적이다.

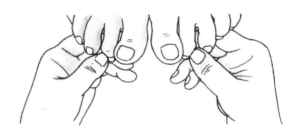

격수(膈兪) 궤양의 원인이 되는 위액의 여분 분비를
조절한다.

[위치] 어깨뼈의 아래 부분 안쪽으로 척추(제7흉추)를 사이에 둔 양쪽 부분.

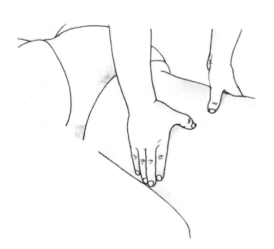

[치료] 환자의 등에 손을 대고 좌우의 경혈
을 엄지손가락 끝의 볼록한 부분으로 작은
원을 그리면서 누른다. 이 경혈은 위액의 분
비를 조절하는 효과가 있다. 대장수까지의
각 경혈도 위에서부터 차례대로 똑같이 지
압을 하면 소화기능이 촉진된다. 또 이 경혈
은 당뇨에도 효과가 있다.

위하수 · 위아토니(위무력증)

[증상] 정상적인 상태보다도 위가 아래로 내려가 있고, 골반 주변까지 내려가 있는 것을 위하수(胃下垂)라고 말한다. 체질적인 것이므로 건강한 사람에게서도 이러한 증상이 나타날 수 있지만, 이것이 원인으로 인하여 식후에 위가 체한 듯하거나 변비를 일으키거나 하는 경우도 있다.

한편 위아토니는 위하수의 증상에다가 위의 근력이 저하되어 위의 기능이 나빠진 상태를 말한다.

[치료 포인트] 위하수도 위아토니도 위의 상태가 나쁘기 때문에 그 기능까지 악화되어 버린 병이다. 따라서 제일 먼저 위의 기능을 높이는 것이 매우 중요하다.

따라서 등의 위수, 비수, 복부의 거궐, 불용, 팔의 곡지 등을 자극하면 소화기계의 기능이 높아지고 위의 운동이 촉진되어 위액의 분비도 활발하게 된다. 지압 뿐만 아니라 뜸을 뜨는 것도 매우 효과적이다.

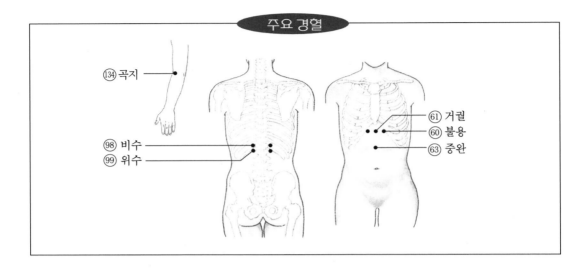

⑬④ 곡지

⑨⑧ 비수
⑨⑨ 위수

⑥① 거궐
⑥⓪ 불용
⑥③ 중완

● 치료 방법

위수(胃兪) 위의 기능과 위액의 분비를 촉진하고 소화기능을
활발하게 한다.

[위치] 등의 중앙에서 약간 아래로, 척추(제12흉추)를 사이에 둔 양쪽 부분.

[치료] 시술자는 엎드려 있는 환자의 등에 양손바닥
을 대고 엄지손가락으로 좌우의 경혈을 동시에 약
간의 힘을 가해서 누른다. 이렇게 지압을 하면 위장
의 기능이 높아지고 위액의 분비를 촉진하여 소화
기능이 활발하게 된다. 바로 위에 있는 비수도 마찬
가지로 지압을 하면 좋다.

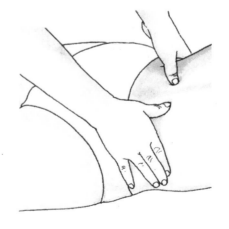

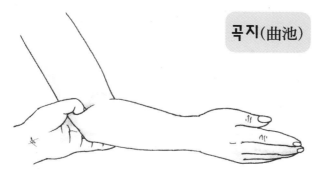

곡지(曲池) 대장을 비롯하여 소화기계 전반의 상태를 조절하고 둔해진 위의 기능을 돕는다.

[**위치**] 팔꿈치의 구부러진 부분으로 엄지손가락쪽 방향에 오목하게 들어간 부분.

[**치료**] 팔꿈치를 꽉 잡듯이 하여 경혈의 위치에 엄지손가락을 댄다. 누를 때는 시술자의 엄지손가락 관절을 구부리고 힘을 가해서 누른다. 이 경혈은 주로 대장의 기능을 높이고 소화기계 전반의 상태를 조절하기 때문에 위의 기능이 둔해졌을 때도 효과를 발휘한다.

불용(不容) 위가 체한 듯한 통증과 명치가 아픈 증상에 매우 효과가 있으며, 위의 증상을 치료하는데 매우 중요한 경혈이다.

[**위치**] 8번째의 늑골 앞쪽으로, 명치의 양쪽 부분.

[**치료**] 시술자는 똑바로 누운 환자의 경혈 위치에 양손의 엄지손가락을 대고 환자의 배 옆을 잡듯이 하면서 지압을 한다. 이 경혈점은 위의 모든 증상을 완화시키는 매우 중요한 곳이다. 특히 위가 체한 듯하거나 쑤시는 통증과 명치가 아픈 증상 등에 매우 효과가 있다.

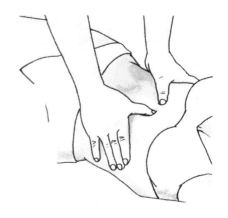

만성장염

[증상] 항상 배에서 이상한 소리가 나거나 설사를 자주 하는 병이 만성장염이다. 배에서 소리가 나서 바로 화장실로 달려가면 묽은 대변이 나오는 것은 소장염이다. 반대로 바로 화장실에 가도 변이 나오지 않고 소위 말하는 무지근한 변일 경우에는 대장염이라고 생각할 수 있다.

[치료 포인트] 장의 기능을 조절하기 위해서는 허리의 대장수와 소장수를 빠트리지 말고 지압을 해야 한다. 천천히 순서대로 양쪽의 경혈을 주무르듯이 누른다.

또 장의 기능을 비롯하여 소화기계 전반에 관한 상태를 조절하는데는 복부의 천추, 대거, 관원 등을 지압하는 것과 동시에 배꼽 주변에 원을 그리듯이 마사지를 한다.

그 외에도 소화기계의 기능 촉진과 설사를 동반하는 손발의 냉증에는 수삼리, 족삼리, 삼음교 등의 지압이 효과적이다.

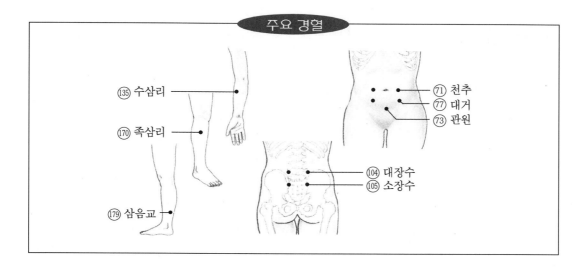

⑬⑤ 수삼리

⑰⓪ 족삼리

⑰⑨ 삼음교

⑦① 천추
⑦⑦ 대거
⑦③ 관원

⑩④ 대장수
⑩⑤ 소장수

치료 방법

대장수(大腸兪) 장의 기능을 촉진하는 주요 경혈로 아랫배의 불쾌한 증상을 완화시킨다.

[위치] 좌우의 골반 상단을 연결한 높이에 있는 요추(제4요추)를 사이에 둔 양쪽 부분.

[치료] 시술자는 엎드려 있는 환자의 허리에 양 손바닥을 대고 허리를 감싸듯이 하여 좌우의 경 혈을 엄지손가락으로 약간의 힘을 가해서 누른 다. 장의 기능을 좋게 하는데 매우 중요한 경혈로 배에서 이상한 소리가 나는 등 아랫배 부분의 여 러 가지 불쾌감을 완화시킨다.

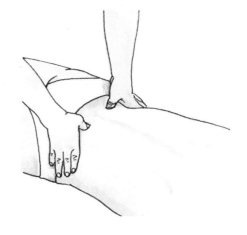

소장수(小腸兪)

장의 기능을 촉진하고 배에서 이상한 소리가
나거나 불쾌한 느낌을 완화시킨다.

[위치] 엉덩이의 편평한 뼈(仙骨)의 가장 위에 오목하게 들어간 부분에서 손가락 1마디만
큼 바깥쪽 부분.

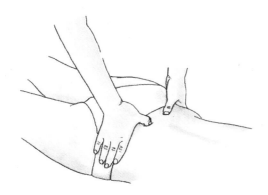

[치료] 시술자는 엎드려 있는 환자의 허리에
양손바닥을 대고 엉덩이를 감싸듯이 하여 좌
우의 경혈을 엄지손가락으로 약간의 힘을 가
해서 누른다. 대장수와 함께 장의 기능을 좋
게 하는 매우 중요한 경혈로서, 지압을 한 후
에는 등에서 허리 전체에 걸쳐서 마사지를 병
행하면 더욱 좋다.

관원(關元)

복부 마사지와 함께 만성적으로 장의 기능이
나쁜 상태를 효과적으로 치료해 준다.

[위치] 몸의 중심선상으로, 배꼽에서 손가락 3마디
만큼 아래 부분.

[치료] 시술자는 바로 누운 환자의 아랫배에 양손가
락 끝을 가지런히 겹쳐서 놓고, 복부의 지방이 가볍
게 들어갈 정도로 지압을 한다. 이 지압과 함께 배꼽
주변을 부드럽게 마사지하면 만성적으로 장의 기능
이 나쁜 상태를 효과적으로 치료해 준다.

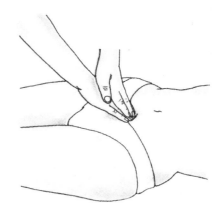

과민성 장증후군

[증상] 배가 부풀어오르거나 이상한 소리가 나며, 설사와 변비를 교대로 반복하거나 때로는 복통이 있는 등등의 증상으로 전신의 나른함과 쉬 피로한 증상을 동반하기도 한다.

장의 염증이라는 것은 신경성 기능 이상이라고 말하며, 정신적인 스트레스 등이 원인으로 일어나는 경우가 많은 병이다.

[치료 포인트] 우선 전신의 긴장을 풀기 위해서 등의 심수에서 허리의 신수, 대장수까지를 지압하고 계속해서 척추를 따라서 등에서 허리까지 마사지한다. 정신적인 스트레스가 원인일 때 머리가 무거운 증상을 동반하는 경우가 많기 때문에 그 경우에는 천주와 대추를 잘 문질러서 풀면 효과가 있다.

천추, 대거 등 복부의 각 경혈은 소화기계 전반에 관한 기능을 촉진시키고 손의 합곡은 대장, 족삼리와 삼릉교는 위장의 상태를 조절한다. 배가 당기는 증상을 푸는데는 부류, 또 체력 증강에는 태계를 지압하면 매우 효과적이다.

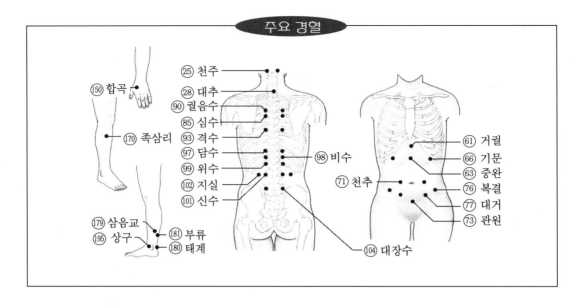

주요 경혈

⑮ 합곡
㉕ 천주
㉘ 대추
⑨⑩ 궐음수
⑧⑤ 심수
⑰⑩ 족삼리
⑨③ 격수
⑨⑦ 담수
⑨⑨ 위수
⑩② 지실
⑩① 신수
⑨⑧ 비수
㉑① 천추
⑥① 거궐
⑥⑥ 기문
⑥③ 중완
⑦⑥ 복결
⑦⑦ 대거
⑦③ 관원
⑰⑨ 삼음교
⑲⑤ 상구
⑱① 부류
⑱⑩ 태계
⑩④ 대장수

🔵 치료 방법

신수(腎兪) 신수를 지압하여 몸의 긴장을 풀고 나서 허리의 각 경혈을
지압하면 효과가 높아진다.

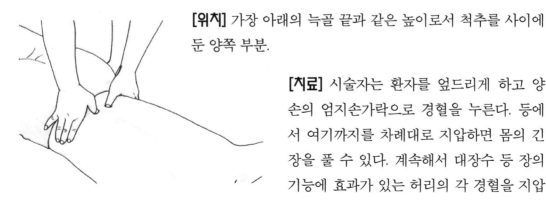

[위치] 가장 아래의 늑골 끝과 같은 높이로서 척추를 사이에
둔 양쪽 부분.

[치료] 시술자는 환자를 엎드리게 하고 양
손의 엄지손가락으로 경혈을 누른다. 등에
서 여기까지를 차례대로 지압하면 몸의 긴
장을 풀 수 있다. 계속해서 대장수 등 장의
기능에 효과가 있는 허리의 각 경혈을 지압
하면 더욱 효과적이다.

천추(天樞) 복근의 기능을 높이고 소화기계의 상태를 조절한다.

[위치] 배꼽의 양옆으로 손가락 2마디만큼 떨어진 부분.

[치료] 환자를 바로 눕게 하고 양손의 집게손가락과 가운뎃손가락, 약손가락을 가지런하게 놓고 복부의 지방이 가볍게 들어갈 정도로 누른다. 복부의 마사지와 병행하여 복근의 기능을 높이고 소화기계의 상태를 조절한다.

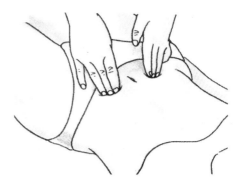

대거(大巨) 소화기계의 기능을 대부분 조절하는 경혈로서, 지압과 마사지를 함께 하는 것도 좋지만 뜸을 뜨는 것이 더욱 효과적이다.

[위치] 배꼽의 바깥쪽으로 손가락 2마디만큼 떨어진 곳에서 다시 손가락 2마디만큼 내려간 부분.

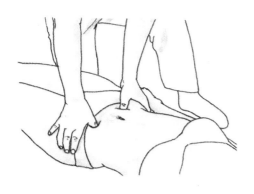

[치료] 시술자는 양손의 엄지손가락으로 환자의 복부 지방이 가볍게 들어갈 정도로 누른다. 마사지와 병행하여 소화기계의 기능을 조절한다. 이 증상의 치료에는 지압과 마사지를 하는 것도 좋지만 특히 천추, 신수, 대거의 경혈에 뜸을 뜨는 것도 매우 효과적이며 몇 주간 계속해서 치료하는 것이 좋다.

만성간염

[증상] 간염이 가벼울 때에는 자각증상이 잘 나타나지 않는 경우가 대부분이고, 증상이 나타난다고 해도 나른함이나 쉬 피곤함, 배가 부풀어오르는 것 또 그다지 식욕을 느끼지 못하는 것뿐이다. 그러나 악화되면 황달, 발열, 부종 등이 나타나고 간경변(肝硬變)으로 이행될 경우가 있기 때문에 전문의에게 치료를 받는 것이 매우 중요하다.

[치료 포인트] 동양의학에서는 「간신동원(肝腎同原) · 간장과 신장의 근원은 같다」 「간담상조(肝膽相照) · 간장과 담장은 서로 상조하다」라는 말에서도 알 수 있듯이 간장과 신장, 간장과 담낭의 기능이 얼마나 밀접한 지를 강조하고 있다. 따라서 간장병의 치료에는 간장, 신장, 담낭의 기능과 관계가 깊은 간수, 신수, 담수 등을 중점적으로 치료한다.

배가 당기는 증상을 풀고 소화기계 전반의 기능을 높이는데는 기문 등 복부의 각 경혈 지압과 마사지가 효과적이다. 또 손발의 각 경혈 중에 여구(蠡溝)와 태충(太衝)은 간장병 치료에 효과가 높고, 곡천(曲泉)은 나른함을 치료하는데 효과적이다.

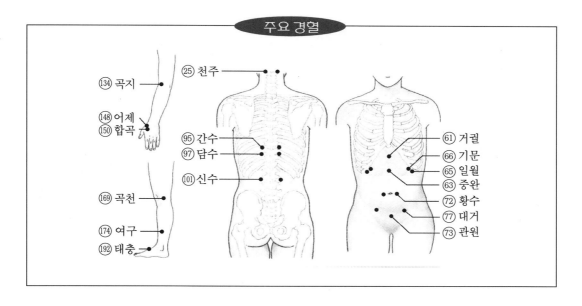

⑬ 곡지
⑭ 어제
⑮ 합곡
㉕ 천주
㈰ 간수
㈱ 담수
⑩ 신수
⑯ 곡천
⑰ 여구
⑲ 태충
㈻ 거궐
㈎ 기문
㈏ 일월
㈐ 중완
㈑ 황수
㈒ 대거
㈓ 관원

● 치료 방법

간수(肝兪) 간 기능을 좋게 하는 주요 경혈로서 담수와 신수를 함께 지압하면 더욱 효과가 높아진다.

[위치] 등의 상하 한가운데로, 척추(제9흉추)를 사이에 둔 양쪽 부분.

[치료] 시술자는 엎드려 있는 환자의 등에 양손바닥을 대고 엄지손가락으로 지압을 한다. 처음에는 가볍게 누르고 점점 힘을 가해서 3~5초 정도 누르는 것이 요령이다. 이곳은 간 기능을 좋게 하는 주요 경혈이며, 바로 아래의 담수나 허리의 신수도 마찬가지로 지압을 하면 효과가 높아진다.

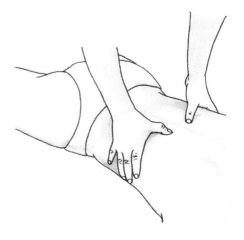

태충(太衝) 평소에도 자주 지압을 해두면 간장의 모든
증상에 효과가 있다.

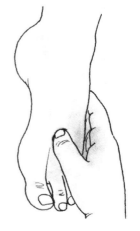

[위치] 발등 부분에서 높게 올라온 곳으로, 엄지발가락과 그 옆
의 발가락 사이에 연결된 부분.

[치료] 동양의학에서는 간의 장 기능을 조절하는 에너지 통로의
원점인 경혈이라고 한다. 평소에도 엄지손가락으로 자주 지압
을 해 주거나 뜸을 뜨면 간장병에 동반되는 모든 증상에 효과가
있다.

기문(期門) 배 윗 부분이 당기거나 매우 심한 통증과 불쾌감을
완화시킨다.

[위치] 유두의 맨 아래 부분으로 제9늑골의 안쪽 부분.

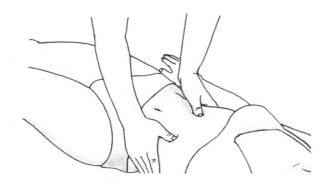

[치료] 환자를 바로 눕게 하고 양손
의 엄지손가락으로 가볍게 늑골의
아래가 오목하게 들어갈 정도로 지
압을 하면 배 윗 부분이 당기거나 매
우 심한 통증과 불쾌감을 완화시킨
다. 명치의 거궐에서 일월·대거 등
의 방향으로 마사지를 하면 더욱 효
과적이다.

담석증 · 담낭염

[증상] 담석증은 좌늑골하(左肋骨下) 또는 명치에 심한 통증이 생기기 때문에 가벼울 경우에는 위장병으로 착각하기 쉬운 병이다. 그러나 심해지면 발작적인 매우 심한 통증으로 구역질이나 구토, 식은 땀, 발열 등을 동반하고 황달 증상이 나타나는 경우도 있다.

담석이 있으면 담낭염을 일으키기 쉽고, 반대로 담낭염일 경우에는 담석이 생기기 쉽다고 말할 수 있다.

[치료 포인트] 담석을 제거하는데는 전문의와 상담하고 치료를 받을 필요가 있다. 그러나 지압요법으로는 통증 등의 증상을 경감시키는데 도움이 된다. 우선 등의 담수, 간수를 지압하고 등의 긴장을 완화시킨다. 체력 증강에는 허리의 신수도 함께 지압하면 더욱 좋다.

복부의 기문, 일월은 담낭의 위치에 있는 중요한 경혈이다. 거궐, 천추, 대거는 배가 당기는 증상을 완화시키고, 통증이 심할 경우에는 다리의 구허, 양릉천, 삼음교, 수삼리, 내관을 자극하는 것이 효과적이다.

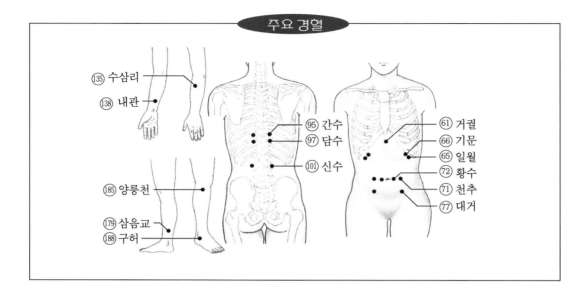

⑬⑤ 수삼리
⑬⑧ 내관
㊥⑤ 간수
㊦⑦ 담수
⑩① 신수
⑱⑤ 양릉천
⑰⑨ 삼음교
⑱⑧ 구허
⑥① 거궐
⑥⑥ 기문
⑥⑤ 일월
⑦② 황수
⑦① 천추
⑦⑦ 대거

🔵 치료 방법

담수(膽兪) 담낭의 기능을 좋게 하는 경혈로, 간수와 신수의 지압을 병행하면 더욱 효과가 높아진다.

[위치] 등의 상하 한가운데로, 척추(제10흉추)를 사이에 둔 양쪽 부분.

[치료] 시술자는 엎드려 있는 환자의 등에 양손바닥을 대고 엄지손가락으로 지압을 한다. 처음에는 가볍게 지압을 하고 점점 힘을 가해서 3~5초 정도 누른다. 이것은 담낭의 기능을 좋게 하는 경혈로, 바로 위의 간수나 허리의 신수도 마찬가지로 지압을 하면 효과가 높아진다.

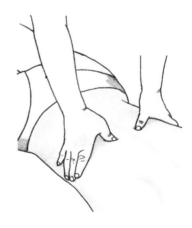

일월(日月) 담낭의 당기는 증상과 통증을 완화시키는 중요한
경혈로, 특히 오른쪽을 더욱 정성껏 치료한다.

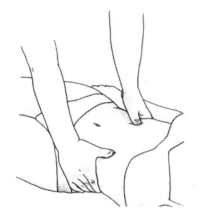

[**위치**] 제9늑골의 안쪽에 있는 기문이라는 경혈의 바로
아래 부분.

[**치료**] 환자를 바로 눕게 하고 양손의 엄지손가락으로
가볍게 늑골의 아래가 오목하게 들어갈 정도로 지압을
한다. 일월과 기문은 담낭의 위치에 있는 중요한 경혈로,
특히 오른쪽을 더욱 정성껏 치료를 하는 것이 좋다. 명
치의 거궐에서 이 경혈의 주변까지를 마사지하면 더욱
효과적이다.

구허(丘墟) 담석증 발작시에 매우 중요한 특효 경혈로,
응급처치로서 통증을 완화시킬 수 있다.

[**위치**] 바깥쪽 복사뼈의 앞쪽 아래의 오목하게 들어
간 부분의 중앙.

[**치료**] 담석증의 발작으로 복부가 아플 경우에 응급
처치로서 이 경혈을 엄지손가락으로 세게 누르면 통
증을 완화시킨다. 평소에도 지압이나 뜸으로 자극을
주면 담낭의 기능 조절에 매우 좋다.

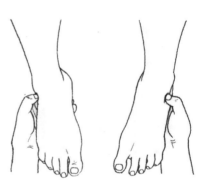

만성설사

[증상] 변에 수분이 증가하여 묽게 나오는 것을 설사라고 한다. 만성 설사의 대부분은 장의 기능 저하나 점막에 이상이 생기는 경우 외에 장의 운동이 너무 활발하기 때문에 장의 내용물이 너무 빠르게 통과해 버려서 장벽에서 수분이 잘 흡수되지 않기 때문에 일어나는 것이다. 또 정신적인 스트레스가 원인으로도 일어난다.

한편 급성 설사는 심한 두통이나 발열, 구토 등을 동반하고, 심한 감염증이 원인일 경우에도 설사를 하기 때문에 전문의의 진단을 받아 볼 필요가 있다.

[치료 포인트] 먼저 목덜미의 대추와 등에서 허리의 대장수까지 각 경혈을 천천히 지압하여 소화기능을 조절한다. 중완, 대거 등 복부의 각 경혈은 너무 세게 지압을 하지 말고 어루만지듯이 해야 한다. 손발에도 곡지, 삼음교 등 소화기능을 높이는 경혈이 많기 때문에 정성껏 지압을 한다. 지압요법은 매일 지속적으로 치료하는 것이 매우 중요하며 뜸을 뜨는 것도 효과적이다.

장시간의 치료로 피곤할 경우에는 마지막으로 얼굴의 각 경혈을 손끝으로 누르고 주무르면 기분이 훨씬 상쾌해진다.

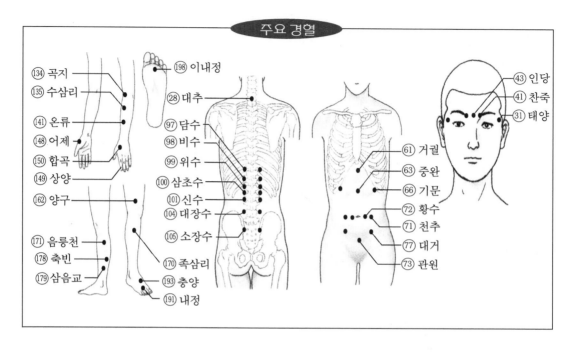

주요 경혈

- ⑬⑭ 곡지
- ⑬⑤ 수삼리
- ⑭① 온류
- ⑭⑧ 어제
- ⑮⓪ 합곡
- ⑭⑨ 상양
- ⑯② 양구
- ⑰① 음릉천
- ⑰⑧ 축빈
- ⑰⑨ 삼음교
- ⑲⑧ 이내정
- ㉘ 대추
- ⑨⑦ 담수
- ⑨⑧ 비수
- ⑨⑨ 위수
- ⑩⓪ 삼초수
- ⑩① 신수
- ⑩④ 대장수
- ⑩⑤ 소장수
- ⑰⓪ 족삼리
- ⑲③ 충양
- ⑲① 내정
- ㊶③ 인당
- ㊶① 찬죽
- ㉛ 태양
- ㉨① 거궐
- ㉨③ 중완
- ㉨⑥ 기문
- ⑦② 황수
- ⑦① 천추
- ⑦⑦ 대거
- ⑦③ 관원

치료 방법

대추(大椎) 알레르기 체질로 설사를 자주 하는 사람은 이 경혈 주변의 뻐근함을 풀어준다.

[위치] 목덜미의 중심, 경추(頸椎)의 가장 아래 부분.

[치료] 한 손으로 환자의 등을 지탱하면서 다른 한 손의 엄지손가락으로 경혈을 어루만지듯이 누른다. 알레르기 체질로 설사를 자주 하는 사람일 경우에는 이 부분이 뻐근하기 때문에 잘 풀어주면 좋다.

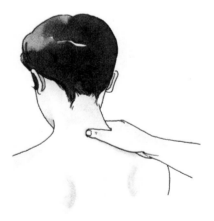

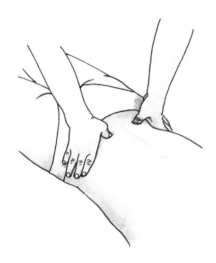

대장수(大腸兪) 소장수와 함께 장의 기능을 촉진하게 하는
주요 경혈이다.

[위치] 좌우의 골반 상단을 연결한 높이에 있는 요추
(제4요추)를 사이에 둔 양쪽 부분.

[치료] 시술자는 엎드려 있는 환자의 허리에 양손바닥
을 대고 환자의 호흡에 맞춰서 엄지손가락으로 지압
을 한다. 소장수와 함께 장의 기능을 좋게 하는 주요
경혈로, 설사를 비롯하여 배에서 이상한 소리가 나는
등 장이 불쾌한 증상을 완화시킬 수 있는 효과가 있
다.

중완(中脘) 마사지와 병행하면 소화기능을 조절한다.

[위치] 복부의 중심선상으로, 명치와 배꼽의 중간 부분.

[치료] 소화기능을 조절하는데 매우 중요한 경혈이다.
시술자는 바로 누운 환자의 복부에 양손가락 끝을 가
지런히 겹쳐서 놓는다. 환자가 숨을 내쉬는 것과
맞춰서 가볍게 누르고 이러한
지압을 천천히 반복한다. 계속
해서 복부의 마사지로 이어서
실시하면 매우 좋다.

곡지(曲池) 대장의 기능을 조절하는 경혈로 세게 지압을 하는 것이 효과적이다.

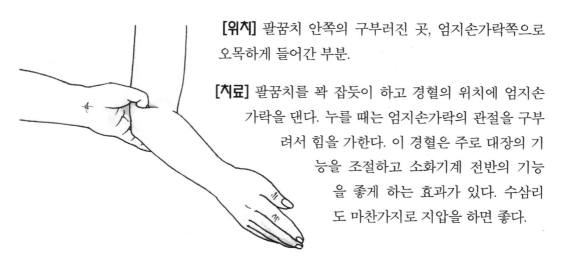

[위치] 팔꿈치 안쪽의 구부러진 곳, 엄지손가락쪽으로 오목하게 들어간 부분.

[치료] 팔꿈치를 꽉 잡듯이 하고 경혈의 위치에 엄지손가락을 댄다. 누를 때는 엄지손가락의 관절을 구부려서 힘을 가한다. 이 경혈은 주로 대장의 기능을 조절하고 소화기계 전반의 기능을 좋게 하는 효과가 있다. 수삼리도 마찬가지로 지압을 하면 좋다.

대거(大巨) 복근의 기능을 높이고 만성적으로 소화기계의 상태가 나쁜 것을 개선할 수 있다.

[위치] 배꼽의 바깥쪽으로 손가락 2마디만큼 떨어진 곳에서 손가락 2마디만큼 내려간 부분.

[치료] 환자를 바로 눕게 하고 엄지손가락으로 복부의 지방이 가볍게 들어갈 정도로 누르지만 너무 세게 지압을 하는 것은 피한다. 복부의 마사지와 병행하여 복근의 기능을 높이고 만성적으로 소화기계의 상태가 나쁜 것을 개선할 수 있다.

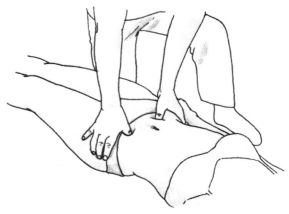

삼음교(三陰交)

몸이 차가운 증상을 완화시키고, 아랫배의 불쾌한 증상을 제거한다.

[위치] 발의 안쪽 복사뼈에서 손가락 3마디만큼 윗 부분.

[치료] 시술자는 환자의 경혈점 위치에 엄지손가락을 대고 환자의 정강이를 손바닥으로 감싸듯이 하면서 엄지손가락에 힘을 준다. 몸이 차가우면 설사를 하기 쉽기 때문에 이 경혈을 자극하면 차가운 증상을 완화시키고 아랫배 부분의 불쾌한 증상을 제거해 준다. 족삼리 경혈의 지압도 함께 하면 더욱 효과적이다.

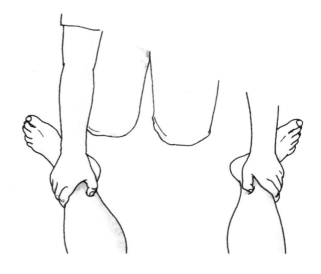

변비

[증상] 배변의 양이나 횟수가 정상적인 상태에 비해서 감소되는 것이 변비이다. 변비의 증상으로서는 배가 당기고 부풀어오르며, 아랫배 부분의 불쾌한 느낌이나 통증 등이 나타나는 것이다. 심할 경우에는 두통이나 전신의 권태감, 식욕부진, 마음의 초조함을 일으킨다. 변이 단단해져서 나오는 경우에는 항문에도 부담을 주게 된다.

이런 변비 중에는 만성적인 경우(상습성 변비)는 장의 기능 저하뿐만 아니라 정신적인 스트레스 등이 원인이 되어 일어나는 경우도 있다.

[치료 포인트] 환자는 바로 눕고 가능한 한 복근을 느슨하게 한 상태로 치료에 임해야 한다. 또 중완, 천추 등 복부의 각 경혈은 갑자기 지압하지 말고 배꼽 주변에 크게 원을 그리듯이 부드럽게 어루만져서 복근의 긴장을 풀어주고 나서 지압을 한다.

이어서 대장수, 소장수 등 등이나 허리의 각 경혈을 지압하고, 다음에 신문과 족삼리 등 손발의 각 경혈을 지압한다. 특히 만지기만 해도 결리거나 통증을 느끼는 경혈은 정성껏 신중하게 지압을 해야 한다.

따라서 매일 끈기 있게 지속적으로 지압을 하는 것이 매우 중요하다.

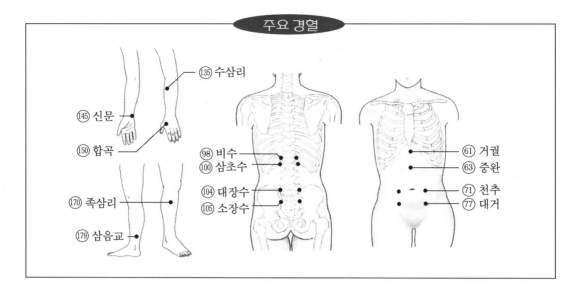

주요 경혈

⑬⑤ 수삼리
⑭⑤ 신문
⑮⓪ 합곡
⑯⑤ 족삼리
⑰⑨ 삼음교
⑨⑧ 비수
⑩⓪ 삼초수
⑩④ 대장수
⑩⑤ 소장수
⑥① 거궐
⑥③ 중완
⑦① 천추
⑦⑦ 대거

● 치료 방법

천추(天樞) 부드럽게 자극을 주면 배변을 촉진시키는
효과가 있다.

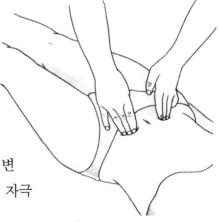

[위치] 배꼽의 양옆으로 손가락 2마디만큼 떨어
진 부분.

[치료] 환자를 바로 눕게 하고 양손의 집게손가락
과 가운뎃손가락, 약손가락을 가지런히 놓고, 복
부의 지방이 가볍게 들어갈 정도로 부드럽게 누른다.
배꼽의 주변에 원을 그리듯이 마사지를 하면 더욱 배변
의 촉진에 효과가 있다. 대거도 마찬가지로 부드럽게 자극
을 하면 좋다.

중완(中脘) 소화기능을 조절하여 배변을 편안하게
볼 수 있다.

[위치] 복부의 중심선상으로, 명치와 배꼽의
중간 부분.

[치료] 시술자는 바로 누운 환자의 복부에 손
가락 끝을 가지런하게 하고 양손을 겹쳐서 놓
는다. 환자가 숨을 쉬는 것에 맞춰서 가볍게
누르고, 계속해서 복부 마사지를 병행하면 더
욱 효과가 좋다. 이렇게 함으로서 소화기능이
조절되고 배변을 편안하게 볼 수 있게 된다.

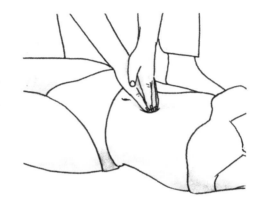

대장수(大腸兪) 장 기능을 촉진시켜서 부드럽게 배변을 보게
하는데는 빠지지 않는 중요한 경혈이다.

[위치] 좌우의 골반 상단을 연결한 높이에 있는 요추(제4요추)를 사이에 둔 양쪽 부분.

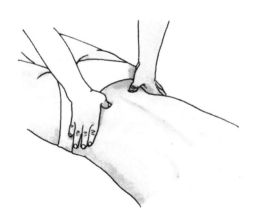

[치료] 시술자는 엎드려 있는 환자의 허리에 양
손바닥을 대고 환자의 호흡에 맞춰서 엄지손가
락으로 지압을 한다. 소장수와 함께 장의 기능
을 좋게 하는 주요 경혈로서, 장의 불쾌한 증상
을 완화시키고 건강한 배변을 촉진시키는데 매
우 효과적이다.

신문(神門) 손에 있는 경혈이지만 변비에 매우
효과가 좋다.

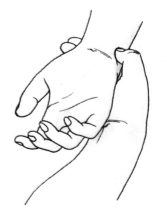

[위치] 손목 관절로 손바닥을 폈을 때 새끼손가락쪽의 가장자
리 부분.

[치료] 엄지손가락으로 세게 지압을 한다. 손의 경혈이지만 변
비에 매우 효과가 좋기 때문에 평소에도 자주 지압을 하면 더
욱 효과가 높아진다. 특히 이 경혈에 뜸을 뜨면 매우 심한 변
비도 치료할 수 있다.

소장수(小腸兪) 대장수와 함께 변비 치료에
빠지지 않는 경혈점이다.

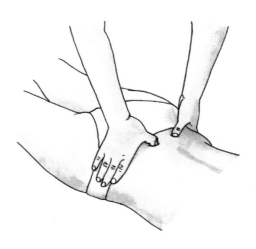

[위치] 엉덩이의 편평한 뼈에서 가장 윗 부분에
오목하게 들어간(第1後仙骨孔) 부분에서 손가
락 1마디만큼 바깥쪽 부분.

[치료] 시술자는 엎드려 있는 환자의 허리에 양
손바닥을 대고 엉덩이를 감싸듯이 하여 좌우의
경혈을 엄지손가락으로 약간의 힘을 가해서 누
른다. 대장수와 함께 장의 기능을 좋게 하는 경
혈이다. 지압을 한 후 허리 전체를 가볍게 마사
지하면 더욱 좋아진다.

족삼리(足三里) 주무르듯이 누르면 소화기능을
촉진시킨다.

[위치] 종아리의 바깥쪽으로, 무릎의 아래로 대략 손가락 3마디만큼 내려간 곳.

[치료] 환자는 똑바로 눕게 하고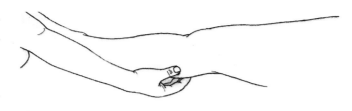
시술자가 좌우의 다리 경혈을
각각 지압한다. 환자가 혼자서
지압을 할 경우에는 의자에 걸
터앉아서 하면 좋다. 주무르듯
이 누르면 소화기계의 기능이 촉진되어 변비에도 효과가 좋다.

〈칼럼〉 변비의 가정요법

　적당한 운동과 규칙적이고 바른 식생활은 물론, 평소에도 자주 배나 허리를 주
무르는 것이 좋은 방법이다. 취침하기 전에 똑바로 누워서 배를 주무르면 다음날
아침에 건강하게 배변을 볼 수 있게 될 것이다.
　또 양변기를 사용할 때에는 배변을 보면서 배를 어루만지거나 허리의 뒤쪽을
누르면 편안하게 배변을 볼 수 있게 된다.
　변비에 자주 걸리는 사람은 변을 보고 싶다는 생각이 들면 가능한 한 참지 말고
화장실로 달려가는 것이 무엇보다 중요한 일이다. 매일 시간을 정해 놓고 습관적
으로 화장실에 가서 앉아 있는 것도 배변을 편안하게 볼 수 있는 좋은 요령이기도
하다.

치질 · 탈항 · 탈장

[증상] 치질에는 크게 구분하여 항문주변의 혈관에 혹이 생기는 치핵(수치질)과 항문의 입구가 찢어진 열항(항문 열상) 등이 있다. 어쨌든 이러한 증상들은 변비에 걸려서 힘을 주어 항문 주변의 혈액순환이 나빠졌기 때문에 일어나고 항문의 통증과 출혈을 동반한다.

또 항문이 빠져버린 탈항, 직장 자체가 항문에서 떨어져 나온 탈장 등도 변비에 걸렸을 때 세게 힘을 주는 것이 직접적인 원인이 되어 생기는 증상이다.

[치료 포인트] 심할 경우에는 외과 치료가 필요하다. 지압요법으로는 항문 주변의 혈액순환을 촉진시키고, 소화기능을 조절하여 배변을 편안하게 볼 수 있도록 하기 위한 것이다.

우선 머리의 백회, 목덜미의 대추부터 시작하여 등과 허리의 각 경혈을 지압한다. 특히 환부에 가까운 회양(會陽)과 장강(長强)을 확실하게 지압한다.

다리와 허리가 차가운 것은 항문의 증상을 악화시키기 때문에 허리의 삼초수, 신수, 다리의 삼음교, 태계 등의 지압으로 대처할 수 있다. 소화기능을 조절하기 위해서 복부의 천추, 족삼리의 지압과 마사지도 빠짐없이 치료해 준다. 또한 팔의 공최 지압은 통증을 완화시키는데 효과가 있는 경혈이다.

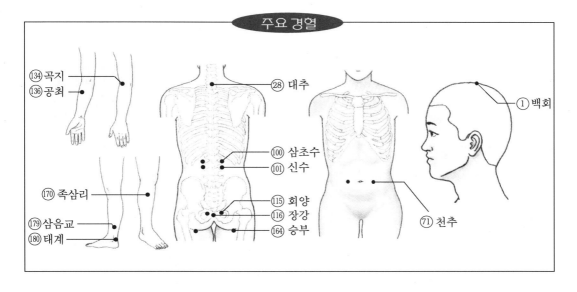

⑭ 곡지
⑱ 공최
㉘ 대추
① 백회
⑩ 삼초수
⑩ 신수
⑩ 족삼리
⑪ 회양
⑯ 장강
⑭ 승부
⑲ 삼음교
⑱ 태계
㉑ 천추

◯ 치료 방법

백회(百會) 치질 치료에 매우 효과적인 경혈로서 몸의 심지가 빠져 나가듯이 세게 지압을 한다.

[위치] 양쪽 귀에서 똑바로 올라간 선과 미간의 중앙에서 올라간 선이 교차하는 머리의 꼭대기 부분.

[치료] 시술자는 환자의 머리를 감싸듯이 하고 바로 몸의 심지가 빠져 나가듯이 양손의 엄지손가락으로 세게 지압을 한다. 엉덩이의 장강(長强)도 함께 자극하면 치질의 치료에 매우 효과가 높다. 이 경혈은 머리카락을 좌우로 나눠놓고 뜸을 뜨는 것도 좋다.

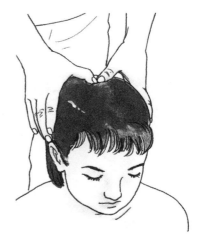

대추(大椎) 설사를 할 것같은 느낌으로 항문에 부담을 주는 사람이나
항문의 주변에 종기가 있는 사람에게 특히 효과가 있다.

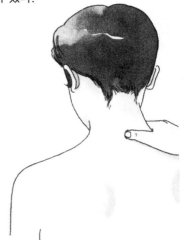

[위치] 목덜미의 중심, 경추(頸椎)의 가장 아랫부분.

[치료] 한 손으로 환자의 등을 지탱하면서 다른 한 손의
엄지손가락으로 경혈을 주무르듯이 세게 지압을 한다.
이 경혈점의 지압을 지속적으로 하면 항문 주변의 종기
를 치료하는데 효과가 있다.

신수(腎兪) 허리의 긴장을 풀고 항문을 둘러싼
혈액의 순환을 좋게 한다.

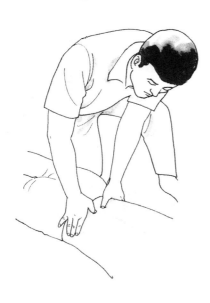

[위치] 가장 아래 늑골의 끝과 같은 높이로 척추를 사
이에 둔 양쪽 부분.

[치료] 시술자는 환자의 허리에 양손을 대고 엄지손가
락으로 세게 경혈점을 누른다. 삼초수와 이 경혈을 차
례대로 천천히 지압을 하면 몸의 긴장이 풀리고, 항문
을 둘러싼 혈액의 순환을 촉진시켜서 차가운 증상도
풀리게 하여 치질 증상을 완화시킨다.

장강(長强) 치질의 치료에 매우 중요한 경혈이며, 3~5초 정도의 지압을 반복하면 좋다. 엄지손가락으로 지압을 하지만 너무 세게 누르지 않도록 주의해야 한다.

[위치] 항문의 위쪽 부분으로 꼬리뼈의 끝 부분.

[치료] 치질을 치료하는데 매우 중요한 경혈 중의 하나이다. 시술자는 환자를 엎드리게 하고 가볍게 다리를 벌리게 한 다음 환자의 꼬리뼈의 위치에 양손의 엄지손가락을 대고 3~5초 정도 지압을 반복한다. 백회를 자극하면 반드시 이 경혈도 지압을 하면 그 효과가 높아진다. 탈항에는 이 경혈에 뜸을 뜨는 것이 효과가 있다.

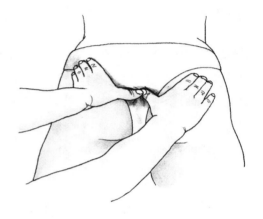

회양(會陽) 항문 주변의 혈액순환을 촉진하고 탈항 등의 치료에도 효과적이다.

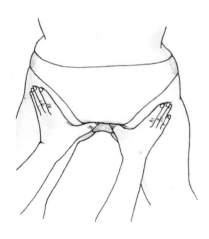

[위치] 항문의 위쪽 부분, 꼬리뼈의 양옆 부분.

[치료] 장강과 함께 치질 치료에 매우 중요한 경혈이다. 시술자는 환자를 엎드리게 하고 가볍게 다리를 벌리게 한 다음 환자의 꼬리뼈의 양옆에 엄지손가락을 대고 3~5초 정도 지압을 반복한다. 항문 주변의 혈액순환을 좋게 하고 탈항 등이 일어나기 쉬운 경우의 치료에도 효과가 있다.

족삼리(足三里) 소화기능을 조절하기 때문에 배변을 편안하게 볼 수 있어
항문에 대한 부담이 가벼워진다.

[위치] 종아리의 바깥쪽으로, 무릎 아래로 대략 손가락 3마디만큼 내려간 곳.

[치료] 환자는 바로 누운 자세로 시술자가
좌우 다리의 경혈점을 각각 지압한다. 환
자가 혼자서 지압을 할 경우에는 의자에
걸터앉아서 하면 매우 좋다. 주무르듯
이 누르면 소화기능이 조절되어 배변
을 편안하게 볼 수 있기 때문
에 항문에 대한 부담감이 가
벼워진다.

부종 · 신장병

[증상] 부종이란 몸의 조직, 특히 피하조직 속으로 수분이 이상하게 고이는 상태를 말한다. 건강한 사람이라도 피곤한 경우나 혈액순환이 좋지 않을 때에는 가벼운 부종이 일어난다. 병이 원인으로 인하여 생기는 부종 중에서 고혈압이나 심장병 등은 몸의 말초부분에 그 증상이 나타나는데 비해서, 신장이나 비뇨기계의 병에서는 얼굴 등 몸의 부드러운 부분에 나타난다.

신장병인 경우에는 부종 이외에 소변의 양이나 횟수가 건강할 때와는 다른 것을 비롯하여 전신이 나른한 증상을 호소하게 된다. 더욱 심해지면 단백뇨나 혈뇨가 나오는 경우도 있다.

[치료 포인트] 얼굴이 붓는 것은 손의 곡지와 합곡을, 다리의 부종에는 족삼리와 축빈, 삼음교, 태계 등의 지압이 효과적이다. 혈압의 이상으로 부종이 나타나는 경우에는 머리의 백회와 천주의 지압도 매우 효과가 좋다.

신장병 특유의 증상을 완화시키는데는 복부의 수분, 수도, 중극을, 또 허리의 신수, 방광수 등을 중심으로 그 주변의 경혈을 지압하고 전체를 마사지한다. 피곤하거나 나른할 경우에는 발바닥의 용천을 지압하는 것도 효과적이다.

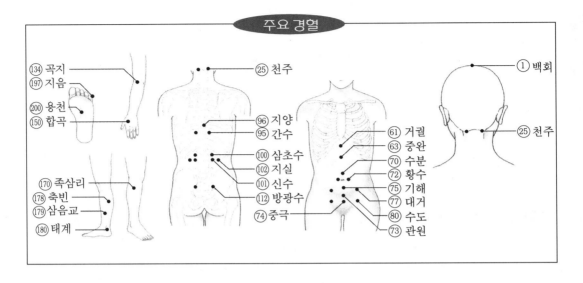

주요 경혈

- (134) 곡지
- (197) 지음
- (200) 용천
- (150) 합곡
- (170) 족삼리
- (178) 축빈
- (179) 삼음교
- (180) 태계
- (25) 천주
- (96) 지양
- (95) 간수
- (100) 삼초수
- (102) 지실
- (101) 신수
- (112) 방광수
- (74) 중극
- (61) 거궐
- (63) 중완
- (70) 수분
- (72) 황수
- (75) 기해
- (77) 대거
- (80) 수도
- (73) 관원
- (1) 백회
- (25) 천주

● 치료 방법

천주(天柱) 신장병의 대표적인 증상인 전신의 나른함을
완화시킬 수 있다.

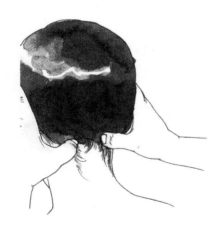

[위치] 목뒤의 머리카락이 나는 부분으로 2개의 굵은
근육의 바깥쪽에 오목하게 들어간 부분.

[치료] 시술자는 환자의 머리를 뒤에서부터 양손으로
감싸안듯이 하고 엄지손가락으로 주무르듯이 경혈을
지압한다. 신장병 치료의 경우에는 우선 이곳을 주물
러서 풀기 시작하면 전신의 나른함과 피로감을 완화
시킬 수 있는 효과가 있다.

신수(腎兪) 몸의 긴장을 풀고 전신에 활력을 불어넣는 경혈이다.

[위치] 가장 아래 늑골 끝과 같은 높이로 척추를 사이에 둔 양쪽 부분.

[치료] 시술자는 환자를 엎드리게 하고 양손의 엄지손가락으로 천천히 지압을 한다. 이렇게 함으로써 몸의 긴장을 풀 수 있고 나른함과 피로감을 완화시킬 수도 있다. 또 이곳은 전신에 활력을 불어넣는 경혈이기도 하다.

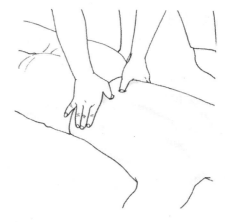

방광수(膀胱兪) 비뇨기계의 치료에서 빠지지 않는 경혈로 너무 자주 소변을 보는 증상에 효과적이다.

[위치] 엉덩이의 편평한 뼈 위에서 2번째로 오목하게 들어간 부분(第2後仙骨孔)에서 손가락 1마디만큼 바깥쪽 부분.

[치료] 시술자는 엎드려 있는 환자의 허리에 손바닥을 대고 엉덩이를 감싸듯이 하여 좌우의 경혈을 엄지손가락으로 약간의 힘을 가해서 누른다. 소변을 자주 보는 증상이 있는 사람일 경우에 이 경혈점을 지압하면 특히 효과적이다. 또 엄지손가락으로 지긋이 누르면서 허리 전체를 가볍게 마사지하면 더욱 좋다.

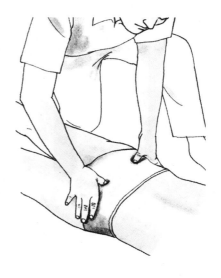

수도(水道)　몸에 남는 수분을 조절하여 배출하는 기능을 촉진한다.

[위치] 배꼽에서 손가락 2마디만큼 바깥쪽에서 손가락 4마디만큼 아래로 내려간 부분.

[치료] 시술자는 집게손가락과 가운뎃손가락, 약손가락을 가지런히 경혈점에 놓고 환자의 하복부의 지방이 가볍게 들어갈 정도로 누른다. 몸에 수분을 조절하는 매우 중요한 경혈이며, 몸에 남아 있는 수분을 배출하는 기능을 촉진하여 부기를 가라앉힌다.

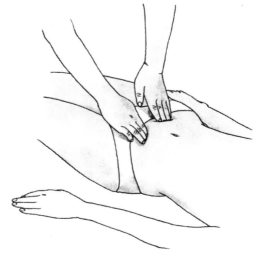

수분(水分)　몸의 수분을 조절하는 매우 중요한 경혈로 부종이나 신장병에 매우 효과가 있다.

[위치] 배꼽에서 손가락 1마디만큼 올라간 부분.

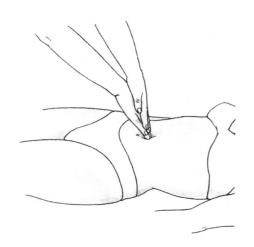

[치료] 양손의 집게손가락과 가운뎃손가락, 약손가락을 가지런하게 경혈점에 대고 환자의 복부 지방이 가볍게 들어갈 정도로 누른다. 몸의 수분을 컨트롤하는 매우 중요한 경혈이다. 수분 과다에 의한 부종이나 신장병 등에 대한 치료 효과가 매우 뛰어나다. 또 이 경혈점에 뜸을 뜨는 것도 효과적이다.

중극(中極) 비뇨기계의 증상에 효과가 있는 경혈이며, 소변을
자주 보는 증상에도 효과가 있다.

[위치] 배꼽에서 손가락 4마디만큼 아래 부분.

[치료] 시술자는 바로 누운 환자의 하복부에 양손의 집게손
가락, 가운뎃손가락, 약손가락을 가지런하게 놓
고 환자의 하복부의 지방이 가볍게
들어갈 정도로 누른다. 비뇨기계의
모든 증상을 완화시키는데 효과적
인 경혈로 소변을 자주 보는 증상에
도 효과가 있다.

방광염 · 요도염

[증상] 방광염과 요도염은 세균감염의 원인으로 일어나는 것이 대부분이지만, 그 이외에도 소변을 너무 참았거나 허리가 차갑기 때문에 생기는 경우도 있다.

자주 소변을 보고 싶어서 빈번하게 소변을 보게 되거나, 소변을 볼 때 통증이 있거나 혈뇨가 나오고, 소변을 보았는데도 깔끔한 느낌이 들지 않고 남아 있는 듯한 느낌이 드는 경우가 있다. 그렇지 않으면 소변이 나오지 않는 경우 등 그 증상은 여러 가지가 있다. 급성 방광염일 경우에는 오한발열을 동반하기도 한다.

[치료 포인트] 먼저 허리를 자주 따뜻하게 해주고 신수, 지실에서 방광수까지를 천천히 지압을 한다. 특히 이 경혈점들은 만성화된 증상의 경우에 지압을 하면 치료 효과가 높다. 계속해서 복부의 관원, 대거, 수분, 수도, 대혁 등의 경혈점도 너무 힘을 가하지 않도록 주의하면서 지압을 한다.

급성 중에서도 그 증상이 가벼울 경우에는 복부의 중극(中極)과 다리의 충문(衝門)을 몇 분씩 지압을 하면 진정된다. 반면 만성일 경우에는 뜸을 뜨는 것도 효과적이다. 소변이 나오지 않을 경우에는 머리의 백회, 목덜미의 대추, 발의 태충(太衝)이 효과적이다.

하반신이 차가워서 증상이 악화되는 듯한 경우에는 발의 각 경혈을 주무른다.

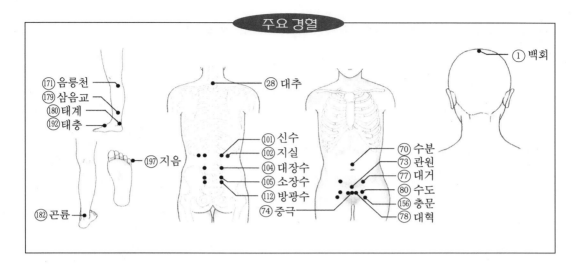

① 백회

⑰ 음릉천
⑲ 삼음교
⑱ 태계
⑲ 태충

㉘ 대추

⑲ 지음

⑱ 곤륜

⑩ 신수
⑩ 지실
⑩ 대장수
⑩ 소장수
⑪ 방광수
⑦ 중극

⑦ 수분
⑦ 관원
⑦ 대거
⑧ 수도
⑮ 충문
⑦ 대혁

🔵 치료 방법

신수(腎兪) 몸의 긴장과 나른함을 풀고 신장의
기능을 조절한다.

[위치] 가장 아래 늑골의 끝과 같은 높이로 척추를
사이에 둔 양쪽 부분.

[치료] 시술자는 환자를 엎드리게 하고 양손으로
허리를 감싸듯이 하여 엄지손가락으로 천천히 지
압을 한다. 이 지압을 함으로써 몸의 긴장과 나른
함을 풀 수 있고 신장의 기능이 조절되기도 한다.
또 이곳은 전신에 활력을 넣는 경혈이기도 하다.

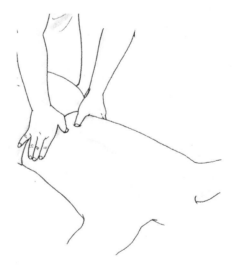

방광수(膀胱兪)

방광염에서 많이 나타나는 증상으로 소변을 자주 보는 증상에 대한 치료에 효과적이다.

[위치] 엉덩이의 편평한 뼈 위에서 2번째 오목하게 들어간 부분보다 손가락 1마디만큼 바깥쪽 부분.

[치료] 시술자는 엎드려 있는 환자의 허리에 양손바닥을 대고, 엉덩이를 감싸듯이 하여 좌우의 경혈을 엄지손가락으로 약간의 힘을 가해서 누른다. 방광염의 증상에서 흔히 볼 수 있는 것으로 소변을 자주 보는 증상에 매우 효과적이다. 허리 전체를 가볍게 마사지하면 더욱 좋다.

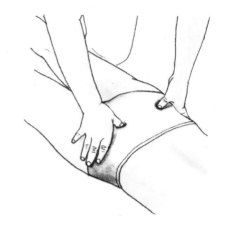

수도(水道)

몸의 수분을 배출하는 기능을 조절하는 비뇨기계의 증상을 완화시킬 수 있다.

[위치] 배꼽에서 손가락 2마디만큼 바깥쪽에서 다시 손가락 4마디만큼 아래 부분.

[치료] 시술자는 양손의 집게손가락과 가운뎃손가락, 약손가락을 가지런하게 경혈점에 놓고 환자의 하복부의 지방이 가볍게 들어갈 정도로 누른다. 몸의 수분을 조절하는 매우 중요한 경혈로, 몸밖으로 여분의 수분을 배출하는 기능을 조절한다.

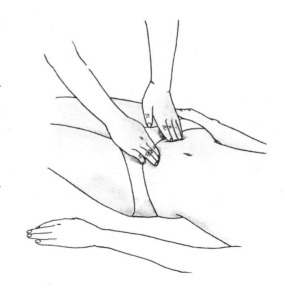

대추(大椎)	소변이 잘 나오지 않을 경우에 백회와 함께 지압을 하면 배뇨가 편안해진다.

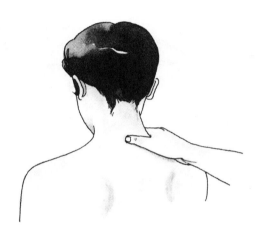

[위치] 목덜미의 중심, 경추의 가장 아래 부분.

[치료] 한 손으로 환자의 등을 지탱하면서 다른 한 손의 엄지손가락으로 경혈을 어루만지듯이 누르면 이 주변의 뻐근함을 풀 수 있다. 소변이 잘 나오지 않을 경우에 이 경혈을 지압하면 배뇨를 편안하게 볼 수 있다. 백회에도 마찬가지의 효과가 있기 때문에 함께 지압을 하면 효과가 좋다.

중극(中極)	비뇨기계의 증상 전반에 효과가 있는 경혈로 소변을 자주 보는 증상에 매우 효과가 있다. 소변이 잘 나오지 않을 경우에 백회와 함께 지압을 하면 배뇨가 편안해진다.

[위치] 배꼽에서 손가락 4마디만큼 내려간 부분.

[치료] 시술자는 똑바로 누운 환자의 하복부에 양손의 집게손가락과 가운 뎃손가락, 약손가락을 가지런하게 놓고 환자의 하복부의 지방이 가볍게 들어갈 정도로 누른다. 비뇨기계의 모든 증상을 완화시키는 효과가 있는 경혈로 소변을 자주 보는 증상에도 매우 효과가 있다.

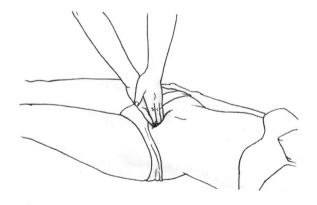

태충(太衝) 　소변을 보기 쉽게 하고 차가워지면 증상이
악화되는 것에도 효과가 있다.

[위치] 발등에서 높은 부분으로 엄지발
가락과 그 옆의 발가락 사이 부분.

[치료] 대추와 마찬가지로 소변을 보기
쉽게 하는 효과가 있다. 따라서 평소에
도 엄지손가락으로 자주 지압을 하거나
뜸을 뜨면 좋다. 방광염이나 요도염은

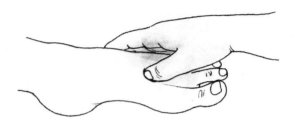

차가워지면 그 증상이 악화되지만 이 경혈과 다리의 삼음교, 태계 등 그 이외에도 다리의
각 경혈점을 함께 지압하면 다리의 차가운 증상을 완화시키는 효과도 있다.

습진·두드러기

[증상] 가려움증을 동반하고 피부가 빨개지거나 발진이 생기며, 심해지면 붓거나 짓무르기도 하고 열이 나는 경우도 있다. 가려움증을 참지 못하고 마구 긁어대거나 하면 피부가 상처를 입어서 피가 나거나 고름이 생겨서 더욱 악화된다.

습진이나 두드러기의 원인은 여러 가지가 있다. 피부에 직접적인 자극 뿐만 아니라 때로는 음식물이나 약의 복용, 심신의 피로, 햇볕이나 온도차 등도 관계가 있고 특히 알레르기 체질인 사람에게 자주 나타나는 증상이다.

[치료 포인트] 온몸의 어느 부분에 발진이 생긴 경우라도 등과 복부의 각 경혈은 충분한 자극을 줄 필요가 있다. 이 경우 지압도 좋지만 뜸과 같은 열 자극을 하는 방법이 더욱 효과적이다.

습진이나 두드러기가 생긴 장소가 얼굴일 경우에는 백회, 천주, 견우 등을 지압하고, 손일 경우에는 곡지, 양지, 수삼리를, 어깨나 가슴에 생겼을 경우에는 중부, 견정을 지압한다. 또 다리의 경우에는 태계 등 다리의 각 경혈점을 함께 지압하는 것이 효과가 있다. 손의 합곡은 어떠한 습진이나 두드러기 증상에도 효과가 있는 경혈이다. 알레르기성 두드러기의 치료에는 목덜미의 대추가 효과적이다.

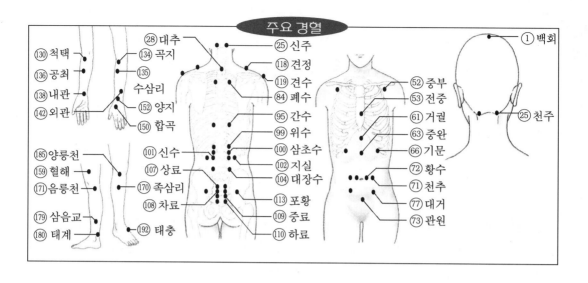

주요 경혈

⑬⓪ 척택
⑬⑥ 공최
⑬⑧ 내관
⑭② 외관

㉘ 대추
⑬④ 곡지
⑬⑤
수삼리
⑮② 양지
⑮⓪ 합곡

㉕ 신주
⑪⑧ 견정
⑪⑨ 견수
⑧④ 폐수
⑨⑤ 간수
⑨⑨ 위수
⑩⓪ 삼초수
⑩② 지실
⑩④ 대장수
⑪③ 포황
⑩⑨ 중료
⑩⓪ 하료

① 백회

㉕ 천주

⑤② 중부
⑤③ 전중
⑥① 거궐
⑥③ 중완
⑥⑥ 기문
⑦② 황수
⑦① 천추
⑦⑦ 대거
⑦③ 관원

⑱⑤ 양릉천
⑮⑨ 혈해
⑰① 음릉천
⑰⑨ 삼음교
⑱⓪ 태계

⑩① 신수
⑩⑦ 상료
⑰⓪ 족삼리
⑩⑧ 차료
⑲② 태충

치료 방법

백회(百會) 습진이나 두드러기가 얼굴에 생겼다면 제일
먼저 이 경혈점을 자극한다.

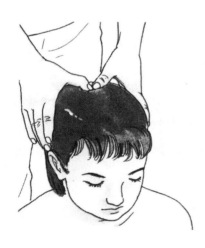

[위치] 양쪽 귀에서 똑바로 올라간 선과 미간의 중앙에
서 올라간 선이 교차하는 머리의 꼭대기 부분.

[치료] 시술자는 환자의 머리를 감싸안듯이 하고 마치
몸의 중앙 심지가 빠져 나가듯이 양손의 엄지손가락으
로 지압을 한다. 습진이나 두드러기가 얼굴에 생길 경
우에는 백회 뿐만 아니라 천주나 견우 등도 함께 지압
을 하면 매우 효과적이다. 또한 머리를 좌우로 갈라놓
고 뜸을 뜨면 더욱 효과가 좋다.

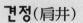 **대추**(大椎)   알레르기 체질 때문에 생기는 피부의 이상에
좋은 효과가 있는 경혈이다.

[위치] 목덜미의 중심, 경추의 가장 아랫부분.

[치료] 한 손으로 환자의 등을 지탱하면서 다른 한 손의 엄지손
가락으로 경혈을 주무르듯이 누른다. 알레르기 체질로 피부
가 약한 사람의 경우에는 이 부분이 결리기 때문에 자주
풀어주면 좋다. 또 이 경혈에 뜸을 뜨는 것도 매우 효과
적인 방법이다.

견정(肩井)   지압을 해도 뜸을 떠도 매우 효과가 좋은 경혈로서, 뜸을 떠서 피부가 화상을
입었거나 약해졌을 경우에는 회복되기를 기다렸다가 다시 자극을 준다.

[위치] 뒤 목덜미 아래와 어깨 끝의 중간 부
분.

[치료] 시술자는 환자의 어깨를 잡듯이 하고
엄지손가락으로 강하게 주무르면서 누른다.
뜸을 뜨는 것도 효과가 높지만 이 부분에 습
진이나 두드러기가 생겼을 경우에 자극이
원인으로 피부가 화상을 입었거나 짓물렀을
경우에는 피부 연고제 등을 바르고, 고름이
나 짓무른 상태가 회복되기를 기다렸다가
다시 치료를 하는 것이 좋다.

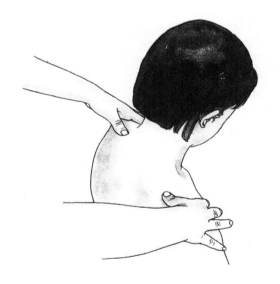

양지(陽池) 손에 생기는 습진이나 두드러기에 매우
효과적이다.

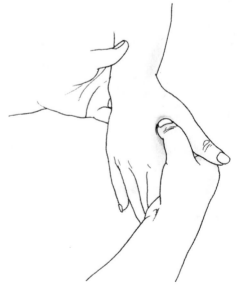

[위치] 손등쪽에서 손목의
중앙 부분.

[치료] 손에 습진이나 두드러기가
생겼을 경우에 이용하면 효과가 있는 경
혈이다. 시술자는 환자의 손목을 잡고 엄지손가
락으로 강하게 자극을 주거나 뜸을 뜨면 매우 효과적
이다. 뜸을 떠서 피부가 화상을 입었거나 짓물렀을 경우에는
그 부분이 회복되기를 기다렸다가 치료를 반복하는 것이 좋다.

합곡(合谷) 모든 습진이나 두드러기의 치료에 이용하면
효과가 있는 경혈이다.

[위치] 손등에서 엄지손가락과 집게손가락 사
이 부분.

[치료] 시술자는 한 손으로 환자의 손목을 받치
고, 다른 한 손으로 환자와 악수를 하듯이 하면
서 환자의 손등으로 엄지손가락을 파고 들어가
듯이 세게 지압을 한다. 또한 이 부분에 뜸을 뜨
는 것도 매우 효과적이다. 모든 습진이나 두드
러기의 치료에 이용하면 효과가 좋은 경혈이다.

태계(太谿) 두드러기가 자주 생기는 사람은 평소에도 이 경혈의
지압과 마사지를 하면 효과가 있다.

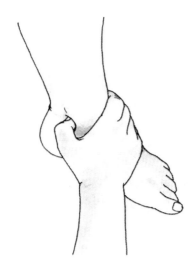

[위치] 발 안쪽 복사뼈의 바로 뒷부분.

[치료] 시술자는 환자의 발목을 손바닥으로 감싸듯이
하고 엄지손가락으로 경혈을 꽉 누른다. 두드러기가 자
주 생기는 사람은 평소에도 이 경혈이나 손목의 양지,
다리의 삼음교 등을 지압하거나 마사지를 하면 더욱 효
과가 있다.

검버섯 · 주근깨

　[증상] 검버섯과 주근깨는 피부의 색소 침착의 일종으로 눈썹 위나 툭 튀어나온 광대뼈 부분, 코 위와 윗입술 등 햇볕이 닿기 쉬운 부위에 잘 생긴다. 검버섯은 어떠한 병이 원인으로 인하여 생기는 경우도 있지만 자신의 피부에 맞지 않는 화장품의 무리한 사용 등 개개인의 체질적인 것과도 관계가 있다. 또한 주근깨도 유전적으로 일광과민 체질인 경우에도 자주 나타난다.

　[치료 포인트] 지압요법으로는 검버섯과 주근깨를 단기간에 깨끗하게 없앤다는 것이 매우 불가능한 일이지만, 체질을 조절함으로서 자연치유를 빠르게 할 수 있도록 촉진할 수는 있다.

　먼저 신수 등 등과 허리의 각 경혈을 옆으로 밀듯이 지압을 하고 전체를 마사지한다. 계속해서 가슴의 전중이나 복부도 마찬가지로 치료한다. 또한 뜸을 뜨는 것도 매우 효과적이다. 태계 등 다리와 팔의 각 경혈도 몸의 상태를 조절하는데 효과가 있다.

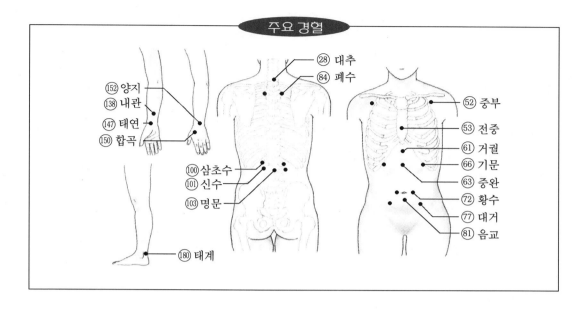

주요 경혈

- ㉘ 대추
- ㉘ 폐수
- ⑯ 양지
- ⑱ 내관
- ⑭ 태연
- ⑮ 합곡
- ㉒ 중부
- ㉝ 전중
- ㉖ 거궐
- ⑯ 기문
- ㉚ 중완
- ㉒ 황수
- ㉘ 대거
- ㉛ 음교
- ⑩ 삼초수
- ⑩ 신수
- ⑩ 명문
- ⑱ 태계

● 치료 방법

신수(腎兪) 몸의 긴장을 풀고 몸의 상태를 조절하여
피부의 자연 치유력을 높인다.

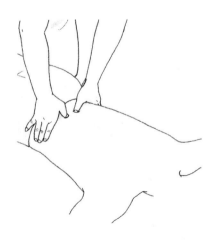

[위치] 가장 아래 늑골의 끝과 같은 높이로 등을 사이
에 둔 양쪽 부분.

[치료] 시술자는 환자를 엎드리게 하고 양손의 엄지손
가락으로 경혈을 누른다. 등에서 여기까지를 차례대
로 정성껏 지압을 하면 몸의 긴장을 풀 수 있으며 몸
의 상태를 조절할 수도 있다. 온몸에 활력을 불어넣는
효과도 있고 피부의 자연 치유력을 높일 수도 있다.

전중(膻中)   건강한 몸을 만들어서 피부에 생기는 이상 증상을
               개선하는데 순조롭게 한다.

[**위치**] 좌우의 유두를 연결한 선의 한가운데 부분.

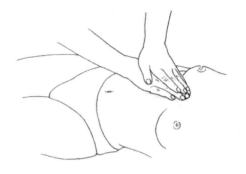

[**치료**] 시술자는 바로 누운 환자의 가슴 위에 손가
락 끝을 가지런하게 모아 양손을 겹쳐서 놓고 정
성껏 지압을 한다. 호흡기계와 순환기계의 기능을
조절하여 건강한 몸을 만든다. 이렇게 지압을 하
면 피부에 생기는 이상 증상을 개선하는데 순조롭
게 한다.

태계(太谿)   피부에 생기는 이상 증상을 개선하는 경혈로서
               끈기 있게 자극을 지속하는 것이 요령이다.

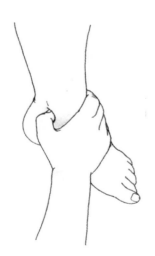

[**위치**] 발 안쪽 복사뼈의 바로 뒷부분.

[**치료**] 시술자는 환자의 발목을 손바닥으로 감싸듯이 하여 엄
지손가락으로 경혈을 꽉 누른다. 이 지압요법으로는 몸의 상
태를 조절하여 피부에 생기는 이상 증상을 개선하는데 효과
가 있다. 평소에도 이 경혈점을 지속적으로 자극하는 것이 요
령이다.

여드름 · 부스럼

[증상] 모공에 작은 입자가 생기고 그것이 곪아서 주변이 빨갛게 붓거나 고름이 생긴다. 염증이 심하면 통증을 느끼고 치료한 뒤에도 깊게 상처자국이 남아 있게 된다.

여드름이나 부스럼이 생기는 원인은 여러 가지이지만 호르몬의 증가나 대사 이상 등에 의해서 모공에 지방이나 각질이 쌓이고, 그곳에 세균이 감염되어 생기는 경우가 일반적이다.

[치료 포인트] 지압요법으로는 몸의 상태를 조절하여 피부의 자연 치유력을 높이는 것이 목표이다. 따라서 체력증강과 내장기능의 촉진에 효과가 있는 등과 복부의 각 경혈점들을 지압하는 것이 매우 중요하다.

피부의 치료에는 주로 대추, 폐수 등을 이용하지만, 얼굴에 부스럼이 생긴 경우에는 손의 양로(養老)에 뜸을 뜨는 것이 효과적이다. 또 손의 합곡은 머리와 얼굴의 증상에 나타나는 효과가 있다.

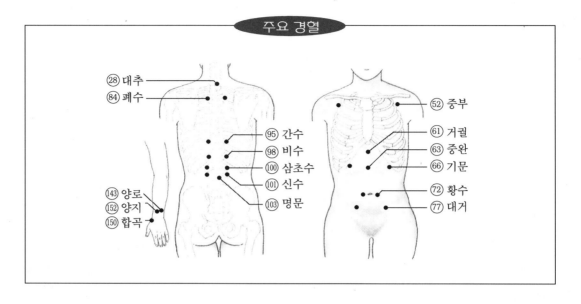

경혈	경혈
㉘ 대추	52 중부
84 폐수	61 거궐
95 간수	63 중완
98 비수	66 기문
100 삼초수	72 황수
101 신수	77 대거
103 명문	
143 양로	
152 양지	
150 합곡	

● 치료 방법

대추(大椎) 피부에 부스럼이 자주 생기는 사람은 지압이나 뜸으로
이 경혈을 정성껏 치료한다.

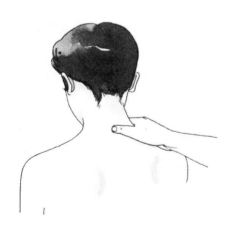

[위치] 목덜미의 중앙으로 경추의 가장 아랫부분.

[치료] 한 손으로 환자의 등을 지탱하면서 다른 한
손의 엄지손가락으로 경혈을 주무르듯이 누른다.
또 이 경혈에 뜸을 뜨는 것도 매우 효과적이다. 피
부에 부스럼이 자주 생기는 사람은 평소에도 이 경
혈을 누르거나 두드릴 때 심하게 아픈 경우가 많다.
그런 경우에는 매우 정성껏 신중하게 치료를 한다.

폐수(肺兪) 등의 지압으로 몸의 상태를 조절하고 피부의
자연 치유력을 높인다.

[위치] 어깨뼈의 안쪽으로 척추(제3흉추)를
사이에 둔 양쪽 부분.

[치료] 시술자는 엎드려 있는 환자의 등에
양손바닥을 대고 좌우의 경혈을 동시에 약
간의 힘을 가해서 누른다. 등 이외의 각 경
혈도 마찬가지로 지압을 하고, 등뼈를 따라
서 마사지도 병행하면 몸의 상태를 조절하
여 피부의 자연 치유력이 높아진다.

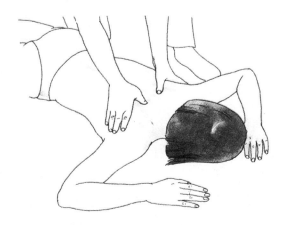

합곡(合谷) 자주 주무르듯이 누르면서 풀어주고,
얼굴이나 머리의 증상을 완화시킨다.

[위치] 손등의 엄지손가락과 집게손가락 사이 부분.

[치료] 시술자는 환자의 손목을 한 손으로 받치고 다른 한 손
으로 환자와 악수를 하듯이 하면서 환자의 손등에 시술자의
엄지손가락이 파고 들어갈 정도로 누른다. 누를 때에 응어리
가 있어서 매우 심한 통증을 느낄 경우에는 자주 주무르면서
풀어주면 좋다. 이것은 얼굴이나 머리의 증상을 완화시키는
데 효과가 있다.

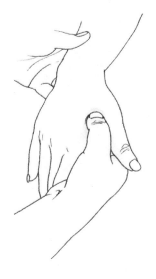

탈모 · 원형탈모증

[증상] 머리카락이 매일 빠지는 것을 알고 있지만 갑자기 덩어리로 빠지거나 눈에 띄게 탈모 증상이 지속되는 경우에는 걱정되는 일이다. 탈모의 원인은 호르몬이나 자율신경계의 기능에 관계가 있고 정신적인 스트레스가 있는 경우에도 나타나는 증상이다.

특히 원형탈모증은 어느 날 갑자기 머리카락이 빠져서 두피에 10원 짜리 동전만한 원형 자국이 생기기 때문에 정신적인 긴장과 깊은 관계가 있다는 것을 알 수 있다.

[치료 포인트] 보통 탈모에는 두피의 자극과 청결에 신경을 쓰는 것이 포인트가 된다. 빗으로 머리 전체를 가볍게 두드리거나 머리와 목의 각 경혈점을, 특히 백회, 통천, 천주, 풍지 등을 잘 주무르듯이 누르면 효과적이다.

등과 복부의 경혈은 몸의 상태를 조절하는데 유효하며, 관원, 신주 등을 중심으로 지압을 한다. 가슴의 윗쪽 부분에 있는 중부도 마찬가지로 지압을 한다. 손발의 각 경혈점의 자극도 두피의 증상에 매우 효과가 있다.

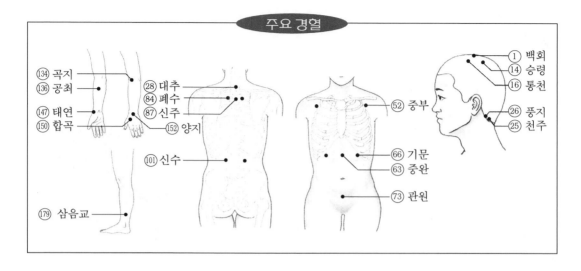

주요 경혈

- ⑬④ 곡지
- ⑬⑥ 공최
- ⑭⑦ 태연
- ⑮⓪ 합곡
- ㉘ 대추
- ⑧④ 폐수
- ⑧⑦ 신주
- ⑮② 양지
- ⑩① 신수
- ㉕ 삼음교
- ㉕② 중부
- ㉖⑥ 기문
- ㉖③ 중완
- ㉗③ 관원
- ① 백회
- ⑭ 승령
- ⑯ 통천
- ㉖ 풍지
- ㉕ 천주

치료 방법

백회(百會) 탈모를 방지하는 두피의 자극은 이 경혈을 중심으로 반복하여 실시한다.

[위치] 양쪽 귀에서 똑바로 올라간 선과 미간의 중심에서 올라간 선이 교차하는 머리의 꼭대기 부분.

[치료] 시술자는 환자의 머리를 감싸듯이 하여 마치 몸 중앙의 심지가 빠져 나가듯이 양손의 엄지손가락으로 지압을 한다. 이 경혈을 중심으로 두피를 자주 자극하면 탈모 예방에도 도움이 된다. 반복하여 실시하는 것이 효과적이며 빗으로 가볍게 두드리는 것도 매우 좋다.

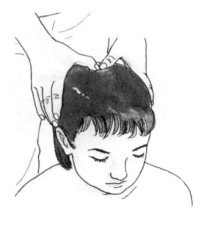

통천(通天)

두피의 혈액순환을 좋게 하고 탈모증의 증상을 완화시킨다.

[위치] 머리 꼭대기의 중심(백회 경혈의 위치)에서 좌우 양쪽으로 약간씩 떨어진 부분.

[치료] 시술자는 환자의 머리 옆부분을 지탱하듯이 잡으면서 엄지손가락으로 지압을 한다. 백회와 마찬가지로 이 경혈을 자극하면 탈모예방에도 도움이 된다. 지압 뿐만 아니라 마시지를 병행하면 혈액순환이 좋아져서 더욱 효과가 늘어난다.

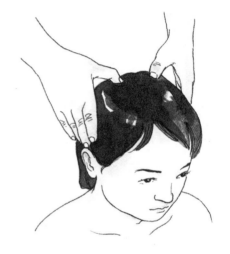

천주(天柱)

머리 뒤쪽의 탈모에는 풍지와 함께 이 경혈을 이용하면 좋다.

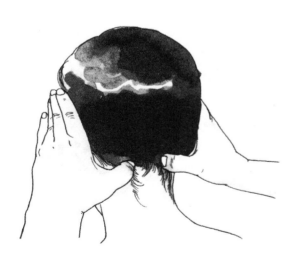

[위치] 머리 뒤쪽에 머리카락이 나는 부분으로 2개의 굵은 근육의 바깥쪽으로 오목하게 들어간 부분.

[치료] 시술자는 환자의 머리를 뒤에서 양손으로 감싸듯이 하고 엄지손가락으로 주무르듯이 경혈을 누른다. 후두부의 탈모에는 이 경혈과 근처에 있는 풍지를 자극하면 더욱 효과적이다. 머리로의 혈액순환도 촉진시키고, 온몸의 상태를 조절하는데도 연관성이 있는 경혈이다.

신주(身柱) 머리에서 목과 등의 모든 증상을 개선하여
탈모를 예방한다.

[위치] 척추 위의 제3흉추와 제4흉추의 사이
부분.

[치료] 시술자는 환자의 등에 손바닥을 대고
양손의 엄지손가락으로 경혈을 누른다. 천천
히 힘을 가해서 지압을 하지만 너무 세게 누
르지 않도록 주의해야 한다. 머리와 목, 등에
생기는 심신의 모든 증상을 치료하여 탈모를
예방한다. 등줄기에 마사지를 함께 하면 더
욱 효과적이며 뜸을 뜨는 것도 매우 좋다.

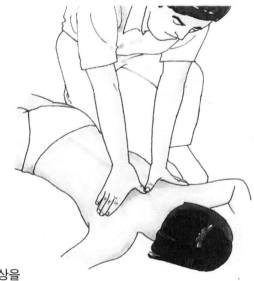

관원(關元) 온몸의 상태를 조절하고 두피의 증상을
개선하는데 도움이 된다.

[위치] 몸의 중심선상으로, 배꼽에서 손가락 3마디만큼 내려간 부분.

[치료] 시술자는 똑바로 누워 있는 환자
의 하복부에 가볍게 손끝을 가지런하게
모으고 양손을 겹쳐서 놓고 환자의 복
부 지방이 가볍게 들어갈 정도로 부드
럽게 지압을 한다. 복부나 등의 각 경혈
점의 자극은 정신적으로 안정을 취하게
하여 온몸의 상태를 조절하고 피부(여기
에서는 두피)의 증상 개선을 돕는다.

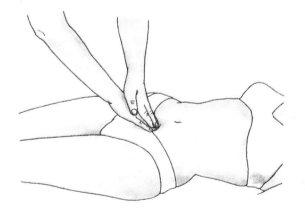

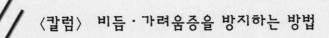

〈칼럼〉 비듬 · 가려움증을 방지하는 방법

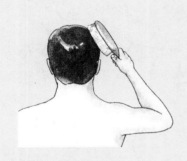

두피의 청결을 유지하는 것이 가장 중요하다. 그러나 아무리 샴푸를 잘 사용해도 비듬이 생기는 경우가 있다. 이럴 때는 탈모의 예방 방법에 따라서 두피 자극을 꾸준하게 하면 효과가 있다.

두피에는 많은 경혈이 집중되어 있어서 구석구석까지 꼼꼼히 자극을 해주면 몸의 상태도 좋아진다. 자극의 방법으로는 어느 정도 적당히 딱딱한 빗으로 가볍게 두피를 두드리거나, 머리 전체를 두드리는 것이 가장 간단하고 확실한 방법이다.

노이로제 · 신경증

[증상] 불안감, 허탈감, 초조감, 불면, 기분이 축 가라앉는 등의 정신상태에, 식욕부진, 가슴이 두근거리거나 숨이 막히며 가슴이 답답하거나 몸이 흔들리고, 또는 두통이나 머리가 무거운 증상 등 사람에 따라서는 여러 가지 증상이 나타나는 것을 볼 수 있다.

노이로제가 되기 쉬운 체질도 있지만 많은 경우에는 마음의 고통이나 정신적인 스트레스가 원인이 되어 발생하는 경우가 대부분이다.

[치료 포인트] 이 경우 원인이 되는 마음의 고통을 확실하게 없애는 것이 가장 좋다. 지압요법으로는 심신의 피로를 풀고 몸의 상태를 조절하여 노이로제가 되기 쉬운 체질의 개선을 도모한다.

온몸의 긴장을 풀기 위해서는 견정, 심수, 궐음수 등의 각 경혈을 양쪽 엄지손가락으로 약 10초씩 누른다. 가슴의 전중, 구미와 복부의 중완, 대거는 특히 힘의 가감에 주의해서 지압을 하고, 손의 신문이나 발의 각 경혈을 반복하여 지압하면 기분이 차분하게 가라앉게 될 것이다.

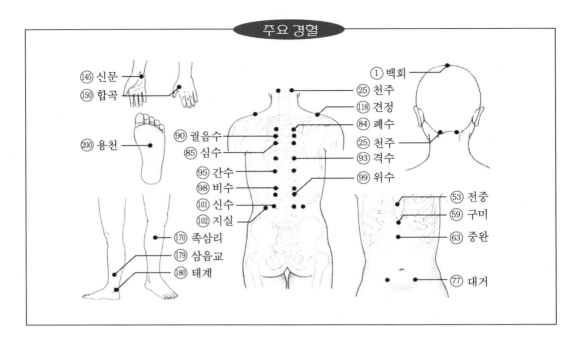

주요 경혈

⑭⑤ 신문
⑮⑩ 합곡

㉒⑩ 용천

⑩ 궐음수
㊋⑤ 심수

㊋⑤ 간수
㊋⑧ 비수
⑩① 신수
⑩② 지실

⑰⑩ 족삼리
⑰⑨ 삼음교
⑱⑩ 태계

① 백회
㉕ 천주
⑪⑧ 견정
㊊④ 폐수
㉕ 천주
⑨③ 격수
⑨⑨ 위수

㊍③ 전중
㊋⑨ 구미
㊍③ 중완

⑦⑦ 대거

● 치료 방법

견정(肩井) 이 경혈을 잘 주물러서 풀면 온몸의 긴장을
완화시킬 수 있다.

[위치] 목뒤와 어깨 끝의 중간 부분.

[치료] 시술자는 환자의 어깨를 잡듯이 하고 엄지손
가락으로 세게 주무르면서 누른다. 온몸의 긴장을
푸는 효과가 있기 때문에 가능한 한 정성을 들여서
실시하면 좋다. 등의 경혈점과 함께 병행하여 지압
을 하면 더욱 효과적일 것이다.

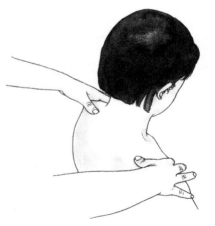

구미(鳩尾) 환자의 호흡에 맞춘 지압으로 기분을 차분하게 가라앉혀서 잠을 잘 수 없을 경우에도 매우 도움이 되는 경혈이다. 전신이 눌린 듯한 답답함을 말끔하게 치료해 준다.

[위치] 명치의 위쪽으로, 흉골의 하단에서 약간 내려간 곳.

[치료] 시술자는 똑바로 누운 환자의 명치 위쪽을 양손의 엄지손가락으로 지압한다. 이때 환자의 호흡에 맞춰서 실시하는 것이 요령이다. 이렇게 지압을 하면 기분이 차분하게 가라앉게 된다. 잠을 잘 수 없을 경우에는 침상에서 심호흡을 하면서 혼자서 직접 가볍게 누르거나, 달팽이 모양처럼 둥글게 어루만지면 더욱 좋다.

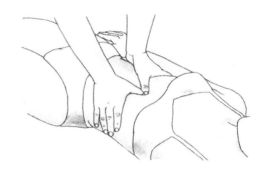

신문(神門) 두근거리거나 초조할 경우 기분을 가라앉히는데 효과가 있다.

[위치] 손목의 관절 부분으로, 손바닥을 펴고 봤을 때 새끼손가락 쪽의 가장자리 부분.

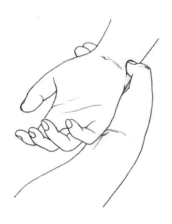

[치료] 엄지손가락으로 세게 자극을 준다. 불안감으로 두근거리거나, 초조해하거나 왠지 모르게 기분이 가라앉지 않고 떠있을 경우에 기분을 차분하게 가라앉히는 효과가 있다. 정신적인 부담이 있는 경우 가슴이 답답함도 완화시켜 준다.

조울병

[증상] 기분이 왠지 모르게 들떠있어서 활동적인 행동이 들떠있는 상태와 하루종일 기분이 좋지 않고 허탈감에 빠져있는 무기력한 우울 상태가 교대로 나타나는 증상이다. 또 들떠있는 상태의 경우에는 아침 일찍 눈을 뜨거나 밤에도 흥분이 되어 잠을 잘 수 없는 상태이고, 우울한 상태의 경우에는 아침에 일찍 일어나지 못하고 밤에도 잠을 자기 어려운 상태로 불면증이 나타나기도 한다. 조울증은 어느 쪽이든 하나의 상태만 나타나는 경우도 있고 특히 우울증만 나타나는 경우도 있다.

[치료 포인트] 주로 우울한 상태의 경우에는 온몸의 활력이 쇠약해지기 때문에 지압요법으로는 체력증강과 활력의 회복을 목표로 한다. 머리의 백회를 비롯하여 등과 가슴, 복부, 다리의 각 경혈을 지압 또는 뜸으로 자극한다.

특히 가슴의 전중이나 복부의 중완, 등의 심수, 허리의 신수 등 중점적으로 자극해야 할 경혈을 몇 개 선택하여 몇 주 정도 지속적으로 지압을 하면 효과가 있다.

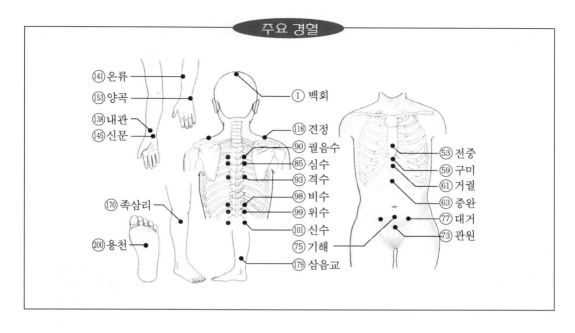

주요 경혈

⑭ 온류
⑮ 양곡
⑬ 내관
⑭ 신문
⑰ 족삼리
⑳ 용천

① 백회
⑱ 견정
⑨ 궐음수
㊄ 심수
㊌ 격수
㊒ 비수
㊟ 위수
⑩ 신수
㊦ 기해
⑲ 삼음교

㊝ 전중
㊾ 구미
㊅ 거궐
㊓ 중완
㊆ 대거
㊂ 관원

● 치료 방법

백회(百會) 머리가 무겁고 아픈 증상을 완화시키고 우울해진 기분을 말끔하게 한다.

[위치] 양쪽 귀에서 똑바로 올라간 선과 미간의 중심에서 올라간 선이 교차하는 머리의 꼭대기 부분.

[치료] 시술자는 환자의 머리를 감싸듯이 하고 마치 몸 중앙의 심지가 빠져 나가듯이 양손의 엄지손가락으로 지압을 한다. 우울한 상태에서 자주 나타나는 두통이나 머리가 무거운 증상을 완화시키고, 우울해진 기분을 말끔하고 상쾌하게 하는데 효과가 있다.

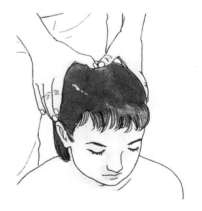

심수(心兪)　심신의 긴장을 푸는 경혈로 이 외에도 등의
각 경혈을 차례대로 지압한다.

[위치] 어깨뼈의 안쪽으로 등뼈(제5흉추)를 사이에 둔 양쪽 부분.

[치료] 시술자는 엎드려 있는 환자의
등에 양손바닥을 대고 좌우의 경혈을
동시에 약간의 힘을 가해서 누른다.
이것은 온몸의 긴장을 푸는데 효과가
있다. 등 이 외의 각 경혈도 마찬가지
로 위에서부터 차례대로 부드럽게 지
압을 하면 좋다.

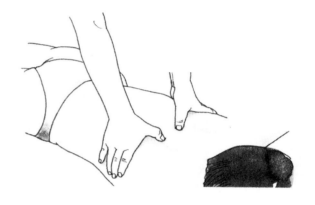

전중(膻中)　호흡기계와 순환기계의 기능을 조절하여 가슴이
답답한 기분도 완화시킬 수 있다.

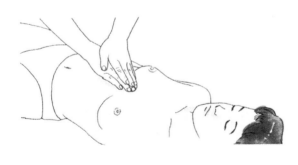

[위치] 좌우의 유두를 연결한 선의 한가
운데 부분.

[치료] 시술자는 바로 누운 환자의 가슴
위에 손끝을 가지런하게 하여 양손을 겹
쳐서 놓고 정성껏 지압을 한다. 이 지압
은 호흡기계와 순환기계의 기능을 조절
하고, 정신적인 증상에서 일어나는 가슴의 답답함을 완화시켜준다. 단 가슴 부위를 지압
할 경우 너무 세게 누르지 않도록 주의해야 한다.

심신증

[증상] 생리적, 정신적인 요인이 깊은 관계가 있는 몸의 증상을 심신증이라고 한다. 즉 마음의 괴로움이나 불안감, 정신적인 피로, 스트레스 등이 원인이 되어 몸에 이상한 증상을 일으키는 것이다. 복통이나 식욕부진, 설사, 변비, 두통, 머리가 무거운 증상, 숨이 막힘, 두근거림, 탈모 등의 증상이 나타나는 등 여러 가지이다.

[치료 포인트] 지압요법에서는 각 증상을 완화시키는 것과 동시에 심신을 건강하게 하도록 노력하는 것이다.

순환기계의 증상을 완화시키는데는 등의 심수, 가슴의 전중, 명치의 거궐, 머리의 백회, 손의 신문을 중심으로 한 경혈을, 또 호흡기계의 증상에는 등의 폐수, 가슴 위쪽의 중부, 손의 공최를 중심으로 한 치료를 실시한다. 또 식욕부진이나 설사, 변비가 있는 경우에는 등의 비수, 위수, 복부의 중완, 족삼리 등의 각 경혈점을 중심으로 치료한다.

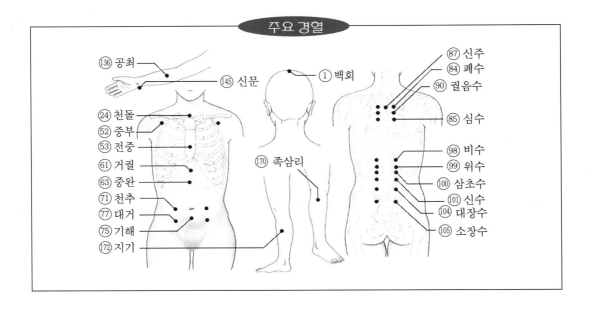

주요 경혈

⑬⑥ 공최
⑭⑤ 신문
① 백회
㉔ 천돌
㊾ 중부
㊽ 전중
⑥① 거궐
⑥③ 중완
⑦① 천추
⑦⑦ 대거
⑦⑤ 기해
⑰② 지기
⑰⑩ 족삼리
⑧⑦ 신주
⑧④ 폐수
⑨⑩ 궐음수
⑧⑤ 심수
⑨⑧ 비수
⑨⑨ 위수
⑩⑩ 삼초수
⑩① 신수
⑩④ 대장수
⑩⑤ 소장수

🔵 치료 방법

폐수(肺兪) 호흡기계의 증상을 완화시키고 숨이 막히거나 가슴이 답답한 증상에 효과가 있다.

[위치] 어깨뼈의 안쪽으로, 척추(제3흉추)를 사이에 둔 양쪽 부분.

[치료] 시술자는 엎드려 있는 환자의 등에 양손바닥을 대고 좌우의 경혈을 동시에 약간의 힘을 가해서 누른다. 이 경혈 지압은 심신의 긴장을 풀고 호흡기계의 기능을 조절하는 것이다. 심신증 중에서 숨이 막히거나 호흡곤란, 가슴이 답답한 증상이 있는 경우에 이용하면 효과적이다.

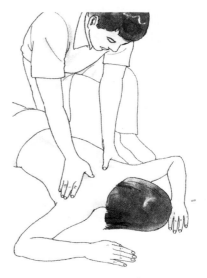

심수(心兪) 순환기계의 증상에 보다 효과가 있고 가슴이 두근거리거나
가슴의 통증을 가라앉히는데 효과가 있다.

[**위치**] 어깨뼈의 안쪽으로 척추(제5흉추)를 사이에 둔 양쪽
부분.

[**치료**] 시술자는 엎드려 있는 환자의 등에 양손바닥을 대고
좌우의 경혈을 동시에 약간의 힘을 가해서 누른다. 순환기
계의 기능을 조절하는데 매우 중요한 경혈이며, 심신증 중
에서 가슴이 두근거리거나 가슴이 죄이는 듯한 답답한 증
상이 있는 경우에 이용하면 좋다.

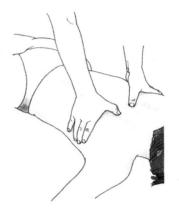

중완(中脘) 소화기능을 조절하여 식욕부진에 효과를
볼 수 있다.

[**위치**] 복부의 중심선상으로, 명치와 배꼽의 중간 부분.

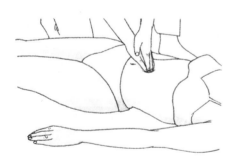

[**치료**] 소화기능을 조절하는데 매우 중요한 경혈
이다. 시술자는 바로 누운 환자의 복부에 손끝을
가지런하게 하고 양손을 겹쳐서 놓는다. 환자가
숨을 내쉬는 것에 맞춰서 가볍게 누른다.
계속해서 복부 마사지로 연결하여 실시하면 효과
적이다. 심신증 중에서 식욕부진이나 위장에 이상
증상이 있는 경우에 이용하면 좋다.

안절부절못하는 증상 · 히스테리

[증상] 초조해지면 기분이 차분하지 않고 안절부절못하거나 때로는 몸을 조금씩밖에 움직이지 않거나 두근거리며 식은 땀 등을 동반한다. 불만이나 감정이 억압되는 듯한 경우에 누구든지 이러한 증상을 나타나지만, 상태가 너무 지연되면 몸의 상태가 부조화 현상을 불러일으키기도 한다.

한편 히스테리는 감정의 억압이 강해지고 불만이 안으로 쌓여서 그 자체를 자기 자신이 참아낼 수 없을 경우에 몸의 통증, 경련, 마비 등 여러 가지로 심신의 증상이 나타나는 것을 말한다.

[치료 포인트] 목, 어깨, 등의 각 경혈을 지압하고 전체를 잘 마사지하여 긴장을 풀어준다. 특히 궐음수, 심수 등은 심신의 증상에 효과가 있는 경혈이므로 정성껏 주무르면서 누른다. 가슴의 전중과 복부의 각 경혈도 몸의 상태를 조절하기 위해서는 지압과 마사지를 병행하는 것이 좋다. 정신 안정과 활력 증진에는 손의 신문, 머리의 백회, 다리의 각 경혈을 주무르면 효과적이다.

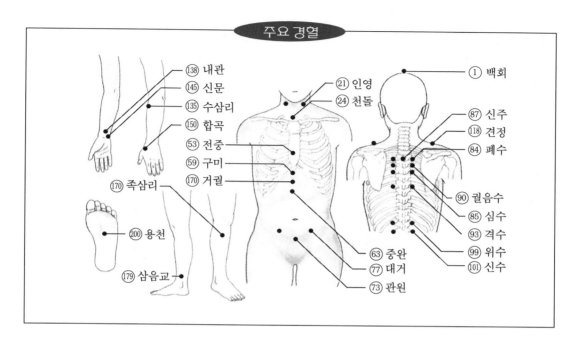

주요 경혈

⑬⑧ 내관
⑭⑤ 신문
⑬⑤ 수삼리
⑮⑩ 합곡
㉑ 인영
㉔ 천돌
① 백회
⑤③ 전중
⑤⑨ 구미
⑰⑩ 거궐
⑧⑦ 신주
⑪⑧ 견정
⑧④ 폐수
⑰⑩ 족삼리
㉟⑩ 용천
⑨⑩ 궐음수
⑧⑤ 심수
⑨③ 격수
⑨⑨ 위수
⑩① 신수
⑥③ 중완
⑦⑦ 대거
⑦③ 관원
⑰⑨ 삼음교

● 치료 방법

신문(神門)   초조해하거나 마음이 뜰떠있고 가슴이 답답한 증상을 완화시킬 수 있다.

[위치] 손목의 관절에서 새끼손가락 부분의 가장자리.

[치료] 엄지손가락으로 세게 자극을 하면 불안감으로 두근거리거나 초조해하거나 왠지 모르게 마음이 들뜨고 진정되지 않을 경우에 그것을 진정시키는데 효과가 있다. 또한 정신적인 부담이 있는 경우나 가슴이 답답한 증상도 완화시켜 준다.

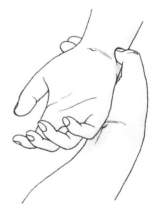

궐음수(厥陰兪) 정신적인 고통이나 숨쉬기 곤란한 증상을 완화시킨다.

[위치] 어깨뼈의 안쪽으로, 척추(제4흉추)를 사이에 둔 양쪽 부분.

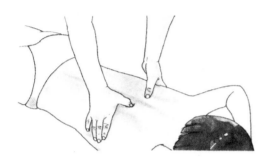

[치료] 시술자는 엎드려 있는 환자의 등에 양손을 대고 좌우의 경혈을 동시에 약간의 힘을 가해서 누른다. 정신적인 고통이나 숨쉬기 곤란한 증상을 완화시키는데 효과가 있고, 이 경혈을 포함하여 등의 각 경혈점을 지압하면 온몸을 편안하게 해주는데 좋다.

전중(膻中) 호흡기계와 순환기계의 기능을 조절하고 기분이 들떠서 가슴이 답답하거나 호흡이 곤란한 증상에 효과적이다.

[위치] 좌우의 유두를 연결한 선 한가운데 부분.

[치료] 시술자는 바로 누운 환자의 가슴 위에 손끝을 가지런하게 하여 양손을 겹쳐서 놓고 지압을 한다. 이 지압에 의해서 호흡기계와 순환기계의 기능을 조절하고, 기분이 들떠서 가슴이 답답하거나 호흡이 곤란한 증상을 완화시킨다. 이 지압과 병행하여 환자가 스스로 심호흡을 하면서 천천히 가슴 전체를 어루만지면 더욱 안정될 수 있다.

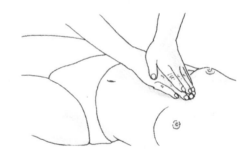

갓난아이가 한밤중에 울 때 · 신경질

[증상] 한밤중에 갑자기 울기 시작하는 것은 신경이 예민한 어린이에게 자주 일어나는 증상이다. 흔히 말해서 「신경질」이라고 불리는 것으로 어린이의 마음이 불안정하여 신경 질적인 상태가 되는 것을 말하고 주로 밤에 우는 원인의 하나이기도 하다.

단 갓난아이의 경우에는 배가 고플 때나 기저귀가 젖었을 경우에 주야 상관없이 우는 것은 당연한 것으로 신경이 예민해서 우는 것은 아니다.

[치료 포인트] 이러한 증상을 나타나는 아이들의 치료에는 신경에 거슬리는 무서운 이 야기나 무리하게 예의 범절을 가르치지 않도록 주의해야 한다.

이런 경우의 지압요법으로는 등의 신주나 가슴의 구미, 허리의 신수 등을 가볍게 지압 하여 어린이의 기분을 좋게 바꿔주는 것이다. 어린이에게 지압을 할 경우에는 너무 세게 누르지 말고 가볍게 힘을 가해서 지압을 하는 것도 매우 중요하다. 가령 납작한 소형 체중 계를 눌러보았을 500g에서 1Kg 정도에서 바늘이 왔다 갔다 할 정도의 압력으로 누르는 것이 가장 좋다.

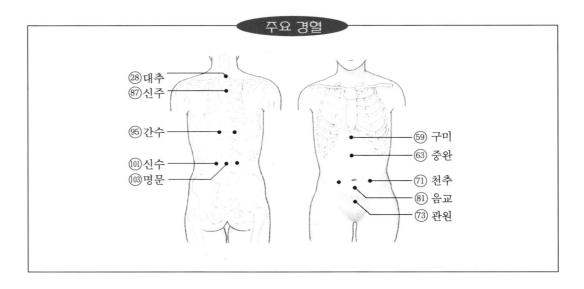

주요 경혈

㉘대추
㉚신주
㊈간수
㉑신수
㉑명문

㊾ 구미
㊿ 중완
㊼ 천추
㉛ 음교
㉓ 관원

⬤ 치료 방법

구미(鳩尾) 잠자리에서 어린이가 보채면 가볍게
이 경혈을 어루만져주면 좋다.

[위치] 명치 윗 부분으로 흉골의 하단에
서 조금 아랫부분.

[치료] 시술자는 바로 누운 어린이의 명
치 윗 부분을 양손의 엄지손가락으로 지
압을 한다. 어린이의 호흡에 맞춰서 실
시하는 것이 요령이다. 잠자리에서 어린
이가 보챌 경우에는 가볍게 달팽이 모양
처럼 둥글게 이 부분을 어루만져주면 좋다.

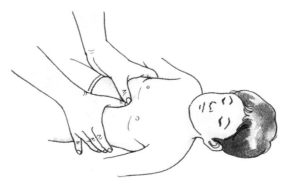

신주(身柱) 어린이들만의 특유한 증상에 효과 좋은 경혈로 지압을 하거나 뜸을 떠도 효과가 높아진다.

[위치] 척추 위, 제3흉추와 제4흉추의 사이 부분.

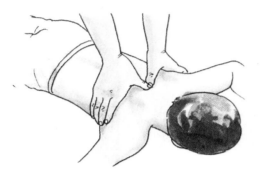

[치료] 몸의 기둥에 해당되는 경혈로 옛날부터 어린이들에게는 만병에 효과가 있다라고 알려져 있는 곳이다. 양손의 엄지손가락으로 가볍게 주무르듯이 누르거나 뜸을 뜨면 효과가 있다. 이 경혈을 치료할 경우에는 너무 세게 지압을 하지 말고 또 뜸을 뜰 경우에는 따뜻할 정도로 너무 뜨겁지 않도록 신경을 쓰는 것이 매우 중요하다.

신수(腎兪) 신경질적인 어린이도 이 경혈을 지압하면 몸의 긴장을 풀어준다.

[위치] 늑골의 가장 아래(제12늑골)의 끝과 같은 높이로, 척추를 사이에 둔 양쪽 부분.

[치료] 시술자는 어린이를 엎드리게 하고 양손의 엄지손가락으로 가볍게 경혈을 누른다. 신경질적인 어린이라도 이렇게 지압을 하면 몸의 긴장이 풀리고 몸의 상태를 조절할 수 있다. 이 경혈은 온몸에 활력을 불어넣는데 효과도 있다.

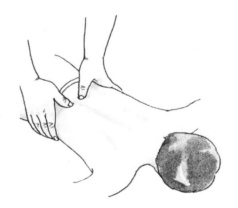

야뇨증

[증상] 야뇨증이란 어린이가 잠이 든 후에 오줌을 싸는 것을 말한다. 3~4살 정도 지났는데도 아무때나 오줌을 싸는 것이 고쳐지지 않을 경우에는 정신적인 것이 원인으로 일어나는 경우가 많다.

또 야뇨증인 어린이의 엉덩이와 발은 차가운 경우가 많아서 야뇨증을 어린이 냉증의 일종이라고도 할 수 있다.

[치료 포인트] 잠을 자기 전에는 방광을 비우고 수분의 흡수를 막거나 배출을 시키고, 오줌을 싸더라도 무턱대고 혼내지 않도록 주의해야 한다. 지압요법에서는 복부의 관원, 수분, 중극, 허리의 신수, 방광수 등을 중심으로 각 경혈을 자극한다. 지압도 좋지만 이 경우에는 뜸을 뜨는 것이 더욱 더 효과적이다. 단 어린이이기 때문에 너무 뜨겁게 뜸을 뜨지 않는 것이 중요하다.

그 외에도 백회, 견정 등의 자극은 온몸이 기능을 조절하고, 발의 각 경혈점은 냉증 치료에 효과가 있다.

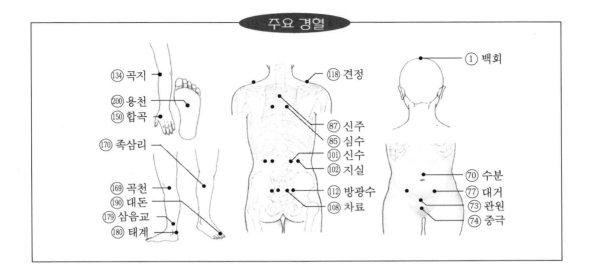

주요 경혈

⑬⑭ 곡지
⑳⓪ 용천
⑮⓪ 합곡
⑰⓪ 족삼리
⑯⑨ 곡천
⑲⓪ 대돈
⑰⑨ 삼음교
⑱⓪ 태계

⑪⑧ 견정

⑧⑦ 신주
⑧⑤ 심수
⑩⑪ 신수
⑩⑫ 지실

⑪⑫ 방광수
⑩⑧ 차료

① 백회

⑦⓪ 수분
⑦⑦ 대거
⑦⑬ 관원
⑦⑭ 중극

🔵 치료 방법

신수(腎兪) 엉덩이에 둘러싸여 있는 혈액의 순환을 좋게 하고, 야뇨증의 어린이에게 많이 나타나는 허리에서 아래 부분이 차가운 증상을 완화시킬 수 있다.

[위치] 가장 아래의 늑골 끝과 같은 높이로, 척추를 사이에 둔 양쪽 부분.

[치료] 시술자는 어린이의 허리에 양손을 대고 엄지손가락으로 부드럽게 경혈을 누른다. 또 야뇨증인 어린이는 허리에서 아래 부분이 차가운 경우가 많다. 이 경혈점과 근처에 있는 지실(志室)을 함께 천천히 주무르듯이 풀면 허리의 긴장이 풀리고 혈액 순환이 좋아지며 차가운 증상을 완화시킬 수도 있다.

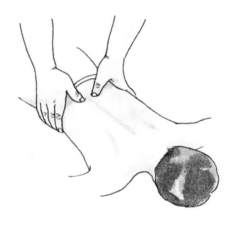

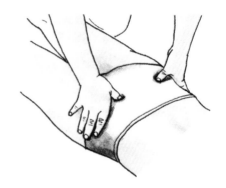

방광수(膀胱兪)

비뇨기계의 증상에 좋은 효과가 있고 야뇨증에서도 효과적이다.

[위치] 엉덩이의 편평한 뼈(仙骨) 위에서 2번째로 오목하게 들어간 부분에서 손가락 1마디만큼 떨어진 바깥쪽 부분.

[치료] 시술자는 엎드려 있는 어린이의 허리에 양손 바닥을 대고 엉덩이를 감싸듯이 하여 좌우의 경혈을 엄지손가락으로 부드럽게 누른다. 비뇨기계의 치료에서 빠지지 않는 경혈이며 야뇨증에도 효과가 있다. 허리 전체를 가볍게 마사지하면 더욱 좋다.

수분(水分)

몸의 수분을 조절하는 중요한 경혈로, 어린이의 경우에는 가볍게 자극을 한다.

[위치] 배꼽에서 손가락 1마디만큼의 윗 부분.

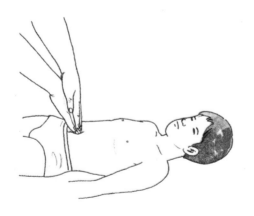

[치료] 몸의 수분을 조절하는 경혈이다. 시술자는 양손의 집게손가락과 가운뎃손가락, 약손가락을 가지런하게 놓고 어린이의 복부 지방이 가볍게 들어갈 정도로 지압을 하도록 한다. 특히 어린이를 지압할 경우에는 힘의 가감에 주의해야 한다. 중극과 관원 등도 함께 뜸을 뜨는 것도 효과적이다.

소아 허약 체질

[증상] 허약 체질이란 생리적으로 불안정하고 자극에 대해서 과민하게 반응하기 쉬운 체질을 말한다. 어린이의 경우는 일반적으로 마른 체형으로 혈색이 좋지 않을 뿐더러 식욕도 좋지 않다. 쉬 피곤하거나 감기에 걸리기 쉽고 치료하기 어려운 경향이 있으며 천식 증상을 일으키기 쉬운 것이 특징이다.

또 한편으로는 건강하게 보이는 살찐 어린이나 비만 아이라도 피부에 탄력이 없고 근육의 발달이 나쁜 타입은 허약 체질일 경우도 있다.

[치료 포인트] 소아 허약 체질의 지압요법으로는 온몸의 기능을 조절하고 체력증진을 도모한다. 허약 체질인 어린이는 등의 신주나 목덜미의 대추에 반응이 나타나기 때문에 여기가 치료의 포인트가 된다. 머리의 백회와 허리의 신수를 비롯하여 등과 복부의 각 경혈을 부드럽게 지압하여 온몸의 상태를 조절한다. 감기에 걸리기 쉬운 경우에는 풍문을 지압하는 것도 효과적이다.

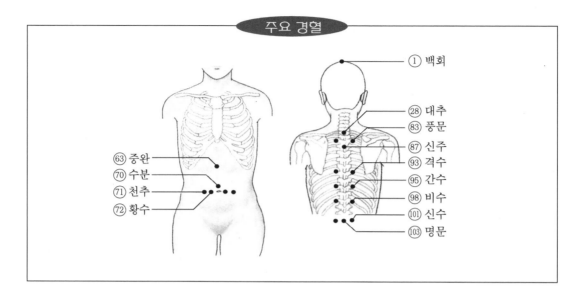

① 백회

㉘ 대추
㊂ 풍문
㊇ 신주
㊙ 격수
㊕ 간수
㊘ 비수
⑩ 신수
⑩ 명문

㊶ 중완
⑩ 수분
⑪ 천추
⑫ 황수

● 치료 방법

대추(大椎)   알레르기 체질로 몸이 약한 어린이의
치료에 매우 효과가 좋다.

[위치] 목덜미의 중심, 경추의 가장 아랫부분.

[치료] 한 손으로 어린이의 몸을 지탱하면서 다른 한
손의 엄지손가락으로 경혈을 가볍게 주무르듯이 누른
다. 알레르기 체질로 몸이 약한 어린이의 경우에는 이
부분이 결리기 때문에 잘 풀어주면 좋고 또 뜸을 뜨는
것도 효과적이다.

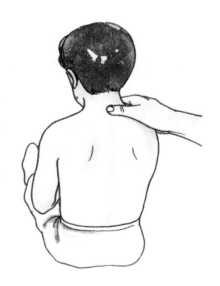

신주(身柱) 어린이의 몸을 건강하게 하고 여러 가지
증상에 효과가 있다.

[위치] 척추 위, 제3흉추와 제4흉추의 사이 부분.

[치료] 신주 경혈은 「흩어진 기(氣)」라고 해서 여러 가지 병
이나 증상의 원인을 분산시키고, 어린이의 몸을 건강하게
한다는 경혈이다. 양손의 엄지손가락으로 가볍게 주무르듯
이 누르거나 뜸을 뜨면 매우 효과가 있다. 어린이를 치료할
경우에는 지압은 부드럽게 하고 뜸은 따뜻할 정도로 너무
뜨겁지 않게 하는 것이 요령이다.

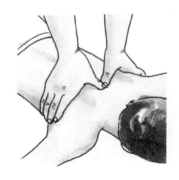

신수(腎兪) 몸의 긴장을 풀고 전신에 활력을 불어넣는
경혈이다.

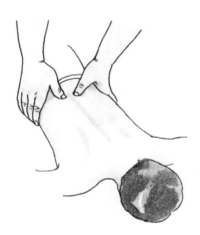

[위치] 늑골의 가장 아래(제12늑골)의 끝과 같은 높이로,
척추를 사이에 둔 양쪽 부분.

[치료] 시술자는 어린이를 엎드리게 하고 양손의 엄지
손가락으로 천천히 부드럽게 지압을 한다. 이렇게 지압
을 함에 따라서 어린이 몸의 긴장을 풀 수 있고, 체력 향
상과 온몸의 활력을 증강시키는데 효과적이다.

소아천식

[증상] 갑자기 너무 심하게 기침을 하여 호흡이 곤란해지거나 숨을 쉴 때 목에서 이상한 소리가 나는 것이 주된 증상이다. 알레르기 체질인 어린이나 감기에 걸리기 쉽고 치료하기 어려운 허약 체질의 어린이에게 많이 나타난다.

[치료 포인트] 천식 발작시에는 목의 천주, 손의 공최나 협백을 주무르면서 누르면 기침을 진정시킬 수 있다. 손을 뜨거운 물로 따뜻하게 하는 것만으로도 효과가 있다. 알레르기 체질이라면 목덜미 부분의 대추에 자극을 주는 것이 좋을 것이다. 특히 목의 인영, 천돌, 가슴 윗 부분의 중부, 등의 폐수, 허리의 신수 등을 가볍게 누르면 효과적이다.

지압이나 마사지도 효과적이지만 꾸준하게 뜸을 뜨는 것도 매우 효과가 있다. 단 어린이이기 때문에 뜸을 뜰 경우에는 너무 뜨겁지 않게 치료하는 것이 요령이다.

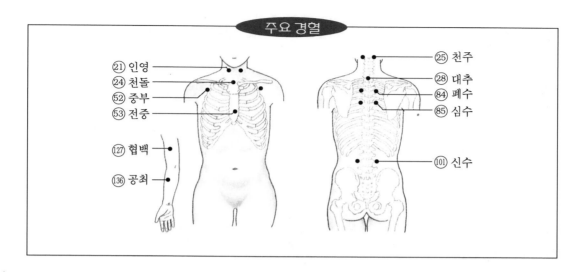

🔵 치료 방법

중부(中府) 계속되는 기침을 가라앉히고 숨을 쉬기 곤란한
증상을 완화시킬 수 있다.

[위치] 쇄골 아래로, 제2늑골의 바깥쪽과 어깨관
절의 사이에 오목하게 들어간 부분.

[치료] 시술자는 바로 누워 있는 어린이의 양쪽
어깨를 잡듯이 하고 엄지손가락을 가볍게 주무
르면서 풀어준다. 호흡기계의 증상에 효과가 있
고 심한 기침이나 숨쉬기 곤란한 증상을 완화시
킬 수 있다. 손의 공최도 함께 지압하면 더욱 효
과적이다.

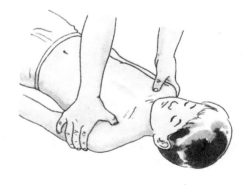

천돌(天突) 기도를 느슨하게 하여 기침을 가라앉히는 경혈로 아프지 않도록 주의하면서 지압을 한다.

[위치] 흉골의 윗 부분으로 좌우의 쇄골 사이에 오목하게 들어간 부분. ·

[치료] 목에서 흉골쪽을 향하여 손가락으로 가볍게 주무르듯이 지압을 한다. 이 경혈을 지압할 때도 어린이가 아프지 않도록 힘의 가감을 생각하는 것이 매우 중요하다. 이렇게 지압을 함에 따라서 기도가 느슨해져서 기침을 진정시킬 수 있다.

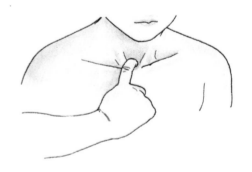

폐수(肺兪) 등의 긴장을 풀어주고 호흡기계의 증상에 효과가 있는 경혈이다.

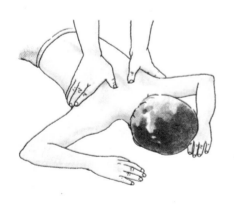

[위치] 어깨뼈의 안쪽으로, 척추(제3흉추)를 사이에 둔 양쪽 부분.

[치료] 시술자는 엎드려 있는 어린이의 등에 양손바닥을 대고 좌우의 경혈을 동시에 가볍게 누른다. 이 경혈 지압은 등의 긴장을 풀어주고 호흡기의 기능을 조절하는 효과가 있으며, 천식에 의한 호흡곤란이나 가슴이 답답한 증상 등을 완화시킬 수 있다.

임포텐츠

[증상] 발기부전 또는 발기해도 사정에 이르기 못하고 성욕이 감퇴하는 등과 같은 증상에 대표적인 남성의 성적 불능을 임포텐츠라고 한다. 이 병의 원인으로는 호르몬의 조절이 원만하지 않거나 척추에 장해가 생긴 경우 등으로 인하여 일어나지만, 대부분은 피로나 심리적인 요인이 큰 영향을 미치기도 한다.

[치료 포인트] 심리적인 원인으로 인한 성적불능에는 특히 지압요법과 뜸이 효과적이다. 등과 허리의 각 경혈을 주무르듯이 눌러서 근육의 긴장을 풀어준다. 허리의 신수는 스태미너 증진, 또 중려수(中膂兪), 방광수는 골반내의 장기의 기능 조절, 대장수와 차료(次髎)는 비뇨와 배설기능 강화에 효과가 있기 때문에 정성껏 지압을 반복하는 것이 좋다.

복부는 대혁(大赫), 중극, 관원을 중심으로 지압과 마사지를 병행한다. 내장기능의 조절에는 다리의 각 경혈점 등을 지압하면 효과가 있다.

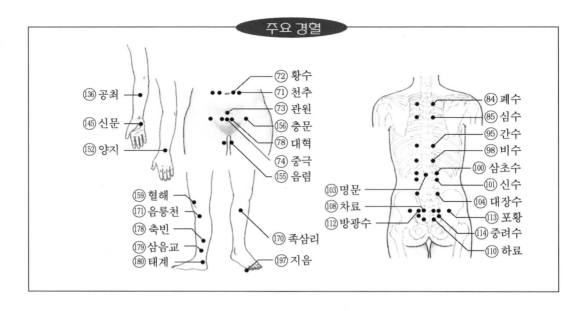

주요 경혈

⑬⑥ 공최
⑭⑤ 신문
⑮② 양지

⑫ 황수
⑦ 천추
⑬ 관원
⑮⑥ 충문
⑧ 대혁
⑭ 중극
⑮⑤ 음렴

⑭ 폐수
⑧⑤ 심수
⑨⑤ 간수
⑨⑧ 비수
⑩⑩ 삼초수
⑩① 신수
⑩④ 대장수
⑬ 포황
⑭ 중려수
⑩ 하료

⑯⑨ 혈해
⑰① 음릉천
⑰⑧ 축빈
⑰⑨ 삼음교
⑱⑩ 태계

⑩③ 명문
⑩⑧ 차료
⑫ 방광수

⑰⑩ 족삼리
⑲⑦ 지음

● 치료 방법

신수(腎兪) 정력감퇴의 원인, 피로감을 풀고 스태미너와 활력을 증진시킨다.

[위치] 늑골의 가장 아래(제12늑골)의 끝과 같은 높이로, 척추를 사이에 둔 양쪽 부분.

[치료] 시술자는 환자를 엎드리게 하고 양손의 엄지손가락을 경혈점에 대고 천천히 지압을 하여 허리의 뼈 근함을 주무르면서 풀어준다. 이렇게 지압을 함에 따라서 몸의 긴장이 풀리고 나른함과 피로감도 완화시킨다. 또 신수는 온몸에 스태미너와 활력을 불어넣는 경혈이기도 하다.

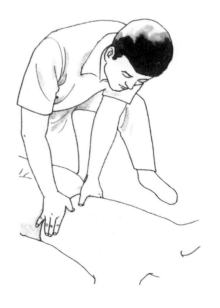

중려수(中膂兪)

남성 성기에 나타나는 증상에 효과가 좋은 경혈이며, 천천히 반복하여 지압을 한다.

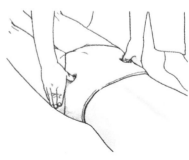

[위치] 엉덩이의 편평한 뼈 위에 3번째로 오목하게 들어간 부분(第3後仙骨孔)에서 손가락 2마디만큼 바깥쪽 부분.

[치료] 시술자는 엎드려 있는 환자의 엉덩이를 양손바닥으로 감싸듯이 하고 엄지손가락으로 몇 초 동안 지압을 반복한다. 남성 성기에 나타나는 증상에 효과가 좋은 경혈이며, 바로 옆에 있는 차료도 함께 지압하면 좋다.

대혁(大赫)

임포텐츠에 특히 효과가 좋은 경혈로 하복부에 힘을 넣어 발기력을 높인다.

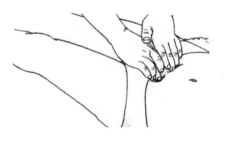

[위치] 배꼽에서 손가락 4개마디만큼 아래 부분으로 몸의 중심선에서 약간 바깥쪽 부분.

[치료] 집게손가락과 가운뎃손가락, 약손가락을 가지런하게 놓고 하복부의 지방이 들어갈 정도로 지압을 한다. 환자의 호흡에 맞춰서 천천히 지압을 하는 것이 요령이다. 이 경혈 지압은 약 15~20초간 눌렀다가 천천히 떼는 것이 좋다. 임포텐츠의 치료에 가장 잘 이용되는 경혈점이며, 반복하여 지압을 하면 하복부에 힘을 넣기 쉬워지므로 발기력이 높아진다.

전립선 비대증

[증상] 초기에는 소변을 보기 어렵고 방뇨할 힘이 없기 때문에 배뇨하는데 시간이 걸린다. 또 배뇨 횟수가 늘어나게 되는 등의 증상이 나타나기도 한다. 이는 중고령 이상의 남성에게 많은 증상으로 심해지면 남아 있는 소변이 차츰 많아지게 되어 방광의 확장과 신장의 기능 저하를 가져오고, 요독증(尿毒症)을 일으키는 경우도 있기 때문에 주의해야 할 필요가 있다. 또 전립선 비대증이 원인으로 임포텐츠가 되는 경우도 있다.

[치료 포인트] 복부의 중극, 대혁 등을 중심으로 각 경혈을 지압한다. 배뇨기능의 회복에는 수도, 곡골(曲骨)을, 활력증진에는 황수, 관원이 효과적이다.

등의 간수, 허리의 신수, 명문(命門), 방광수(膀胱兪)도 비뇨기와 몸 전체의 기능에 효과가 있기 때문에 정성껏 지압을 해야 한다. 남성 성기의 기능 개선에는 허리의 상료 · 중료 · 하료와 차료를, 다리의 여구(蠡溝), 태충 등의 각 경혈점을 지압 또는 뜸으로 자극하면 효과적이다.

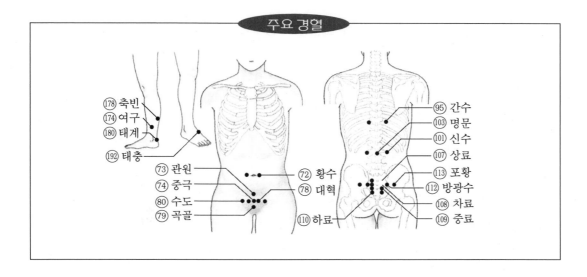

⑰⑧ 축빈
⑰④ 여구
⑱⑩ 태계
⑲② 태충

⑦③ 관원
⑦④ 중극
⑧⑩ 수도
⑦⑨ 곡골

⑦② 황수
⑦⑧ 대혁
⑪⑩ 하료

⑨⑤ 간수
⑩③ 명문
⑩① 신수
⑩⑦ 상료
⑪③ 포황
⑪② 방광수
⑩⑧ 차료
⑩⑨ 중료

● 치료 방법

중극(中極) 전립선 비대증에서 오는 증상으로 배뇨가 곤란한 경우 등 비뇨기계의 모든 증상에 효과가 좋다.

[위치] 배꼽에서 손가락 4마디만큼 아래 부분.

[치료] 시술자는 바로 누운 환자의 하복부에 양 손의 집게손가락, 가운뎃손가락, 약손가락을 가 지런하게 겹쳐 놓고, 환자의 하복부의 지방이 가볍게 들어갈 정도로 지압을 한다. 이것은 비 뇨기계의 모든 증상을 완화시키고, 전립선 비대 증 때문에 일어나는 증상으로 배뇨가 곤란한 경 우 등에 매우 효과가 있다. 또 이 경혈에 뜸을 뜨는 것도 매우 좋다.

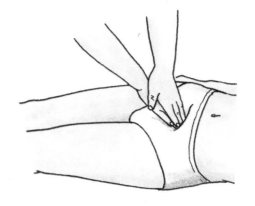

방광수(膀胱兪)

소변을 너무 자주 보는 증상 등 비뇨기계의 증상에 효과가 있다.

[위치] 엉덩이의 편평한 뼈 위에서 2번째로 오목하게 들어간 부분에서 손가락 1마디만큼 바깥쪽 부분.

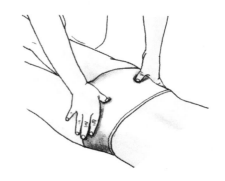

[치료] 시술자는 엎드려 있는 환자의 허리에 양손바닥을 대고 엉덩이를 감싸듯이 하여 좌우의 경혈을 엄지손가락으로 정성껏 지압한다. 소변을 자주 보는 증상이 있을 경우에 특히 효과적이다. 또 이 경혈 지압과 함께 허리 전체를 가볍게 마사지하면 더욱 좋다.

태충(太衝)

평소에도 엄지손가락으로 누르면서 주무르면 배뇨를 편안하게 볼 수 있게 된다.

[위치] 발등의 높은 부분으로, 엄지발가락과 그 옆의 발가락의 사이 부분.

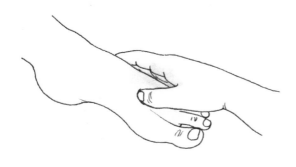

[치료] 소변을 보기 쉽게 하는 효과가 있다. 따라서 평소에도 엄지손가락으로 잘 누르면서 주무르거나 뜸을 뜨거나 해도 좋다. 비뇨기계의 증상은 발이 차가워짐에 따라서 악화되기 때문에 이 경혈점 외의 발의 각 경혈을 함께 지압하면 발의 차가운 증상도 완화시킬 수 있다.

월경불순·월경통·월경곤란증

[증상] 월경주기가 맞지 않는 경우를 월경불순이라고 말한다. 대부분은 호르몬의 밸런스가 무너졌을 때에 일어나지만, 3주간에서 40일 정도의 주기는 병적인 것은 아니다.

한편 월경 시에 하복부가 당기고 아프며, 허리가 차갑고 통증이 오거나 나른해지는 등의 증상을 호소하는 것이 월경통이다. 또 월경통을 포함하여 현기증이 일어거나 두통, 어깨 결림, 기분이 나빠지는 등 월경 시에 여러 가지 불쾌한 증상이 일어나는 것을 월경곤란증이라고 말한다.

[치료 포인트] 월경에 관한 증상은 허리에 집중되어 있는 경혈을 자극하여 혈액순환을 촉진하면 어느 정도는 진정시킬 수 있다. 그 중에서도 허리의 상료·중료·하료와 차료는 생식기의 기능을 조절하는 효과가 있는 경혈이다. 차가운 증상을 완화시키기 위해서는 태계, 지실 등 다리와 허리의 각 경혈을 잘 주무르듯이 누르면 매우 좋다.

월경이 늦어지기 일쑤라면 복부의 관원, 허리의 신수를 비롯하여 간수, 백회, 풍지, 천주, 삼음교, 음릉천 등을 지압하거나 뜸을 뜨거나 하여 자극을 준다. 또한 반대로 월경이 앞당겨지는 사람이라면 신수, 중완 등을 마찬가지로 자극한다.

그 외에도 경혈(經血)의 양에 이상이 있을 경우에는 다리의 혈해(血海), 상기되거나 두통에는 머리의 각 경혈의 지압이 효과적이다. 또 손의 합곡에는 진통효과가 있어서 이곳도 지압을 하면 좋다.

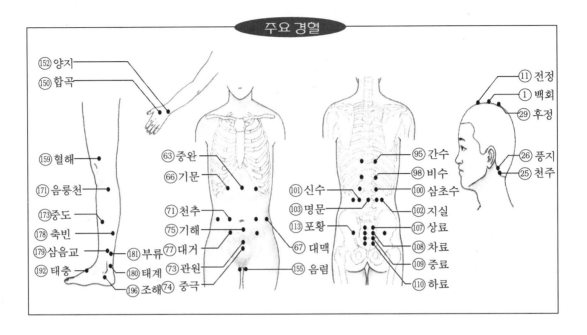

⑮② 양지
⑮⓪ 합곡

⑪ 전정
① 백회
㉙ 후정

⑮⑨ 혈해
㊃① 음릉천
⑰③ 중도
⑰⑧ 축빈
⑰⑨ 삼음교
⑲② 태충

㉖ 풍지
㉕ 천주

⑥③ 중완
⑥⑥ 기문

㊄① 천추
㊆⑤ 기해
⑱① 부류 ㊆⑦ 대거
⑱⓪ 태계 ㊆③ 관원
⑲⑥ 조해 ㊆④ 중극

⑨⑤ 간수
⑨⑧ 비수
⑩① 신수
⑩③ 명문
⑪③ 포황
⑥⑦ 대맥
⑮⑤ 음렴

⑩⓪ 삼초수
⑩② 지실
⑩⑦ 상료
⑩⑧ 차료
⑩⑨ 중료
⑪⓪ 하료

● 치료 방법

천주(天柱) 두통이나 기분이 나쁜 증상 등 월경 시의 불쾌한 증상을 진정시킬 수 있다.

[위치] 목뒤에 머리카락이 나는 부분으로 2개의 굵은 근육의 바깥쪽에 오목하게 들어간 부분.

[치료] 시술자는 환자의 머리 뒤에서 양손으로 감싸안 듯이 하고 엄지손가락으로 주무르듯이 경혈을 누른다. 두통이나 머리가 무거운 증상, 나른함 등을 비롯하여 월경 시에 나타나는 특유한 심신의 불쾌한 증상을 완화시키는 효과가 있다.

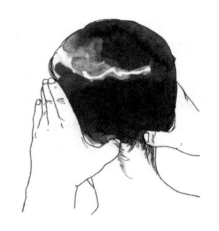

신수(腎兪) 허리의 뻐근함이나 나른함을 풀고 차가운
증상을 완화시킨다.

[위치] 가장 아래의 늑골 끝과 같은 높이로 척추를 사이에 둔 양쪽 부분.

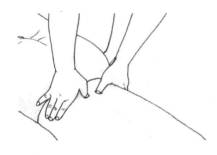

[치료] 시술자는 환자를 엎드리게 하고 양손의 엄지
손가락으로 천천히 지압을 한다. 이 지압에 따라서
허리의 뻐근함과 나른함이 풀리고 차가운 증상도 완
화시킨다. 월경불순의 경우에는 뜸을 이용하면 효과
적이다.

관원(關元) 월경통과 월경불순에 효과가 있는 경혈로
뜸을 뜨는 것이 매우 효과적이다.

[위치] 몸의 중심선상으로, 배꼽에서 손가락 3마디만큼 아래 부분.

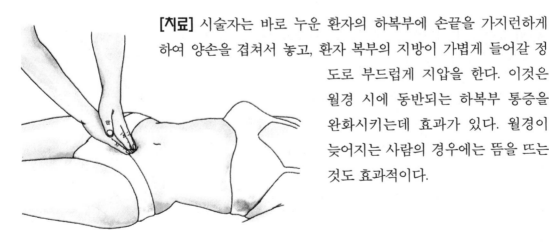

[치료] 시술자는 바로 누운 환자의 하복부에 손끝을 가지런하게
하여 양손을 겹쳐서 놓고, 환자 복부의 지방이 가볍게 들어갈 정
도로 부드럽게 지압을 한다. 이것은
월경 시에 동반되는 하복부 통증을
완화시키는데 효과가 있다. 월경이
늦어지는 사람의 경우에는 뜸을 뜨는
것도 효과적이다.

하료(下髎) 　허리를 둘러싸고 있는 혈액 순환을 좋게 하고
생식기의 기능을 조절한다.

[**위치**] 엉덩이의 편평한 뼈에서 위쪽으로 4번
째 오목하게 들어간(第4後仙骨孔) 부분의 한
가운데.

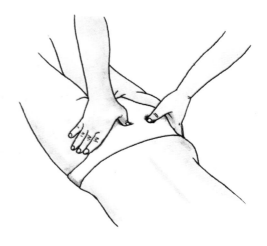

[**치료**] 시술자는 환자의 허리에 양손을 대고
엄지손가락으로 경혈을 누른다. 이 경혈을 중
심으로 허리의 각 경혈을 천천히 주무르면서
풀면 허리의 긴장이 풀리고 혈액순환이 좋아
지게 된다. 또 생식기의 기능을 조절하는 경혈
이기도 하다.

합곡(合谷) 　월경통이 심할 때는 손가락이 파고 들어갈 정도로
세게 누르면 통증이 완화된다.

[**위치**] 손등에서 엄지손가락과 집게손가락의 사
이 부분.

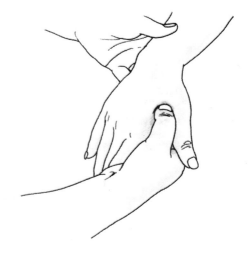

[**치료**] 시술자는 환자의 손목을 한 손으로 지탱
하고 다른 한 손으로 환자와 악수하듯이 하며, 시
술자의 엄지손가락이 환자의 손등으로 파고 들
어갈 정도로 세게 누른다. 월경통으로 인한 통증
이 심해서 욱신거리는 듯한 느낌을 완화시키는
효과가 있다.

혈해(血海) 혈액 순환을 좋게 하고 출혈량의 이상 유무를 조절하는데도 효과적이다.

[위치] 슬개골의 안쪽으로 손가락 3마디만큼의 윗 부분.

[치료] 시술자는 환자의 무릎 위를 잡듯이 하고 손가락으로 세게 누르면서 주무른다. 혈해는 혈액 순환을 좋게 하고 산부인과에 관한 병의 모든 증상에 매우 좋은 효과가 있는 경혈이다. 차가운 증상을 완화시키고 출혈량의 이상 유무를 조절하는데도 매우 효과적이다.

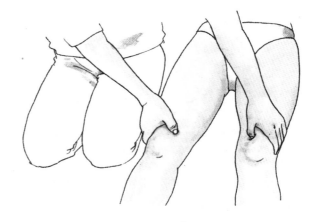

갱년기 장애

[증상] 갱년기 장애란 두통이나 머리가 무거운 증상, 어깨 결림, 요통, 가슴이 두근거리거나 숨이 차고 피로하거나 차가운 증상, 현기증이 일어나거나 심신이 불쾌한 증상 등이 나타나는데 그 증상은 사람에 따라서 여러 가지이다.

40세부터 50세대의 여성에게 나타나기 때문에 폐경기 전후 등 주로 생식 호르몬의 분비 저하에 동반하여 발생하기도 한다.

[치료 포인트] 동양의학에서는 여성의 월경과 호르몬의 이상에 관련하여 일어나는 모든 증상을 「인체의 혈맥증」이라고 하여, 체내 기혈(氣血)의 흐름이 나쁘기 때문에 일어나는 증상이라고 한다. 따라서 온몸의 상태를 조절하여 혈액 순환을 좋게 하는 치료를 한다.

특히 다리의 혈해, 등의 간수, 비수는 「인체의 혈맥증」에 매우 효과가 있다. 삼음교 등 다리의 각 경혈도 차가운 증상이나 여성의 질병과 증상에 효과가 있다.

포황(胞肓) 등 허리의 각 경혈도 골반내장기계의 기능 조절과 허리의 통증에 유효하다. 복부가 당기는 증상이 있으면 대거 등 복부의 각 경혈을 지압하고, 두통이 있으면 머리의 백회를, 현기증이 생길 경우에는 뒷목의 천주나 풍지를 지압한다.

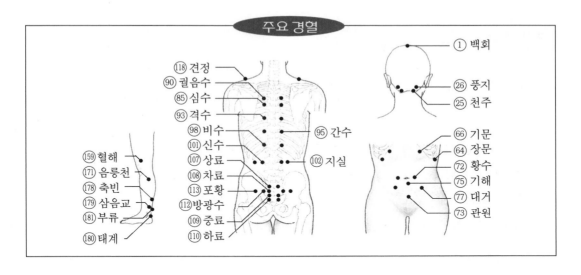

① 백회
⑱ 견정
⑳ 궐음수
㉖ 풍지
㉕ 천주
㊄ 심수
㊈ 격수
㉖ 기문
㉔ 장문
㊎ 비수
㊉ 신수
㊄ 간수
㊒ 황수
㊆ 기해
㊌ 상료
㊇ 차료
㊒ 지실
㊍ 포황
㊇ 대거
㊌ 방광수
㊂ 관원
㊉ 혈해
㊐ 음릉천
㊊ 축빈
㊉ 삼음교
㊀ 부류
㊈ 중료
㊀ 태계
㊉ 하료

🔵 치료 방법

대거(大巨) 지압과 마사지를 병행하여 하복부가 당기거나
불쾌한 증상을 완화시킨다.

[위치] 배꼽에서 손가락 2마디만큼 바깥쪽 부분에서 다시 손가락 2마디만큼 아래로 내려간 부분.

[치료] 시술자는 양손의 엄지손가락으로 바로 누운 환자의 하복부의 지방이 가볍게 들어 갈 정도로 지압을 한다. 관원 등의 지압이나 복부 전체를 마사지하면 하복부가 당기거나 불쾌한 증상을 완화시켜준다.

혈해(血海)　혈액 순환을 좋게 하고 여성의 질병과
모든 증상에 효과가 있다.

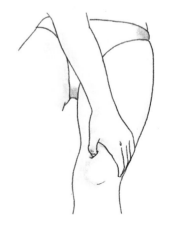

[위치] 슬개골의 안쪽으로 손가락 3마디만큼 위로 올라간 부
분.

[치료] 시술자는 환자의 무릎을 잡듯이 하고 손가락으로 세게
누르면서 주무른다. 혈해는 혈액 순환을 좋게 하고 여성의 질
병과 모든 증상에 매우 효과가 좋은 경혈이다. 다리의 삼음교
도 함께 지압하면 차가운 증상을 완화시킬 수 있어 더욱 효과
적이다.

포황(胞肓)　허리의 나른함과 차가운 증상에 매우 효과가 있는 경혈로,
치료하기 전에 따뜻하게 해두면 더욱 효과를 높일 수 있다.

[위치] 엉덩이의 편평한 뼈에서 위로 2번째 오목하게 들어간 부분에서
손가락 3마디만큼의 바깥쪽 부분.

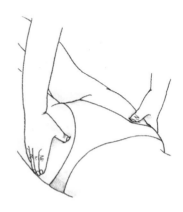

[치료] 시술자는 엎드려 있는 환자의 허리에 양손바닥을
대고 엉덩이를 감싸듯이 하여 좌우의 경혈을 엄지손가락
으로 약간의 힘을 가해서 누른다. 여성의 질병과 증상에
매우 효과가 있는 경혈로 허리의 나른함이나 차가운 증상
을 완화시킨다. 지압이나 마사지를 하기 전에 이 부분을
따뜻하게 해 두면 더욱 효과를 높일 수 있다.

냉증

[증상] 여성에게 많이 나타나는 냉증에는 특히 허리나 손발이 차가운 느낌을 느끼는 경우가 많지만, 때로는 두통이나 초조함, 현기증, 요통, 하복부가 당기면서 생기는 통증 등을 동반한다. 건강한 사람에게서도 자주 나타나는 증상이지만 갱년기 장해 때문에 심해지는 경우도 있다. 젊은 여성의 경우에는 냉증이 심하면 임신하기 힘든 경우도 있다. 또 여성의 질병이 원인으로 일어나는 경우도 있다.

[치료 포인트] 허리에 뜨거운 수건을 올려놓거나 따뜻한 습포를 하여 항상 따뜻함을 유지하도록 한다. 또는 손발 등을 자주 주물러서 혈액 순환을 좋게 하고, 뜨거운 욕조물에 발을 담그는 등 꾸준하게 가정요법으로 치료하는 것이 좋다.

지압요법으로는 몸의 보온에 신경을 쓰면서 등이나 허리의 차료, 다리의 삼음교 등 각 경혈을 주무르면서 누른다. 허리에서 다리로의 혈액순환을 촉진시키는데는 충문, 기충이 효과적이다. 복부가 당기거나 통증이 있으면 천추 등 배꼽 주변의 경혈을 어루만져주면서 마사지를 병행하면 더욱 효과가 있다.

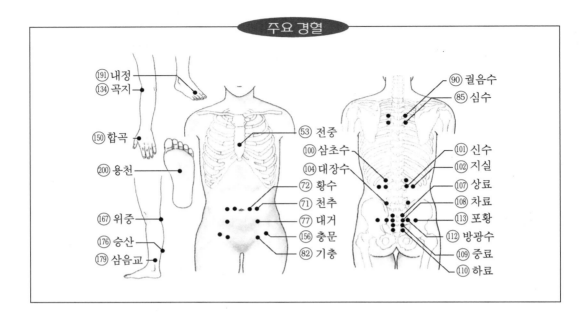

⑲ 내정
⑬ 곡지
⑮ 합곡
⑳ 용천
⑯ 위중
⑰ 승산
⑱ 삼음교

⑨ 궐음수
⑧ 심수
㊾ 전중
⑩ 삼초수
⑩ 대장수
⑦ 황수
⑦ 천추
⑦ 대거
⑮ 충문
⑧ 기충

⑨ 궐음수
⑧ 심수
⑩ 신수
⑩ 지실
⑩ 상료
⑩ 차료
⑪ 포황
⑫ 방광수
⑩ 중료
⑩ 하료

🔵 치료 방법

삼음교(三陰交) 냉증의 치료에 빠지지 않는 경혈로 하복부가
당기는 증상을 완화시켜준다.

[위치] 발 안쪽 복사뼈에서 손가락 3마디만큼 위로 올라간 부분.

[치료] 시술자는 환자의 경혈 위치에 엄지손가락을 대고 환자의 정강이를 손바닥으로 감싸듯이 하고 엄지손가락에 힘을 가해서 누른다. 냉증 치료에 빠지지 않는 경혈로, 이 경혈을 자극하면 냉증을 완화시키고 하복부의 당김이나 근육이 당기는 듯한 불쾌한 증상을 완화시켜준다.

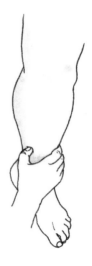

기충(氣衝) 눌렀다가 떼었다가를 반복하면 다리의 혈액순환을 촉진한다.

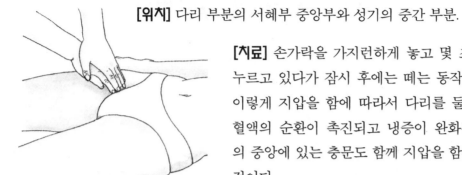

[위치] 다리 부분의 서혜부 중앙부와 성기의 중간 부분.

[치료] 손가락을 가지런하게 놓고 몇 초 정도는 꽉 누르고 있다가 잠시 후에는 떼는 동작을 반복한다. 이렇게 지압을 함에 따라서 다리를 둘러싸고 있는 혈액의 순환이 촉진되고 냉증이 완화된다. 서혜부의 중앙에 있는 충문도 함께 지압을 함께 더욱 효과적이다.

차료(次髎) 허리를 둘러싸고 있는 혈액의 순환을 좋게 하고 차가운 증상을 완화시킨다.

[위치] 엉덩이의 편평한 뼈에서 위로 2번째 오목하게 들어간 부분의 한가운데.

[치료] 시술자는 환자의 허리에 양손을 대고 엄지손가락으로 경혈을 누른다. 이 경혈을 중심으로 허리의 각 경혈을 천천히 주무르면서 풀면 허리의 긴장이 풀려서 혈액 순환이 좋아지고 차가운 증상을 완화시킨다.

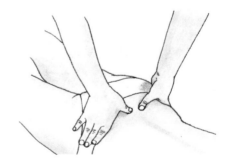

모유가 잘 나오지 않는다

[증상] 출산 후에 2~3일이 지나면 모유가 나오기 시작한다. 그러나 충분하게 모유가 분비된다고 해도 유관(乳管) 등에 문제가 생겨서 막혔거나 하면 모유가 잘 나오지 않는다. 이 경우에는 유방에 응어리가 있어서 통증을 느끼지만 유선에 염증을 일으키는 경우도 있기 때문에 주의해야 할 필요가 있다.

또 호르몬의 분비가 잘 되지 않거나 피로하거나 가슴의 통증, 불안정한 영양상태 등이 원인이 되어 모유의 분비 그 자체가 적어서 모유가 잘 나오지 않게 되는 경우도 있다.

[치료 포인트] 유방 전체를 따뜻한 수건 등으로 자주 따뜻하게 하고, 가슴의 천계(天谿), 유근(乳根), 유중(乳中), 응창(膺窓), 신봉(神封) 등의 경혈을 중심으로 마사지를 한다. 단, 유방에 열이 있어서 자극하면 아프거나 유선에 염증이 생긴 경우에는 반드시 전문의의 치료를 받도록 한다. 무리한 마사지는 반드시 금지한다.

또 유방에 이상이 있으면 몸이 앞으로 구부러지므로 목이나 등이 뻐근해지기 쉽기 때문에 어깨뼈 주변의 각 경혈도 지압을 하면 좋다.

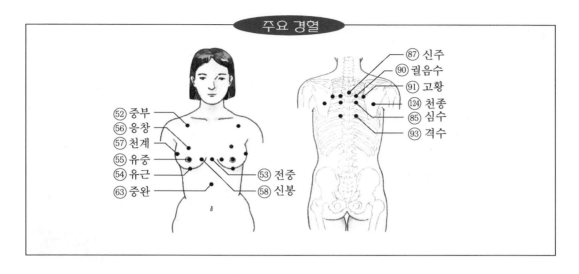

주요 경혈

52 중부
56 응창
57 천계
55 유중
54 유근
63 중완
53 전중
58 신봉

87 신주
90 궐음수
91 고황
124 천종
85 심수
93 격수

● 치료 방법

유근(乳根) 유방의 부종이나 통증을 완화시키고 모유가
잘 나오게 한다.

[위치] 유방의 중앙에서 제5늑골과 제6늑골의 사이 부분.

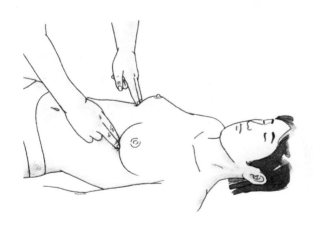

[치료] 집게손가락과 가운뎃손가락을
가지런하게 놓고 가볍게 지압을 하거
나 유방 아래 부분을 따라서 어루만져
주거나 한다. 유방의 당김이나 통증을
완화시키고 모유가 잘 나오도록 하는
데 효과가 있다.

유중(乳中) 모유가 잘 나오지 않을 경우에는 손가락으로
여기를 자극하면 좋다.

[위치] 유두의 중앙 부분.

[치료] 모유가 잘 나오지 않을 경우
에는 손가락으로 이곳을 자극하면
효과가 있다. 가운뎃손가락 끝을 좌
우에 대고 유두를 흔들거나 엄지손
가락과 집게손가락으로 자극을 해도
좋다.

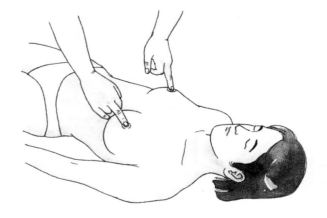

응창(膺窓) 허리의 통증과 유방의 통증에 매우
효과가 좋다.

[위치] 유방의 윗 부분 중앙으로, 제3늑골과 제4늑골의 사이 부분.

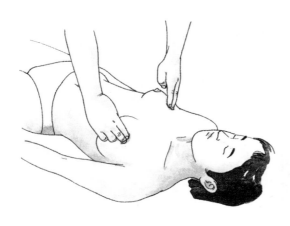

[치료] 가슴의 통증이나 유방의 통증, 모유
가 잘 나오지 않을 경우에 이용하면 효과
가 있다. 집게손가락과 가운뎃손가락을 가
지런하게 놓고 가볍게 지압을 하거나 유방
의 윗 부분을 따라서 어루만져주거나 하면
좋다.

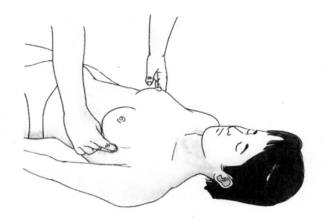

천계(天谿) 유방이 부었을 경우에 여기를 중심으로
치료하면 좋다.

[**위치**] 제4늑골과 제5늑골의 사이로,
유방의 옆부분 아래. 유두의 바로 옆
부분.

[**치료**] 유방의 부종에 매우 좋은 효과
가 있는 경혈이다. 집게손가락과 가
운뎃손가락을 가지런하게 놓고 가볍
게 지압을 하거나 유방 옆을 따라서
어루만져주면 좋다.

📎 〈칼럼〉 모유를 잘 나오게 하는 마사지

　모유가 잘 나오도록 마사지를 할 경우에는 사전에 따뜻한 수건으로 유방 전체
를 덮어두는 등 10~15분 정도 따뜻한 습포를 한다.
　따뜻한 습포가 끝나면 환자를(편의상 환자라 표현했음) 바로 눕게 하고 유방 주변
의 각 경혈을 포인트로 하여 마사지를 한다. 보통 유방의 위와 아래로 반원을 그리
듯이 손바닥으로 마사지를 하고, 다음에는 유방의 맨 아래에서 유두를 향하여 어
루만지면서 주무른다. 그리고 나서 유두를 자극하고 등의 마사지도 병행하면 된다.
소요시간은 따뜻한 습포를 하는 시간까지 포함하여 20분~30분 정도가 적당하다.

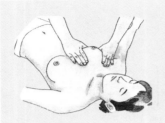

① 부풀러 있는 유방의 맨 아래 부분을 손바닥으로 감싸면서 마사지한다. 양손으로 좌우의 유방을 각각 여러 번 반원을 그리듯이 마사지를 한다. 그것이 끝나면 유두 방향으로 향하여 유방이 모두 모이도록 어루만진다.

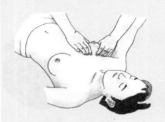

② 유두 방향으로 향하여 유방이 모두 모이도록 어루만질 때는 유방의 옆과 아래 등 유방의 바깥쪽 부분을 동시에 어루만진다. 그것이 끝나면 다음은 양손으로 가볍게 유방을 주무른다.

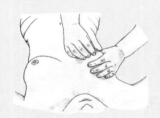

③ 엄지손가락과 집게손가락으로 유두를 잡고 주무르면서 잡아당기거나 진동을 시키거나 하여 자극을 준다. 유두 마사지가 끝나면 유방 전체를 진동시킨다.

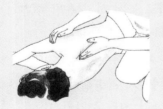

④ 유방의 치료가 끝나면 환자의 몸을 옆으로 눕게 하고 등을 가볍게 어루만져서 마사지를 끝낸다. 이와 같이 ①~④의 순서대로 한쪽 유방의 마사지 1회분의 기본 절차로 하여, 이것을 양쪽 유방 모두 실시한다.

불임증

[증상] 피임을 하고 있는 것도 아닌데 결혼을 해서 3~4년 정도 지나도 임신이 되지 않는 경우는 불임증을 의심해 보아야 한다.

불임에는 정자의 이상 등 남성쪽에 원인이 있는 경우도 있지만, 여성쪽의 원인으로서는 난소, 자궁, 호르몬 분비 등의 이상을 생각할 수 있다.

여성의 질병과 증상 등 장기에 장애가 없는 경우에도 허약한 체질이나 냉증 체질인 사람에게 불임증을 많이 볼 수 있다.

[치료 포인트] 여성의 질병과 증상에 이상이 있다면 등이나 다리, 허리가 차갑거나 결리기 쉽기 때문에 우선 등이나 다리, 허리의 각 경혈을 지압하거나 마사지를 실시한다. 또 이 경혈점에 뜸을 뜨는 것도 효과적이다.

특히 포황, 부류, 삼음교는 하반신이 차가운 증상을 풀고, 월경주기를 순조롭게 하는데 효과가 높은 경혈이다. 다음에는 중완에서 중극에 걸쳐서 복부의 각 경혈을 부드럽게 지압하거나 허리뼈를 따라서 하복부도 자주 마사지한다.

주요 경혈

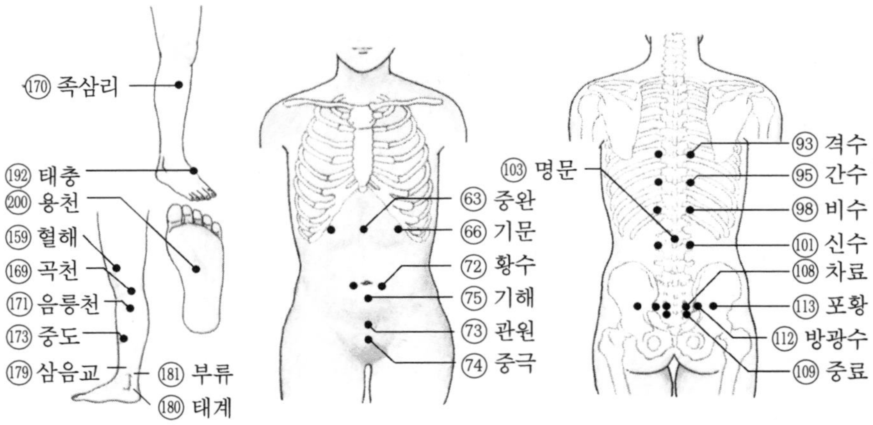
(170) 족삼리
(192) 태충
(200) 용천
(159) 혈해
(169) 곡천
(171) 음릉천
(173) 중도
(179) 삼음교
(181) 부류
(180) 태계
(63) 중완
(66) 기문
(72) 황수
(75) 기해
(73) 관원
(74) 중극
(103) 명문
(93) 격수
(95) 간수
(98) 비수
(101) 신수
(108) 차료
(113) 포황
(112) 방광수
(109) 중료

치료 방법

포황(胞肓) 허리가 차가운 증상을 완화시키고 임신하기 어려운 체질을 개선시킨다. 전신이 눌린 듯한 답답함을 말끔하게 치료해준다.

[위치] 엉덩이의 편평한 뼈의 위에서 2번째 오목하게 들어간 부분에서 손가락 3마디만큼 바깥쪽 부분.

[치료] 시술자는 엎드려 있는 환자의 허리에 양손바닥을 대고 허리를 감싸듯이 하면서 좌우의 경혈을 엄지손가락으로 약간의 힘을 가해서 누른다. 이렇게 지압을 하면 허리의 나른함과 차가운 증상을 완화시키는데 효과적이다. 지압이나 마사지를 하기 전에 자주 따뜻하게 해주면 더욱 효과가 좋고 임신하기 어려운 체질을 개선시킨다.

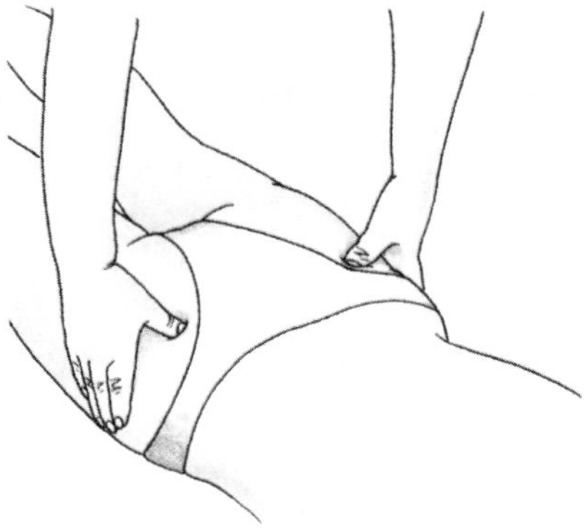

삼음교(三陰交) 몸이 차가운 증상과 하복부의
불쾌한 증상을 완화시킨다.

[위치] 발 안쪽 복사뼈에서 손가락으로 3마디만큼 윗 부
분.

[치료] 시술자는 환자의 경혈 위치에 엄지손가락을 대고
환자의 정강이를 손바닥으로 감싸듯이 하여 엄지손가락
에 힘을 가해서 지압한다. 몸이 차가우면 여성의 질병이
악화되기 쉽지만 이 경혈 지압은 차가운 증상을 완화시
키고 하복부가 당기는 듯한 불쾌감도 완화시킨다.

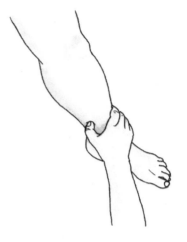

부류(復溜) 다리의 혈액순환을 좋게 하고, 불임증의
원인이 되는 차가운 증상을 풀어준다.

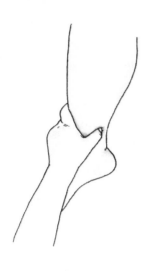

[위치] 발 안쪽 복사뼈의 중심에서 손가락으로 2마디만큼 윗
부분.

[치료] 발목을 손바닥으로 감싸듯이 하고 엄지손가락으로 꾹
꾹 누르면서 주무르면 좋다. 이것은 다리의 혈액순환을 촉진
시키고 차가운 증상을 완화시키는 효과가 있다. 그 외에도 다
리의 각 경혈도 함께 지압을 하면 더욱 효과적이다.

입덧

[증상] 임신 2~4개월 정도에 임신과 함께 생리적인 반응으로 일어나는 증상이다. 기분이 나쁘거나 구역질, 구토, 식욕부진 등을 호소하는 경우가 가장 많지만, 사람에 따라서는 음식물의 기호가 변화한다고 느끼거나, 또는 이것이 입덧이라고는 전혀 느끼지 못할 정도로 가벼운 경우도 있다.

[치료 포인트] 건강하게 임신을 지속할 수 있도록 전신의 기능 조절을 꾀하는 것을 목적으로 한다. 등의 간수, 위수, 비수 등의 지압은 위장의 기능을 조절하기 때문에 구토나 식욕부진에 효과가 있다. 목청쪽의 기사, 천장, 목뒤의 천주 등을 지압하면 메슥거려서 구역질이 나오려는 것을 가라앉힌다.

복부의 중완과 그 주변의 각 경혈도 위장의 기능을 조절한다. 강한 자극을 피하고 부드럽게 지압을 하면 좋다. 다리의 경혈도 온몸의 기능 조절을 꾀하기 때문에 잘 주무르면 효과가 있다.

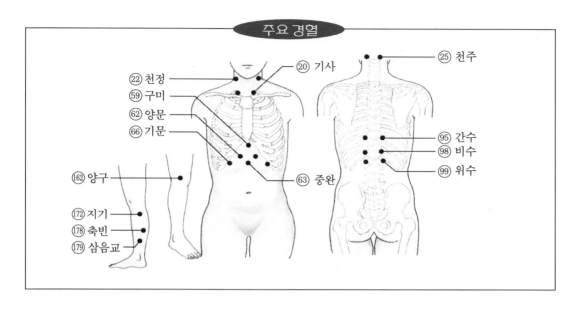

주요 경혈

② 천정
⑤⑨ 구미
⑥② 양문
⑥⑥ 기문

② 기사

⑯② 양구

⑰② 지기
⑰⑧ 축빈
⑰⑨ 삼음교

⑥③ 중완

㉕ 천주

⑨⑤ 간수
⑨⑧ 비수
⑨⑨ 위수

● 치료 방법

천주(天柱) 임신 초기에 자주 나타나는 나른함과 기분이
불쾌한 증상을 완화시켜준다.

[위치] 목뒤에 머리카락이 나는 부분으로 2개의
굵은 근육 바깥쪽에 오목하게 들어간 부분.

[치료] 시술자는 환자의 머리를 뒤에서 양손으로
감싸듯이 하고 엄지손가락으로 주무르듯이 경혈
을 누른다. 잘 주물러서 풀면 임신 초기에 특유
한 증상으로 나른함과 기분의 불쾌감을 완화시
켜 준다. 메슥거려서 생기는 구역질에는 목의 천
정, 목청쪽의 기사를 지압하면 더욱 효과적이다.

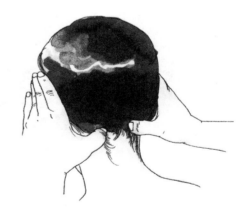

위수(胃兪) 등의 긴장을 풀고 위의 통증과 매우 심한 고통을 완화시킨다.

[**위치**] 등의 중앙에서 약간 아래로, 척추(제12흉추)를 사이에 둔 양쪽 부분.

[**치료**] 시술자는 엎드려 있는 환자의 등에 양손바닥을 대고 좌우의 경혈을 엄지손가락으로 동시에 약간의 힘을 가해서 누른다. 이렇게 지압을 함으로써 등의 긴장을 풀고 위의 기능을 조절할 수 있기 때문에 식욕부진의 회복에 도움이 된다.

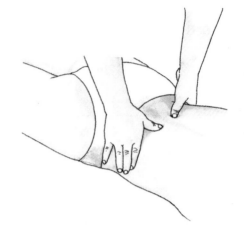

중완(中脘) 매우 가볍게 마사지와 병행하면 건강한 식욕을 되찾을 수 있다.

[**위치**] 복부의 중심선상으로, 명치와 배꼽의 중간 부분.

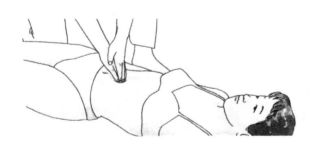

[**치료**] 소화기능을 조절하는데 매우 중요한 경혈이다. 시술자는 바로 누운 환자의 복부에 양손가락을 가지런하게 겹쳐서 놓는다. 환자가 숨을 내쉬는 것과 맞춰서 가볍게 누른다. 계속해서 복부를 마사지하면 더욱 효과적이다. 소화기능을 조절하여 건강한 식욕을 되찾는데는 매우 효과가 좋다.

치매를 막는 노인의 건강 만들기

[증상] 사람은 해를 거듭함에 따라서 근력의 저하, 운동기능의 저하 등 몸의 노화가 진행된다. 사람에 따라서는 건망증이 심해지는 등 가벼운 뇌의 노화도 나타나는 경우도 있다. 이 뇌의 노화가 현저해지고 일상 생활에 지장이 있을 정도로 지적 기능이 쇠퇴해졌다고 인정되는 경우가 소위 말하는 「노망」 「치매」이다.

노망이나 치매는 노화에 의한 전신 기능의 저하와 함께 뇌의 신경 세포가 감소해서 일어난다고 생각된다.

[치료 포인트] 온몸에 걸친 기능의 저하를 예방하고 매일 지적 활동을 활발하게 하도록 지압요법으로 기혈(심신의 활력이 되는 에너지)의 활성화를 도모한다. 그 경우 특히 중점을 두는 것은 다음과 같은 6가지 점이다.

① 심신의 피로를 축적시키지 않을 것

② 두통이나 머리가 무거운 증상을 방지하고 기분을 상쾌하게 유지시킬 것

③ 변비를 막고 건강한 배변습관을 몸에 익힐 것

④ 매일 푹 잠을 잘 것

⑤ 등이나 목, 어깨가 결리는 증상을 남겨두지 말 것

⑥ 다리와 허리를 강하게 할 것

피로나 어깨 결림은 그때마다 제거하고 매일 푹 잠을 자서 상쾌한 기분으로 지낸다. 그

리고 소화기능을 조절하여 변비에 걸리지 않도록 가벼운 운동으로 다리와 허리를 단련하는 것도 매우 중요하다.

　이러한 것들이 노년의 건강을 유지하고 뇌의 노화도 방지하는 포인트이다.

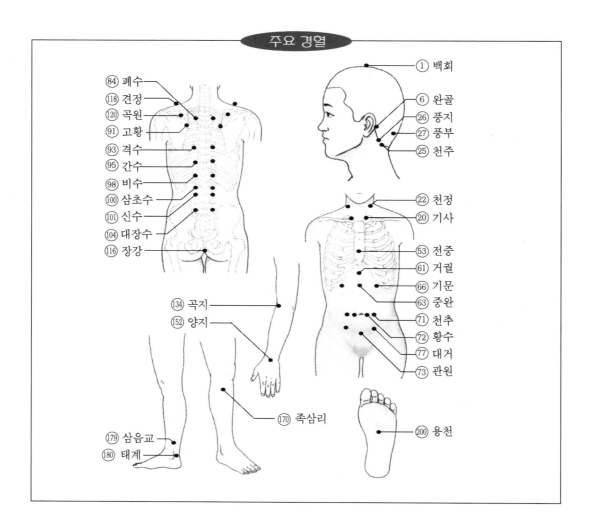

주요 경혈

① 백회
⑥ 완골
㉖ 풍지
㉗ 풍부
㉕ 천주
㉒ 천정
⑳ 기사
㊾ 전중
㊱ 거궐
㉘ 기문
㊸ 중완
㊶ 천추
㉒ 황수
㊲ 대거
㊳ 관원
⑳⓪ 용천

㊱ 폐수
⑱ 견정
⑳ 곡원
㉑ 고황
㊳ 격수
㊵ 간수
㊸ 비수
⑩⓪ 삼초수
⑩① 신수
⑩④ 대장수
⑪⑥ 장강

⑬④ 곡지
⑮② 양지
⑰⓪ 족삼리
⑰⑨ 삼음교
⑱⓪ 태계

🔵 치료 방법

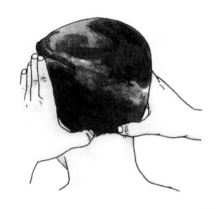

천주(天柱) 목의 뼈근함이 풀리고 머리도 기분도 상쾌해진다.

[위치] 목뒤에 머리카락이 나는 부분으로 2개의 굵은 근육의 바깥쪽에 오목하게 들어간 부분.

[치료] 시술자는 노인의 머리 뒤에서 양손으로 감싸듯이 하여 엄지손가락으로 경혈을 지압한다. 이 경혈을 지압함에 따라서 두통이나 머리가 무거운 증상, 목의 뼈근함을 풀 수 있고 머리에 둘러싸여 있는 혈액의 순환을 좋게 한다. 또 풍지의 지압도 함께 실시하면 머리도 기분이 상쾌해진다.

완골(完骨) 손가락을 가지런하게 하여 마사지하고, 목의 뼈근함을 풀고 머리에 둘러싸여 있는 혈액의 순환을 좋게 한다.

[위치] 귀불 뒤의 뼈(乳樣突起) 뒤에 오목하게 들어간 부분.

[치료] 집게손가락 · 가운뎃손가락 · 약손가락을 가지런하게 모아서 천천히 어루만지듯이 누른다. 특히 이 경혈의 위치에서 목청 부분의 기사까지 옆 목의 근육(胸鎖乳突筋)을 따라서 자주 마사지를 한다. 이렇게 함으로써 목의 뼈근함을 풀고 머리에 둘러싸여 있는 혈액의 순환을 좋게 하고 두통이나 머리가 무거운 증상을 완화시킨다. 목뒤의 천주, 머리의 백회도 함께 지압을 하면 효과적이다.

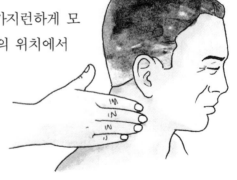

견정(肩井) 잘 주무르면서 누르면 상반신의 혈액순환을 촉진시키고 어깨 결림을 푼다.

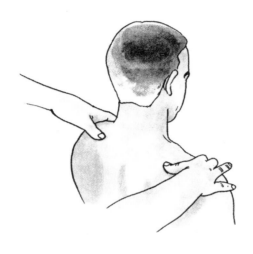

[위치] 목뒤 부분과 어깨의 중간 부분.

[치료] 시술자는 노인을 똑바로 앉게 하고 뒤에서 어깨를 잡듯이 하고 엄지손가락으로 세게 주무르면서 누른다. 이렇게 함으로써 상반신의 혈액 순환이 좋아지고 딱딱해진 어깨 결림도 풀린다. 계속해서 곡원, 등의 폐수 등도 지압하고 주위를 손바닥으로 누르면서 어루만지듯이 하면 더욱 효과적이다.

신수(腎兪) 심신의 상태를 조절하고 전신의 활력을 넘치게 한다.

[위치] 가장 아래 늑골의 끝과 같은 높이로, 척추를 사이에 둔 양쪽 부분.

[치료] 시술자는 노인을 엎드리게 하고 양손의 엄지손가락으로 경혈을 어루만지듯이 천천히 몇 초 간격으로 4~5회 정도 누른다. 이렇게 지압을 함으로써 심신의 상태를 조절하고 나른함과 피곤함을 풀 수 있다. 특히 전신의 활력을 불어넣는데 효과도 있다.

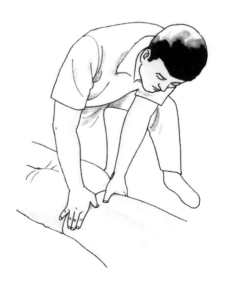

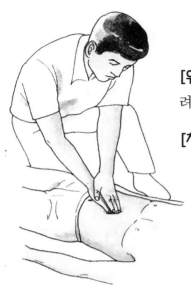

거궐(巨闕) 호흡을 조절하여 마음을 차분하게 가라앉히고 건강한 수면을 취할 수 있도록 유도한다.

[위치] 복부의 명치 중앙으로 흉골 아래에서 약간 아래로 내려간 부분.

[치료] 시술자는 바로 누운 노인의 명치 한가운데에 양손을 겹쳐서 놓고, 노인의 호흡에 맞춰서 몇 초 간격으로 4~5회 지압을 한다. 이 경혈은 등의 격수와 함께 가슴과 복부를 사이에 둔 횡격막의 위치에 있고, 횡격막의 기능에 작용하여 호흡을 조절하고 마음을 가라앉히기 때문에 취침 전에 지압을 하면 숙면을 취할 수 있다.

대거(大巨) 부드럽게 마사지를 하면 소화기능을 촉진시키고 변비를 치료한다.

[위치] 배꼽의 양옆, 손가락으로 2마디만큼 떨어진 곳에서 손가락 2마디만큼 아래로 내려간 부분.

[치료] 노인을 똑바로 눕게 하고 가볍게 복부의 지방이 들어갈 정도로 지압을 한다. 지압은 몇 초 간격으로 3~4회 정도 했다가 복부 전체를 마사지한다. 배꼽 주변에 큰 원을 그리듯이 노인의 호흡에 맞춰서 부드럽게 하도록 한다. 이렇게 함으로써 소화기계의 기능을 촉진시키고 변비에도 효과를 볼 수 있다.

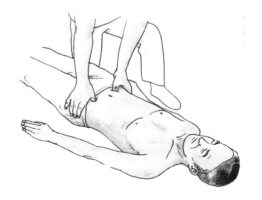

곡지(曲池) 반복하여 지압을 하면 위장의 상태를 조절하고
팔 등의 나른함에도 효과가 있다.

[위치] 팔꿈치를 구부렸을 때 엄지손가락쪽으로 오목하게 들
어간 부분.

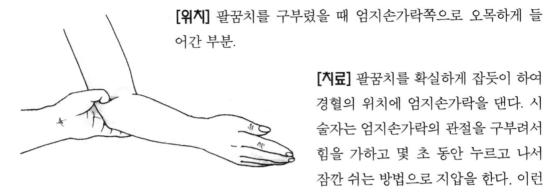

[치료] 팔꿈치를 확실하게 잡듯이 하여
경혈의 위치에 엄지손가락을 댄다. 시
술자는 엄지손가락의 관절을 구부려서
힘을 가하고 몇 초 동안 누르고 나서
잠깐 쉬는 방법으로 지압을 한다. 이런

지압을 4~5회 정도 반복하면 위장의 상태를 조절하고 팔 · 어깨 · 머리가 무겁고 나른한
느낌을 완화시키는 효과가 있다.

족삼리(足三里) 주무르듯이 누르면 소화기계의 기능이
높아진다.

[위치] 종아리의 바깥쪽으로, 무릎 아래에서 대략 손가락으로 3마디만큼 내려간 곳.

[치료] 노인을 바로 눕게 하고 좌우 다리의 경혈
을 각각 주무르듯이 지압을 한다. 아프지 않을 정
도로 몇 초 동안의 지압을 4~5회 정도 반복하는 것
이 기본이다. 노인이 혼자서 지압을 할 경우에는 의자
에 걸터앉아서 지압을 하는 것이 효과적이다. 이 지압은
소화기계의 기능을 높이고 다리가 차가운 증상이나 나른함
도 완화시킨다.

용천(湧泉)　전신의 혈액순환을 좋게 하고
피로를 완화시킨다.

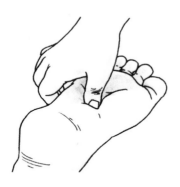

[위치] 발바닥을 구부렸을 때에 오목하게 들어간 부분.

[치료] 시술자는 노인을 엎드리게 하고 발바닥을 10번 정도 주무르면서 누른다. 노인이 혼자서 지압을 할 경우에는 반드시 편안한 자세로 앉아서 실시하는 것이 요령이다. 용천의 자극이 전신의 혈액 순환을 좋게 하고 전신의 피로감을 완화시킨다.

〈칼럼〉건강을 위해 중요한 백회·장강·용천 경혈

　머리의 꼭대기에 있는 백회(百會), 엉덩이의 꼬리뼈 끝 부분에 있는 장강(長强), 발바닥의 용천(湧泉) 이 3가지 경혈은 노인의 건강 만들기에는 물론, 모든 사람의 건강을 좋게 하는데 매우 중요한 경혈점이다.

　인간이 살아가는 에너지인 「기(氣)」가 모두 모여 있다고 말하는 백회. 강하게 장수한다는 문자 그대로 적용되는 장강, 그리고 「기(氣)」가 용솟음 치는 연못이라는 용천 등 이 3가지의 경혈을 자주 누르거나 주무르거나 하여 이상이 없다면 몸은 건강하다고 말할 수 있다. 즉 머리 꼭대기에서 엉덩이 끝, 발끝까지 기의 순환이 몸의 구석구석 고루 퍼지는 것을 이 경혈로 확인할 수 있는 것이다.

　다시 말해서 평소에도 이 경혈을 자주 자극해 주면 기의 순환에 활력을 불어넣어 건강을 유지하는데 도움이 된다는 것이다.

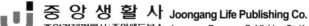

중 앙 생 활 사 **Joongang Life Publishing Co.**
중앙경제평론사|중앙에듀북스 Joongang Economy Publishing Co./Joongang Edubooks Publishing Co.

중앙생활사는 건강한 생활, 행복한 삶을 일군다는 신념 아래 설립된 건강·실용서 전문 출판사로서
치열한 생존경쟁에 심신이 지친 현대인에게 건강과 생활의 지혜를 주는 책을 발간하고 있습니다.

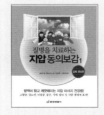

질병을 치료하는 지압 동의보감 1 〈질병·증상편〉 〈최신 개정판〉

초판 1쇄 발행 | 2015년 7월 17일
초판 2쇄 발행 | 2017년 1월 20일
개정초판 1쇄 인쇄 | 2022년 4월 15일
개정초판 1쇄 발행 | 2022년 4월 20일

지은이 | 세리자와 가츠스케(芹澤勝助)
편역자 | 김창환(ChangWhan Kim)·김용석(YongSeok Kim)
펴낸이 | 최점옥(JeomOg Choi)
펴낸곳 | 중앙생활사(Joongang Life Publishing Co.)

대 표 | 김용주
편 집 | 한옥수·백재운
디자인 | 박근영
인터넷 | 김회승

출력 | 케이피알 종이 | 한솔PNS 인쇄 | 삼신문화 제본 | 은정제책사

잘못된 책은 구입한 서점에서 교환해드립니다.
가격은 표지 뒷면에 있습니다.

ISBN 978-89-6141-291-9(03510)

원서명 | 圖解よくわかるツボ健康百科

등록 | 1999년 1월 16일 제2-2730호
주소 | ㉾ 04590 서울시 중구 다산로20길 5(신당4동 340-128) 중앙빌딩
전화 | (02)2253-4463(代) 팩스 | (02)2253-7988
홈페이지 | www.japub.co.kr 블로그 | http://blog.naver.com/japub
페이스북 | https://www.facebook.com/japub.co.kr 이메일 | japub@naver.com
♣ 중앙생활사는 중앙경제평론사·중앙에듀북스와 자매회사입니다.

도서
주문
www.japub.co.kr
전화주문 : 02) 2253 - 4463

중앙생활사/중앙경제평론사/중앙에듀북스에서는 여러분의 소중한 원고를 기다리고 있습니다. 원고 투고는 이메일을
이용해주세요. 최선을 다해 독자들에게 사랑받는 양서로 만들어드리겠습니다. 이메일 | japub@naver.com

※《질병을 치료하는 지압 동의보감 1》〈질병·증상편〉에 이어 《질병을 치료하는 지압 동의보감 2》〈신체부위편〉이 계속됩니다.